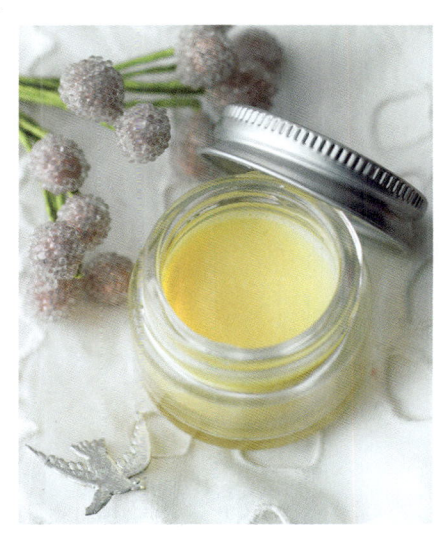

Natürlich pflegen & verwöhnen

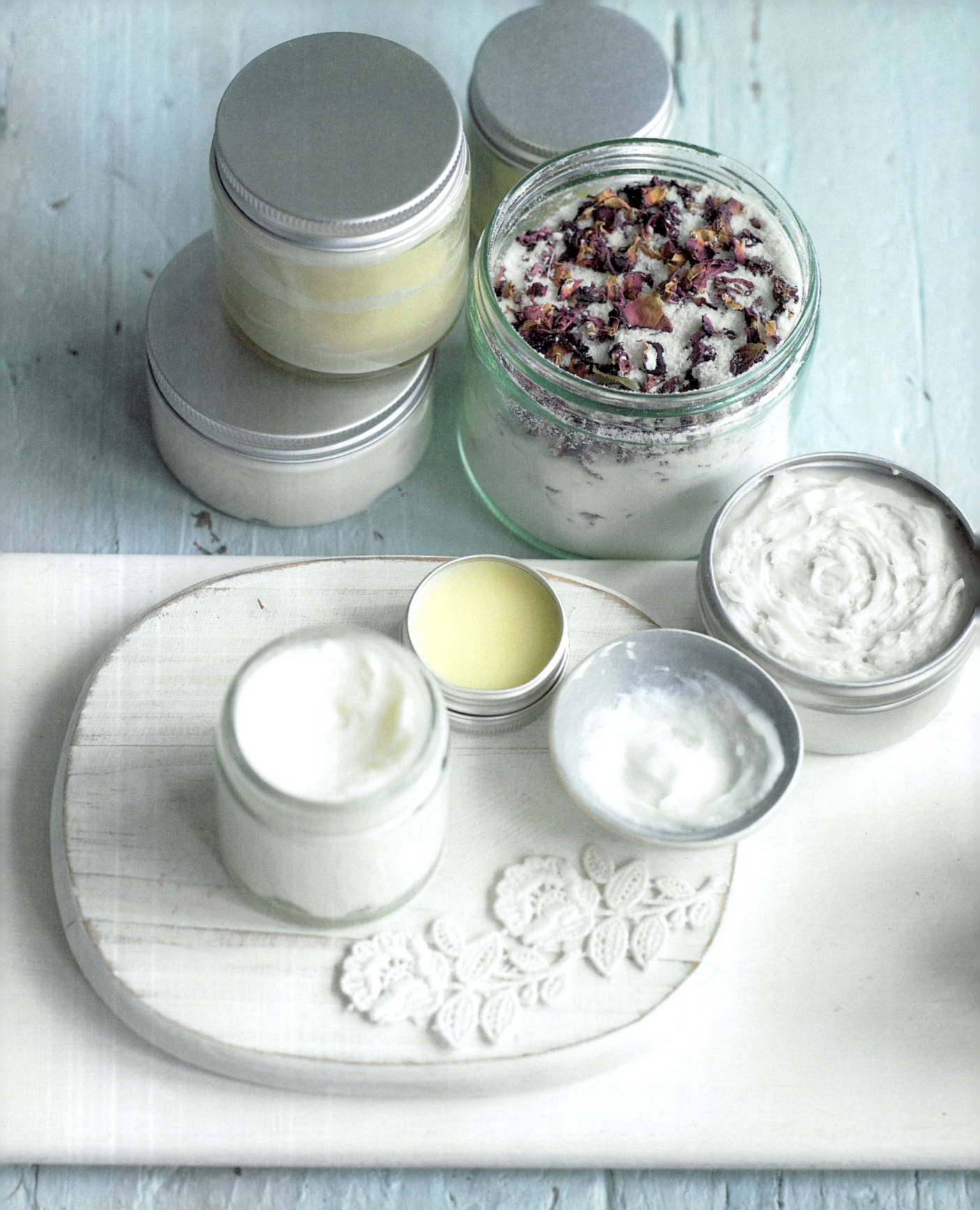

Natürlich pflegen & verwöhnen

Naturkosmetik selber herstellen

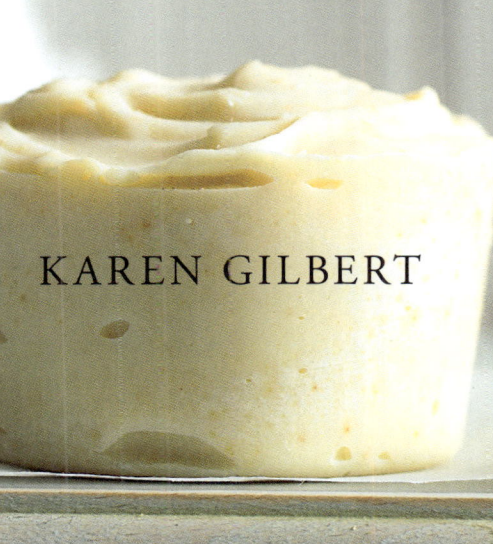

KAREN GILBERT

Jan Thorbecke Verlag

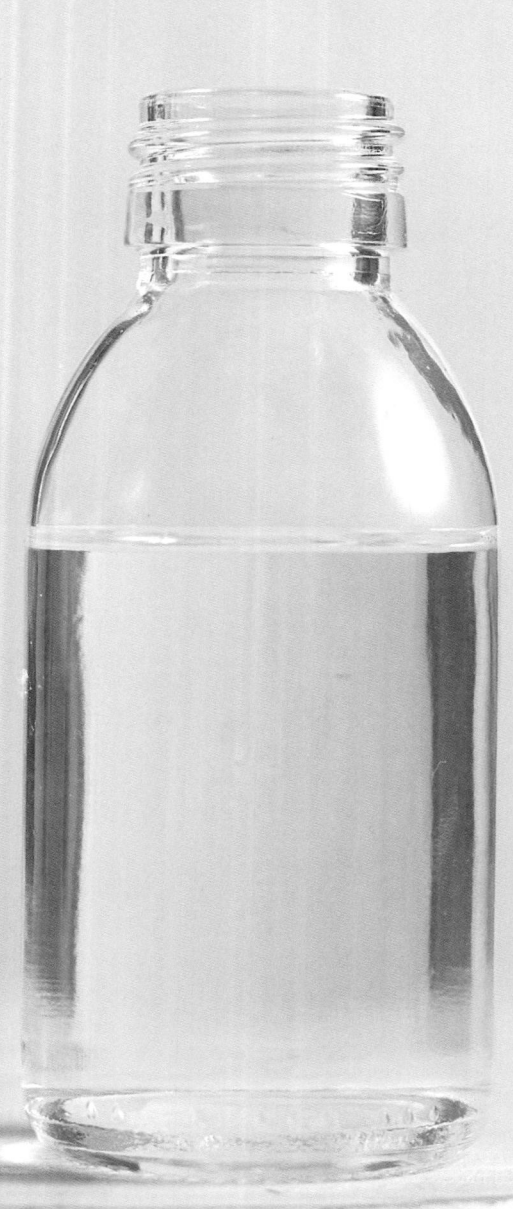

VERLAGSGRUPPE PATMOS

**PATMOS
ESCHBACH
GRÜNEWALD
THORBECKE
SCHWABEN**

Die Verlagsgruppe
mit Sinn für das Leben

Aus dem Englischen von Christine Frauendorf-Mössel

Umschlaggestaltung: Finken & Bumiller, Stuttgart
Gedruckt in China
ISBN 978-3-7995-0738-7

Dank

Mein Dank geht an das Team von CICO: an Cindy Richards, auf
deren Anregung hin dieses Buch entstand, und an Gillian und
Alison für ihre aufopfernde Lektoratsarbeit. Ganz besonders danke
ich auch Stuart West und Sania Pell, die dafür sorgten, dass die
Rezepte fotografisch so ästhetisch und geschmackvoll gestaltet
wurden – die Arbeit mit euch beiden war eine Freude.
Dank auch an meine lieben Freunde von TCE für ihre Ermutigung
und Inspiration – besonders an Bianca Tait, deren Coaching-
fähigkeiten mich daran erinnert haben, wie sehr ich es liebe, mein
Wissen mit anderen zu teilen.
Ich danke Romy für das Vertrauen vieler Jahre, und Richie, der den
Alltag bewältigte, während ich mir die Zeit zum Schreiben nahm,
und noch vor Morgengrauen aufstand, um den Wagen aus dem
Schnee zu schaufeln, damit ich rechtzeitig zu den Fotoshootings
zur Stelle war.

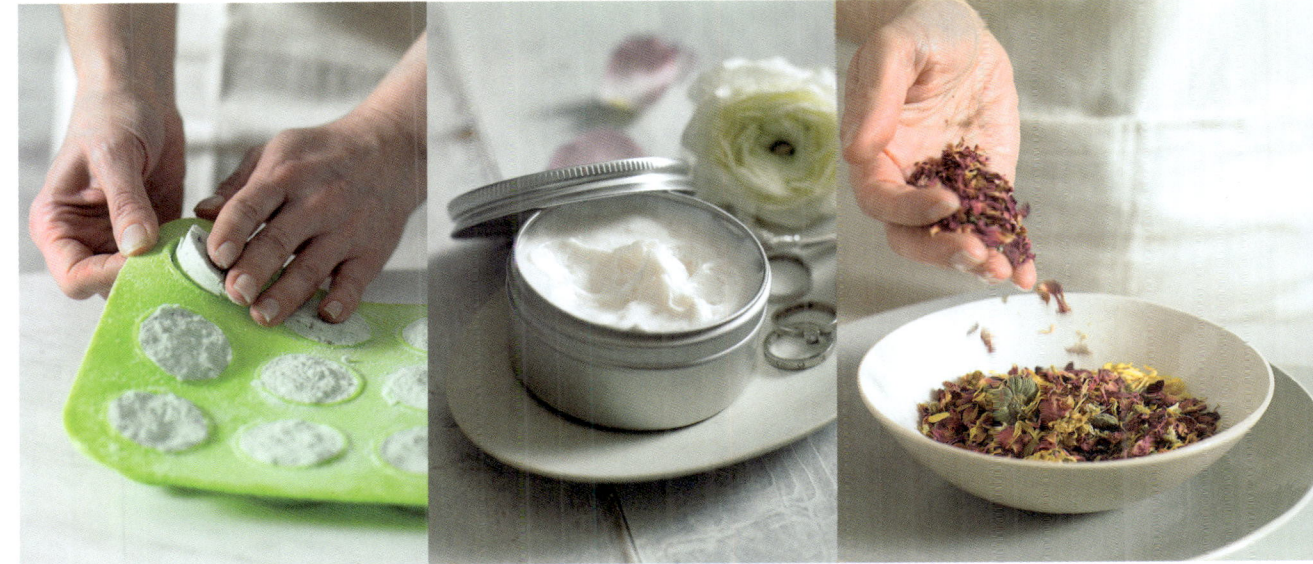

Inhalt

Vorwort von Romy Fraser,
Gründerin der Firma Neal's Yard Remedies

Die Gründung der Naturkosmetikfirma „Neal's Yard Remedies" im Jahr 1981 war mit meinem Wunsch verbunden, die Verwendung natürlicher Hautpflegemittel zu fördern und damit all jene zu unterstützen, die sich für ein gesünderes und unabhängigeres Leben entschieden haben.

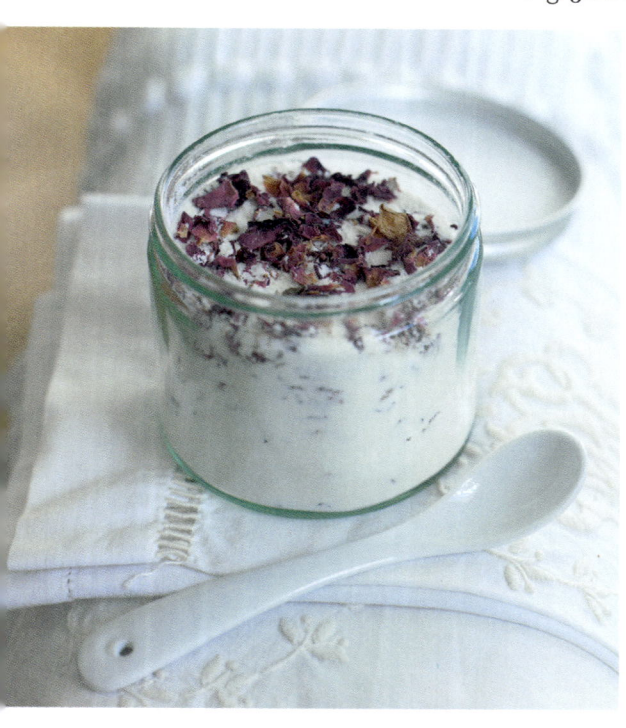

Die Firma entwickelte eine Körperpflegemittelserie, die sich, auf permanenter Suche nach Alternativen zu chemisch-synthetischen Inhaltsstoffen vom Massenmarkt, die große Zahl traditioneller Heilkräuter und Öle zunutze machte. Mein Ziel war es, mithilfe von natürlichen, biologischen Inhaltsstoffen Produkte zu entwickeln, die mit Vergnügen und unbedenklich benutzt werden konnten und können, während sie gleichzeitig dem Konzept der Nachhaltigkeit dienten. Dreißig Jahre später scheinen immer mehr Menschen meine Begeisterung für natürliche Schönheitspflegeprodukte aus eigener Herstellung zu teilen.

Die in vorliegendem Buch aufgeführten Rezepturen sind die besten Beispiele dafür, wie man Produkte selbst herstellen kann, ohne auf Luxus verzichten zu müssen. Nach jahrelanger Zusammenarbeit mit Karen Gilbert erfüllt es mich mit großer Freude, dass sie ihre hervorragenden Rezepte in diesem Buch zusammengefasst hat, um sie einem breiten Publikum zugänglich zu machen. Die Zubereitung ist ein Vergnügen — sowohl für Einsteiger als auch für Erfahrenere, die nach neuen Ideen und Anregungen suchen.

Ich empfehle Karens Buch daher sehr gern und freue mich schon darauf, ihre Rezepturen bei unseren Workshops auszuprobieren.

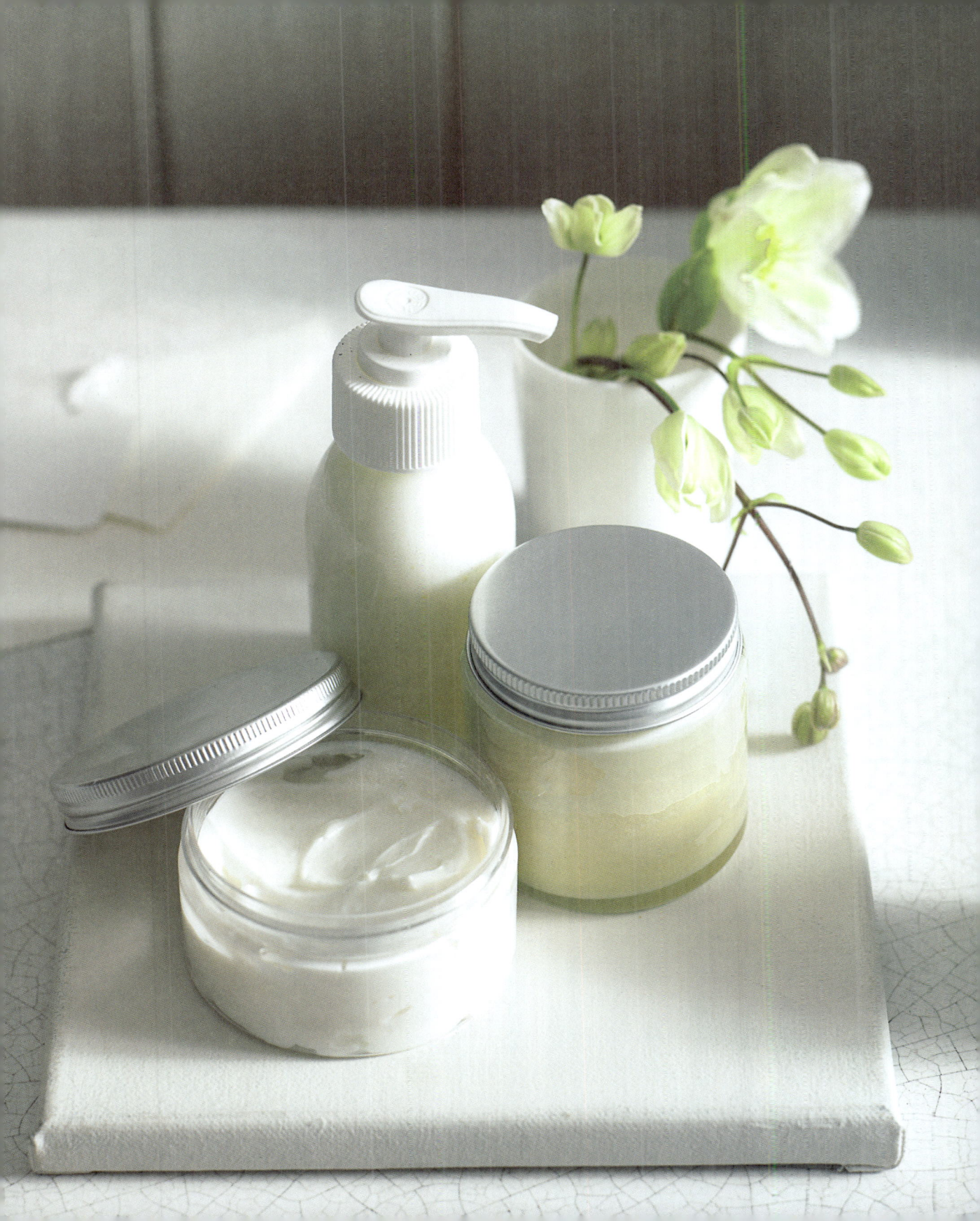

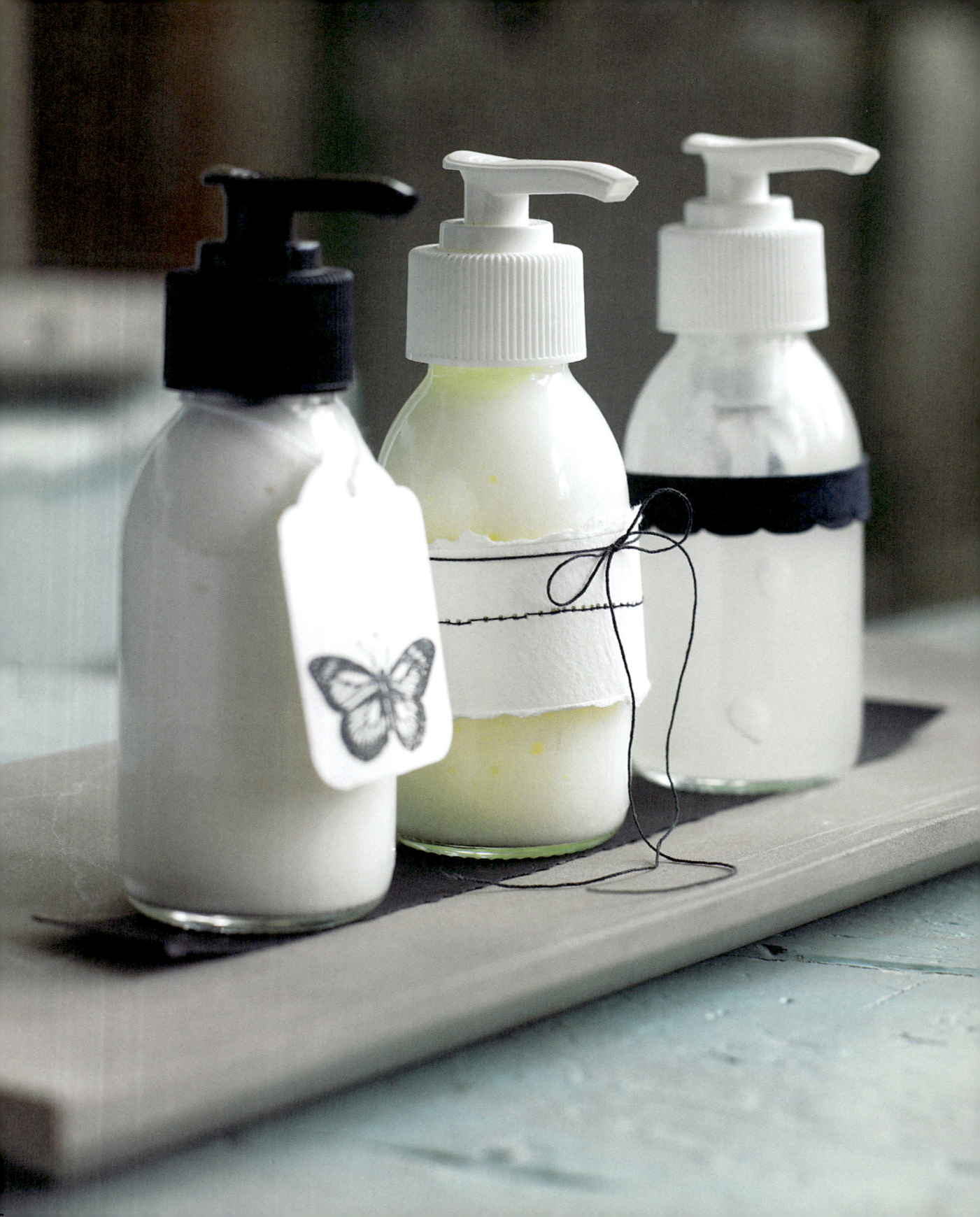

Einführung

Nach jahrelanger Tätigkeit in der Kosmetikindustrie vergesse ich gelegentlich, dass vielen gar nicht bewusst ist, wie einfach und unkompliziert Schönheitspflegemittel auch zu Hause selbst hergestellt werden können. Ein Pflegeprodukt von Anfang bis Ende selbst anzurühren, hat geradezu etwas Therapeutisches. So wie bei der Zubereitung einer Mahlzeit aus frischen Zutaten benötigt man etwas mehr Zeit und Kenntnisse, doch das Ergebnis ist aller Mühe wert. Einfacher und schneller ist es natürlich, sich ein Produkt aus dem Regal zu greifen. Mein Anliegen im vorliegenden Buch ist, sowohl Einsteiger als auch Erfahrenere anzuleiten, Schönheitspflegeprodukte mit Vergnügen und Experimentierfreude selbst herzustellen.

Meine Workshops werden im Allgemeinen von Frauen belegt (und gelegentlich auch von dem sogenannten „Quotenmann"). Sie alle sind neugierig auf etwas Neues, das sie in Gesellschaft anderer erlernen und ausprobieren können. Die meisten Rezepte in diesem Buch füllen ein Fläschchen oder einen Glastiegel pro Produkt. Allerdings gibt es keinen Grund, weshalb Sie sich nicht im Freundeskreis zusammenfinden und eine ganze Serie von Produkten herstellen sollten. Machen Sie daraus ein „Event". Werden Sie aktiv und kreativ!

Was bedeutet „natürlich" und ist „natürlich" immer das Beste?

Meine Antwort auf diese Frage lautet stets: Nur weil etwas Natur ist, ist es nicht unbedingt unbedenklich. Und nur weil es Chemie ist, ist etwas nicht zwangsläufig schädlich. Die meisten in der Kosmetik benutzten Inhaltsstoffe sind auf die ein oder andere Weise „aufbereitet" worden, um sie sinnvoll nutzbar zu machen. Wählen Sie pflanzliche Bestandteile für Ihre Produkte, die weitgehend naturbelassen sind. Und scheuen Sie sich nicht, kleinere Mengen unbedenklicher, synthetischer Inhaltsstoffe zu verwenden, um bestimmte Produkte zweckgerechter zu machen.

Der Begriff „grün" und „ökologisch" bedeutet, unserem Lebensstil entsprechend, für jeden von uns etwas anderes. Einige verstehen darunter das Recycling und die Wiederverwendung von Plastiktüten, andere wiederum das Kompostieren von Küchenabfällen, den biologischen Anbau von Gemüse und Fahrrad fahren. Bei der Herstellung von Hautpflegeprodukten entscheiden Sie allein über die Erwartungen an ihre Wirksamkeit und welche Kompromisse Sie einzugehen bereit sind. Für einige sind Emulgatoren und Konservierungsmittel absolut verpönt, was die Zahl und den Charakter der Produkte, die sie herstellen können, einschränkt. Andere wiederum sind bereit 5–6% an „Ökologie" zu opfern, um ein besseres Produkt zu erhalten. Jede Entscheidung hat ihre guten Gründe und ist sinnvoll.

Ökologische Zertifizierungen sind in letzter Zeit immer stärker in den Fokus der Hersteller von Naturkosmetik gerückt. Ich frage mich allerdings, ob dadurch nicht einige der wesentlichen Probleme außer Acht gelassen werden. Sollen wir Inhaltsstoffe durch die halbe Welt transportieren, nur weil sie „öko" sind und gute örtliche Produzenten boykottieren, weil sie kein entsprechendes Gütesiegel besitzen? Sollen wir ökologische Ware über den nicht zertifizierten sogenannten „Fairen Handel" beziehen oder Fair-Trade-Kooperativen ungeachtet ihres fehlenden Öko-Zertifikats unterstützen? Die Entscheidung liegt bei Ihnen. Entscheiden Sie, was Ihnen wichtig ist. Das Ergebnis wird sicher sehr unterschiedlich ausfallen.

Ich hoffe, die Rezepturen erzeugen Freude bei der Zubereitung und Begeisterung bei der Anwendung. Nehmen Sie sich die Freiheit zu experimentieren. Und sollten Sie dabei eine großartige Variante einer Rezeptur entdecken, lassen Sie es mich wissen!

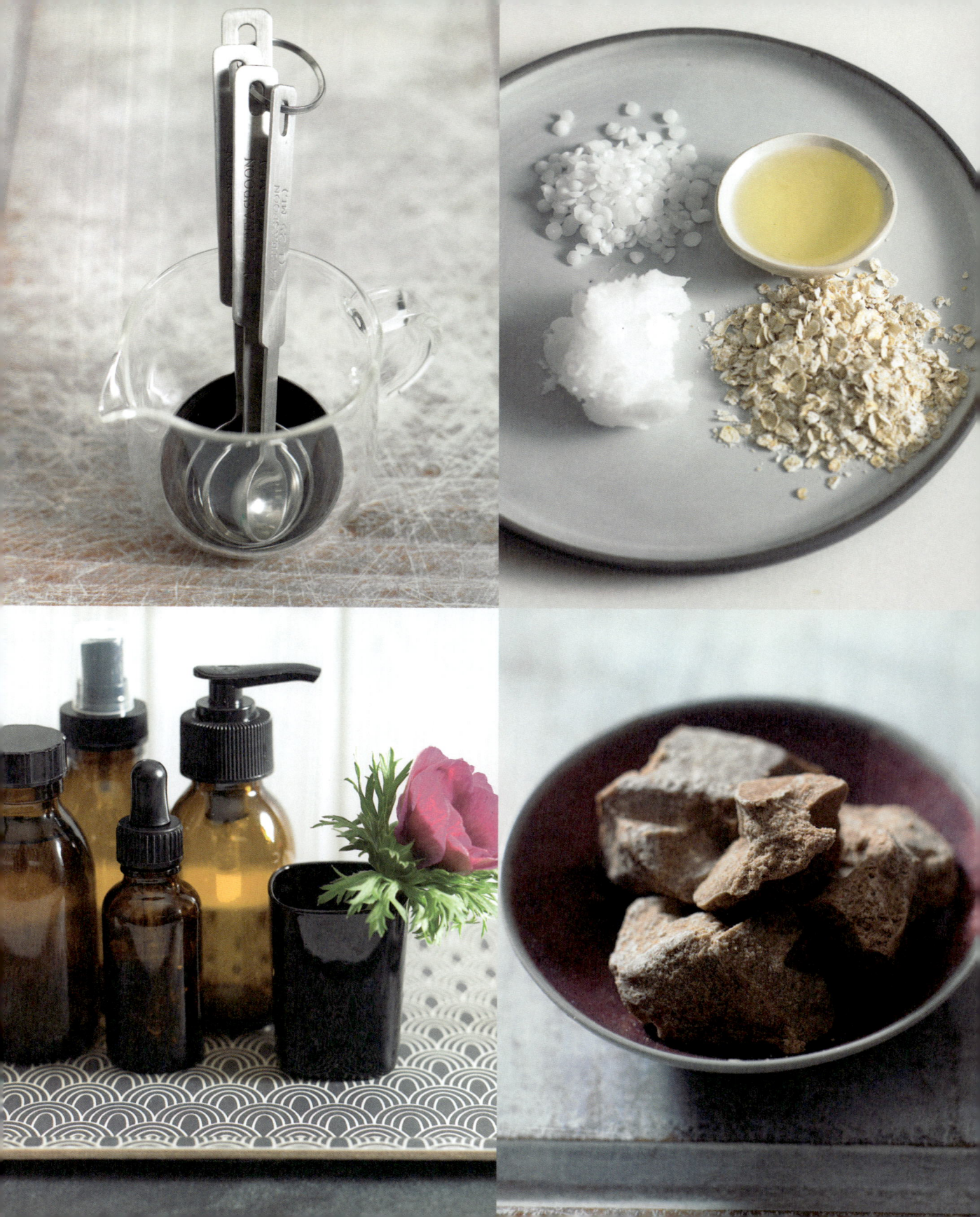

Kapitel I

Für den Anfang …

Ich weiß, wie groß die Versuchung sein muss, dieses Kapitel einfach zu überspringen und unmittelbar zur Zubereitung der nachfolgenden Rezepturen überzugehen. Dennoch bitte ich Sie sehr, sich etwas Zeit für die folgenden Seiten zu nehmen. Sie finden dort wichtige Hinweise in Bezug auf die zu verwendenden Hilfsmittel und unterschiedlichen Inhaltsstoffe sowie grundlegende Informationen über Konservierungsstoffe und die Haltbarkeit Ihrer Produkte. Ein Leitfaden für die Hautpflege und die Schönheit von innen schließt sich an. Und wenn Sie diese Grundkenntnisse beherrschen, sind Sie in der Lage, Ihre eigenen Variationen meiner Rezepturen zu kreieren.

Die Haut — zum besseren Verständnis

Die Dermis (Lederhaut)

Diese Hautschicht ist verhältnismäßig dick, fest und elastisch, ein Bindegewebe aus den Fasern Kollagen und Elastin. Das Kollagen funktioniert sozusagen als das „Stützkorsett" der Haut. Während des Alterungsprozesses zerfallen die Kollagenfasern und lösen damit die Faltenbildung aus, da sie dann nicht mehr in der Lage sind, ausreichend Feuchtigkeit in der Haut zu halten und ihr Spannkraft zu verleihen. Wird die Haut allerdings überdehnt, wie bei Fettleibigkeit oder Schwangerschaft, können die Elastinfasern schon in jungen Jahren reißen und sogenannte Dehnungsstreifen verursachen. Die Dermis enthält zusätzlich Haarfollikel, Schweißdrüsen, Talgdrüsen, Blut- und Lymphgefäße sowie die für die Weiterleitung von Empfindungen verantwortlichen Nervenendigungen.

Die Talgdrüsen befinden sich neben den Haarfollikeln und sind überall im Körper vorhanden – mit Ausnahme von Handinnenflächen und Fußsohlen. Sie scheiden Talg – eine Mischung aus Ölen und Fetten – aus, um die Haut geschmeidig zu halten und einen Schutzfilm, den sogenannten Hydrolipidfilm, zu bilden. Die Talgproduktion wird durch das männliche Sexualhormon Androgen gesteuert, das sowohl Männer als auch Frauen besitzen. In der Pubertät erhöht sich die Talgproduktion, was besonders bei männlichen Teenagern in diesem Altersabschnitt vermehrt zu fettiger Haut und Aknebildung führt.

Die Epidermis (Oberhaut)

Die oberste Hautschicht selbst besteht aus mehreren Schichten. In der untersten Schicht der Epidermis, der Basalzellschicht, auch Stratum germinativum genannt, wächst die neue Zellgeneration heran. Während des Zyklus' der Hauterneuerung steigen die Zellen vom Stratum germinativum zum Stratum corneum, der Oberflächenschicht, wo sie während des Prozesses der „Häutung" absterben und abgestoßen werden. Neue Zellen nehmen dann ihren Platz ein und der dreißigtägige Zyklus (Transitzeit) beginnt von vorn.

In der untersten Hautschicht befinden sich auch die Melanozyten, die Pigmentzellen der Haut. Sie produzieren bei Sonneneinwirkung Melanin und verteilen es durch mehrere Zellfortsätze an die benachbarten Keratinozyten. Die Melaninproduktion ist ein Schutzmechanismus des Körpers gegen die schädlichen ultravioletten Strahlen der Sonne.

HAUTTYPEN

NORMAL

Haben Sie das Glück, weder besonders trockene noch ölige Haut zu besitzen, dann gehören Sie zu dem Hauttyp „normal". Diese Haut bedarf lediglich einer einfachen Reinigung und Zuführung von Feuchtigkeit durch leichte Lotionen. Viele Hauttypen allerdings fallen in die Kategorie „Mischhaut". Die Mischhaut zeichnet eine leicht öligere sogenannte T-Zone mit Stirn, Nase und Kinn gegenüber der Wangenpartie aus. Die Wangenpartie muss dabei nicht zwingend trocken sein. Nur produziert die Haut bei den meisten von uns in der mittleren Zone mehr Talg. Scheuen Sie sich nicht, wenn nötig, jede Partie mit unterschiedlichen Produkten zu behandeln. Kommt es Ihnen so vor, als hätten Sie stets eine glänzende Nase, verwenden Sie dort keine Feuchtigkeitspräparate, denn die Haut produziert dort ganz offenbar von selbst genügend Öl.

ÖLIG

Auch wenn dieser Hauttyp eher zu Hautunreinheiten neigt als trockene Haut, hat ölige Haut den Vorzug, länger jung auszusehen. Allerdings trocknet sie schneller aus und ist reizbarer. Das sollte bei der Auswahl der Pflegeprodukte bedacht werden. Vermeiden sie alle Inhaltsstoffe, die die Poren verschließen, da sie zu Pickeln führen können, und verwenden Sie stattdessen viel Feuchthaltemittel auf Wasserbasis. Greifen Sie zu leichteren Ölen wie Distel-, Reiskleieund Jojobaöl und meiden sie Kokosöl und Shea- oder Kakaobutter, denn beide können die Poren verschließen.

TROCKEN

Hauttypen, die zu wenig Talg produzieren, benötigen für ein glattes, strahlendes Aussehen eine besondere Pflege. Zutaten wie reichhaltigere Öle und Butter helfen nicht nur, die Feuchtigkeit in der Haut zu halten, sondern auch die schuppigen Ränder der Hautzellen in der Epidermis zu glätten, um insgesamt ein gleichmäßigeres Hautbild zu erzeugen. Menschen mit trockener Haut sollten diese sanft reinigen und schützende Feuchtigkeitsspender im Winter sowie in klimatisierten Räumen benutzen, da dieser Hauttyp unter den Bedingungen noch stärker austrocknet.

Tägliche Hautpflege in drei Schritten

Die drei Schritte zu einer gesunden Haut sind Reinigen, der Schutz vor Austrocknung und Umwelteinflüssen und, falls nötig, eine Problembehandlung.

1 Reinigen

Da Talg klebrig ist, zieht er Schmutz und Staub aus der Luft an. Er muss daher durch eine regelmäßige Hautreinigung entfernt werden, um ein Verstopfen der Poren zu verhindern. Wir können weder die Talgproduktion unterbinden noch die Poren verschließen, was auch nicht wünschenswert ist, da beide lebenswichtige Aufgaben haben. Seife oder chemisch-synthetische Gesichtsreinigungsmittel stören häufig den Säuremantel der Haut und erzeugen ein trockenes Spannungsgefühl. In diesen Fällen bietet sich eine Reinigung in Form einer Lotion, Creme oder eines Öls an. Da ich eine ölige Haut habe und für die Gesichtsreinigung gern Wasser benutze, verwende ich entweder Reinigungscremes oder Öle, die ich anschließend mit einem Musselinläppchen abnehme. Jahrelang habe ich Gesichtsreinigungsschaum benutzt, der bei mir ein gereiztes Gefühl hinterließ. Mittlerweile nehme ich den Reinigungsbalsam mit Manuka-Honig (siehe S. 31), und meine Haut fühlt sich wesentlich besser an.

Ich persönlich bin nicht unbedingt für die tägliche Anwendung eines Gesichtspeeling mit entsprechenden Präparaten, sondern der Meinung, dass die Haut, wenn sie richtig behandelt wird, das recht gut von selbst erledigt. Nichtsdestoweniger ist es sinnvoll, mithilfe eines Gesichtstuchs oder Musselinläpochens zweimal täglich die überschüssigen, abgestorbenen Zellen zu entfernen. Ein Peeling würde ich nur gelegentlich benutzen.

2 Schutz vor Austrocknung und Umwelteinflüssen

Zwei Dinge kann jeder tun, damit sich die Haut besser anfühlt und besser aussieht: die Haut feucht halten und vor übermäßigem transepidermalem Wasserverlust (TEWL) schützen. Transepidermaler Wasserverlust ist die natürliche Abgabe hauteigener Feuchtigkeit an die trockenere Umgebungsluft. Inhaltsstoffe in Hautpflegemitteln wie Feuchthaltefaktoren haben die Eigenschaft mehr Feuchtigkeit aus der Luft in der Hautoberfläche zu binden, können sie jedoch nicht auf Dauer halten. Hier bedarf es der Wirkung von Emollentien und Fetten mit einem abdichtenden Effekt, die helfen, den Verdunstungsprozess zu verlangsamen, während sie die oberste Zellschicht weich und geschmeidig halten. Gelegentlich möchten wir einen zusätzlichen Schutzfilm schaffen, doch wenn diese Barriere zu dick und undurchdringlich ist, kann sie die Poren verschließen und Unreinheiten hervorrufen. Aus diesem Grund müssen die Zutaten sorgfältig und entsprechend des jeweiligen Hauttyps ausgewählt werden.

3 Problembehandlung

Hautprobleme im Gesichtsbereich können sich als psychisch sehr belastend erweisen. Ich persönlich glaube, dass Hautprobleme ein Hinweis darauf sind, dass auf einer tieferen Ebene etwas aus dem Gleichgewicht geraten ist. Konventionelle Medizin und Hautpflege richten ihren Fokus zum großen Teil auf eine Behebung der Symptome, statt die Ursache zu erforschen. Allerdings neigen alle verständlicherweise dazu, die unansehnlichen Hautunreinheiten so schnell wie möglich loszuwerden. Während das auf kurze Sicht durchaus funktionieren kann, werden diese Makel auf lange Sicht gesehen immer wieder auftreten, solange die eigentliche Ursache nicht beseitigt wird.

Um Hautprobleme zu behandeln, muss man erst einmal verstehen, was für denjenigen selbst normal ist. Ich weiß, dass der Zustand meiner Haut von Ernährung, sportlicher Betätigung und Stress abhängen kann. Sind diese Faktoren im Gleichgewicht, ist das Erscheinungsbild meiner Haut perfekt. Ist das nicht der Fall, habe ich mit allen möglichen Unreinheiten und Veränderungen zu kämpfen. Dass einmal im Monat gelegentlich Pickel auftreten, ist bei mir normal. Alles jedoch, was darüber hinausgeht, bedeutet, dass ich die richtige Balance in meinem Leben wiederfinden muss. Bei schwereren Hautproblemen konsultiere ich entweder einen Kräuterarzt oder einen Homöopathen, da ich bei diesen Beschwerden die Einnahme von Antibiotika oder Kortison ablehne.

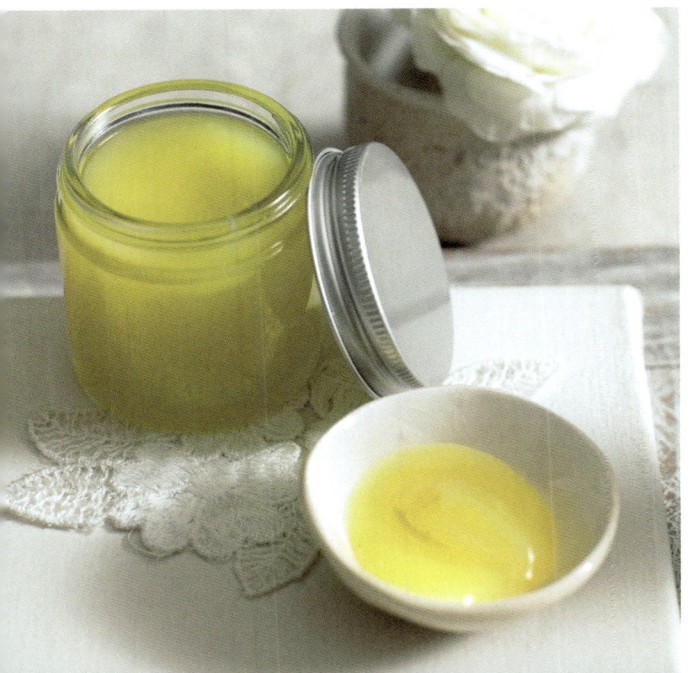

Schönheit von innen

Möchte man eine ökologischere oder natürlichere Schönheits-pflege betreiben, dann fängt man am besten damit an, den eigenen Körper sowie die Stresssituationen, denen dieser aus-gesetzt ist, ganzheitlich zu betrachten.

Man kann sich die beste Pflege der Welt gönnen, sie wird auf Dauer keinen Erfolg haben, wenn man trinkt, raucht und sich von Kaffee und Junk Food ernährt, während man bestän-dig Stresssituationen ausgesetzt ist. Es ist immer wieder über-raschend, wie viele Menschen mit Hautproblemen nicht ein-mal daran denken, ihre Lebensgewohnheiten zu ändern und nur versuchen, sie stattdessen mit kosmetischen Produkten zu maskieren.

Die Ernährung

Was der Mensch isst und trinkt, hat großen Einfluss darauf, wie er aussieht und sich fühlt. Die Auswirkungen der Ernäh-rung sind nicht zu unterschätzen – von der Laune angefangen bis zum Erscheinungsbild der Haut.

Was Sie vermeiden sollten:

1. *Produkte, die Auszugsmehl und Zucker enthalten.* Diese sind so weitgehend industriell bearbeitet worden, dass ihr „Nährwert" (und in diese Kategorie fallen Weißbrot, Kuchen, Kekse, Plätzchen!) verschwindend gering ist.

2. *Fertiggerichte und Fast Food.* Sie enthalten Unmengen von Zucker, Salz sowie Konservierungsmitteln und werden offenbar von einer Vielzahl unserer Mitbürger täglich ver-zehrt.

3. *Eine fleischreiche Kost* Ich will damit keinesfalls raten, vollkommen auf Fleisch zu verzichten, denn das ist eine sehr persönliche Entscheidung. Versuchen Sie dennoch kleinere Mengen, aber dafür qualitativ hochwertiges, vor-zugsweise Biofleisch, statt großer Mengen von Fleisch aus Massenbetrieben auf den Tisch zu bringen.

4. *Koffeinhaltige Getränke* Koffein ist eine Suchtdroge, die ihren Stoffwechsel durcheinander bringt und den Körper austrocknet. Verzichten Sie, wenn möglich, auf diese Angewohnheit.

5. *Zigaretten* Es muss wohl kaum betont werden: Vorzei-tige Faltenbildung, schlechter Atem und Husten sind wenig attraktiv.

6. *Alkohol* Dieser ist der Haut wenig zuträglich. Falls Sie dennoch nicht darauf verzichten möchten, genießen Sie

ihn gelegentlich als etwas Besonderes und niemals regel-mäßig.

Was Sie versuchen sollten:

1. *Mehr Wasser trinken.* Es wird viel darüber diskutiert, welche Wassermenge man täglich und wie oft trinken sollte, aber wenn sie regelmäßig einige Schluck Wasser über den Tag zu sich nehmen, dann ist das ein gutes Mit-tel, nicht zu dehydrieren und konzentriert zu bleiben.

2. *Viel frisches Obst und Gemüse essen.* Wir verzehren viel mehr raffinierte Kohlenhydrate und Proteine als für eine gesunde Ernährung nötig sind und nicht annährend genug frisches Obst und Gemüse. Ein bis zwei frische Früchte sorgen zusammen mit Salaten und gedünstetem Gemüse dafür, dass wir ausreichend Vitamine und Anti-oxidantien zu uns nehmen.

3. *Mit der Nahrung eine Portion „gute" Fette zu sich neh-men.* Benutzen Sie kalt gepresste Öle, die einen hohen Anteil an essenziellen Fettsäuren enthalten, sowie Nüsse und Samen.

4. *Die beste Qualität kaufen, die Sie sich leisten können, und die Mahlzeiten so häufig wie möglich selbst herstel-len.* Als Ausrede bei schlechter Ernährung gilt häufig die Behauptung, „biologische Nahrungsmittel seien zu teuer" und „es fehle die Zeit, täglich selbst zu kochen". Es ist sicher schwierig, Beruf, Familie und ein begrenztes Bud-get mit einer gesunden Ernährung in Einklang zu bringen. Dennoch rate ich jedem zu versuchen, schrittweise schlechte Essgewohnheiten zu ändern. Kaufen Sie so oft wie möglich Biokost oder örtliche Produkte.

Naturheilmittel

Diese unterstützen die Selbstheilungskräfte des Körpers und zielen auf die Behebung der Krankheitsursache statt nur die Symptome zu bekämpfen. Die Naturheilmittel, zu denen jeder problemlos Zugang hat, sind frische und getrocknete Kräuter. Man kann sie entweder im Bioladen kaufen oder – je nach Neigung und Platz – selbst anbauen. In der Form von Kräuter-tees versorgen sie uns mit Flüssigkeit und ihren jeweiligen heil-samen Inhaltsstoffen. Labkraut, Klettenwurzeln sowie Rot-Klee sind für die Hautreinigung besonders wirksam.

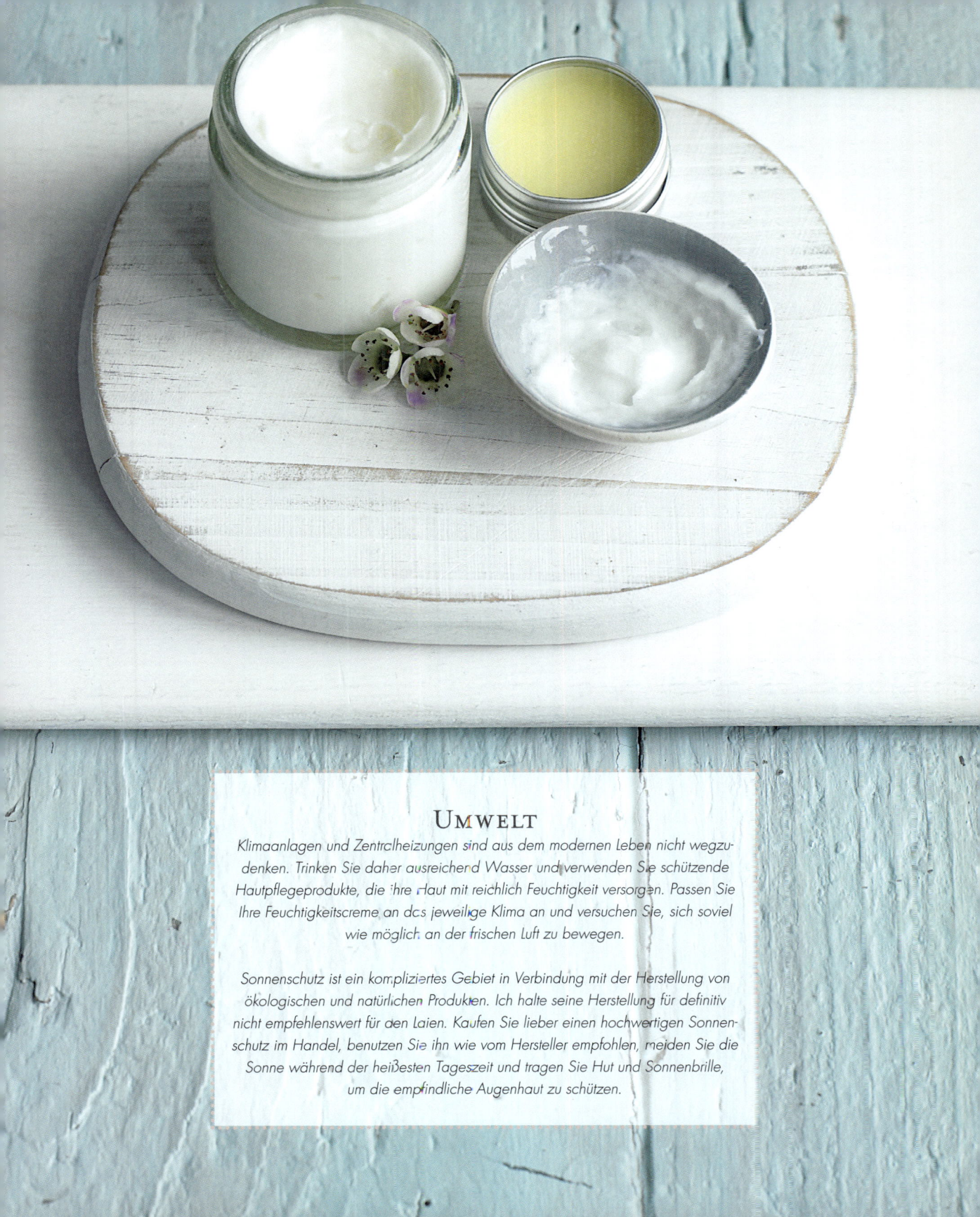

Umwelt

Klimaanlagen und Zentralheizungen sind aus dem modernen Leben nicht wegzu-
denken. Trinken Sie daher ausreichend Wasser und verwenden Sie schützende
Hautpflegeprodukte, die ihre Haut mit reichlich Feuchtigkeit versorgen. Passen Sie
Ihre Feuchtigkeitscreme an das jeweilige Klima an und versuchen Sie, sich soviel
wie möglich an der frischen Luft zu bewegen.

Sonnenschutz ist ein kompliziertes Gebiet in Verbindung mit der Herstellung von
ökologischen und natürlichen Produkten. Ich halte seine Herstellung für definitiv
nicht empfehlenswert für den Laien. Kaufen Sie lieber einen hochwertigen Sonnenschutz im Handel, benutzen Sie ihn wie vom Hersteller empfohlen, meiden Sie die
Sonne während der heißesten Tageszeit und tragen Sie Hut und Sonnenbrille,
um die empfindliche Augenhaut zu schützen.

Geräte & Zubehör

Für keine der in diesem Buch aufgeführten Rezepturen ist eine besondere oder professionelle Ausstattung nötig. Sämtliches Zubehör dürfte in jeder Küche bereits vorhanden sein – vielleicht mit Ausnahme eines Zuckerthermometers. Zusätzlich ist eine digitale Küchenwaage empfehlenswert, denn die Zutaten müssen häufig in sehr kleinen Mengen von nur 1 Gramm und sehr exakt abgewogen werden. Wo es aus praktischen Gründen geraten schien, haben wir die Zutatenmengen daher nicht in Gramm, sondern in Volumeneinheiten (z. B. ½ Teelöffel, Tropfen etc.) angegeben. Allerdings lässt nicht jeder Inhaltsstoff eine solche grobe Angabe zu. Das Auswiegen ist bei vielen Rezepturen immer die beste Option und bei unserem Seifenrezept die einzige Möglichkeit: Aus Sicherheitsgründen (um die Laugen-Wasser-Mischung korrekt herzustellen) müssen sämtliche Zutaten genau abgewogen werden. Haben Sie vor, eine größere Menge an Produkten für sich und Freunde herzustellen, schlage ich vor, Geräte und Zubehör zu kaufen, die ausschließlich für kosmetische Zwecke Verwendung finden. Die Gegenstände müssen nicht teuer sein: Preiswerte Stieltöpfe, Löffel und Schüsseln sind geeignet. Darüber hinaus benötigt man Tiegel und Fläschchen für die fertigen Produkte. Statt Nahrungsmittelbehälter zu benutzen, was nicht sonderlich hygienisch ist, sollten Sie die geeigneten Behältnisse z. B. von einem der auf Seite 143 aufgeführten Anbieter kaufen.

Sie benötigen:

- eine digitale Küchenwaage
- ein Wasserbad-Set (ein Stieltopf, der in einen anderen Topf passt, oder eine hitzebeständige Schüssel, die über einen Topf gestellt wird).
- eine Auswahl an Metalllöffeln; Metall ist hygienischer und leichter zu säubern als Holz oder Plastik.
- einen feuerfesten Messbecher aus Glas
- einen Milchaufschäumer/Minimixer oder Stabmixer (zum Mischen von Cremes oder Lotionen)
- einen Messlöffel
- kleine Glas- oder Metallschüsseln zum Mischen
- Eiswürfelformen aus Silikon (für Badetabletten)
- Muffinformen aus Silikon (für Massagebars, Seifen und Badekugeln)
- einen kleinen Zerstäuber (für Badekugeln)
- ein Haarsieb aus Metall (für Badekugeln)
- ein Zuckerthermometer (für Lotionen und Seifen)

Für die zur Herstellung von Seifen benötigte Ausstattung siehe S. 138.

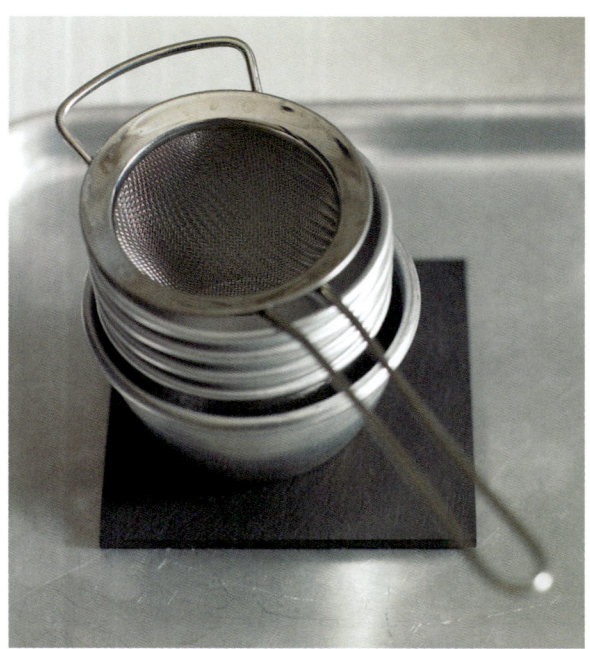

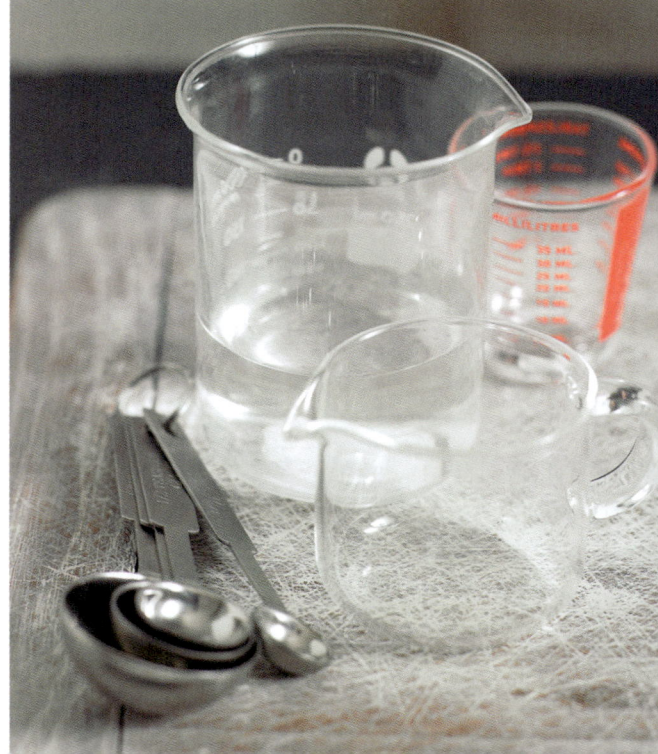

Inhaltsstoffe

Natürliche Schönheitsmittel bestehen aus zahlreichen unterschiedlichen Inhaltsstoffen. Es ist daher wichtig, Wirkung, Zweck und Eigenschaften der einzelnen verwendeter Stoffe zu kennen. Im folgenden Abschnitt behandeln wir kurz ätherische Öle, feuchtigkeitsspendende Zutaten wie Emollentien und Feuchthaltefaktoren sowie weniger natürliche aber zweckmäßige Zutaten wie Emulgatoren, Tenside, Konservierungsmittel und Antioxidantien.

Ätherische Öle

Ätherische Öle sind flüchtige sekundäre Inhaltsstoffe der Pflanzen. Sie werden aus Früchten, Blüten, Blättern, Wurzeln, Harzen und Holzen vorwiegend durch Wasserdampfdestillation (oder wie im Fall von Zitrusölen durch Pressung) gewonnen. Pflanzenmaterial, das für die Destillation zu zart ist, wird als Absolue mit hoher Duftstoffkonzentration entweder durch Lösungsmittelextraktion (wie Rosen-Absolue und Jasmin-Absolue) oder CO_2-Extraktion gewonnen. Da ätherische Öle sehr flüchtig sind und leicht durch Hitze geschädigt werden können, sollten sie immer während der Kühlungsphase einer zuvor erhitzten Rezeptur beigefügt werden.

Ätherische Öle sind hoch konzentriert und sollten nie unverdünnt auf der Haut angewendet werden, denn sie können kleinere bis schwerwiegendere Hautreizungen hervorrufen. Es gibt viele Öle, die während der Schwangerschaft wegen ihrer Eigenschaften als menstruationsfördernde Mittel gemieden werden sollten. Als allgemeine Regel würde ich jedenfalls während des ersten Drittels der Schwangerschaft von allen ätherischen Ölen abraten. Danach kann eine Aromatherapie außerordentlich hilfreich sein, wenn sie einen Aromatherapeuten konsultieren, der sich auf die Schwangerschaft der letzten Monate und Geburt spezialisiert hat.

Dosierung

Bei der Dosierung von ätherischen Ölen in unterschiedlichen Produkttypen befolge ich im Allgemeinen folgende Regeln:

- Gesichtspflegemittel – einige Tropfen pro 100 ml des Produkts bis zu einem Maximum von 0,5 %.
- Abwaschbare Produkte wie Duschgels oder Seifen: 1–2 %.
- Auf der Haut verbleibende Produkte wie Körpercremes und -lotionen: 1–2 % je nach Körperteil und Sorte des verwendeten Öls. Versuchen Sie es mit 1 %, bis klar ist, wie Sie auf das besondere Öl reagieren.

Mischung von ätherischen Ölen

Wird für ein Produkt ein Duft aus ätherischen Ölen gemischt, beachte ich zwei Dinge: Welche therapeutischen Effekte, wenn überhaupt, möchte ich erzielen, und nach welchem Duft suche ich?

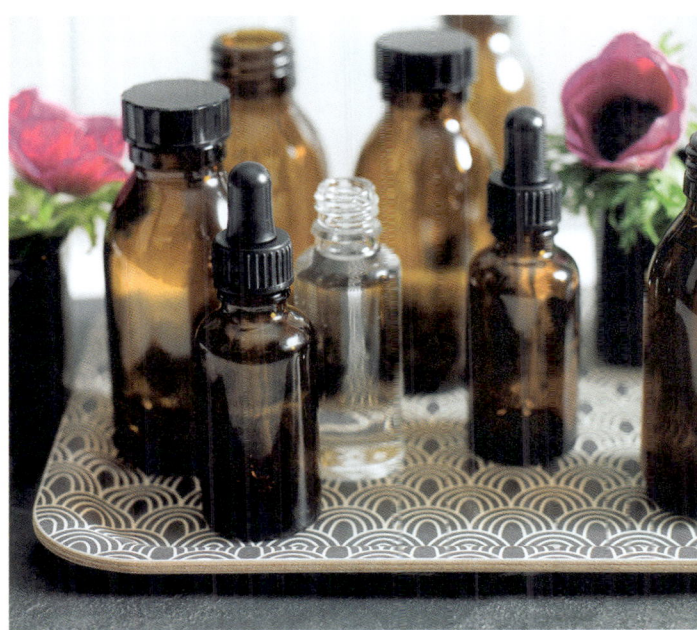

Ätherische Öle für den Anfang

Mit dieser Auswahl können mit geringem finanziellen Aufwand wohltuende Kombinationen unterschiedlicher therapeutischer Aromen entstehen.

Zitrusnoten: Orange und Grapefruit
Blumige Noten: Storchschnabel (*Geranium*) und Ylang Ylang (*Cananga odorata*)
Kräuternoten: Lavendel
Harzige Noten: Weihrauch und Zedernholz

Dabei hat es allerdings keinen Sinn, einen bunten Strauß an ätherischen Ölen zusammenzustellen, nur weil jedes einzelne für einen bestimmten Zweck tauglich ist, wenn dabei ein schrecklicher Geruch herauskommt. Bei meinen Lehrgängen für natürliche Duftstoffe ordne ich die Öle einer Duftfamilie zu, wie Zitrusnote, Holzige Note und Blumige Note, und nach ihrer Flüchtigkeit – je nach der Schnelligkeit, mit der sie verfliegen – in Kopfnote, Herznote und Basisnote. Zitrusöle zum Beispiel gehören fast ausschließlich zu den Kopfnoten und alle Harzigen Noten zu den Basisnoten. Um ein gut ausbalanciertes Parfüm zu erhalten, empfiehlt es sich, jeweils ein Öl aus der Kopf-, der Herz- und der Basisnote auszuwählen. Die Rezepturen in diesem Buch enthalten alle Vorschläge für Mischungen aus ätherischen Ölen. Ihnen zu folgen ist jedoch nicht zwingend. Duft ist eine sehr persönliche Angelegenheit. Es steht Ihnen daher frei zu experimentieren. Dazu sind allerdings nicht Unmengen von unterschiedlichen ätherischen Ölen nötig, denn schöne Düfte entstehen auch aus einigen wenigen ausgesuchten Zutaten.

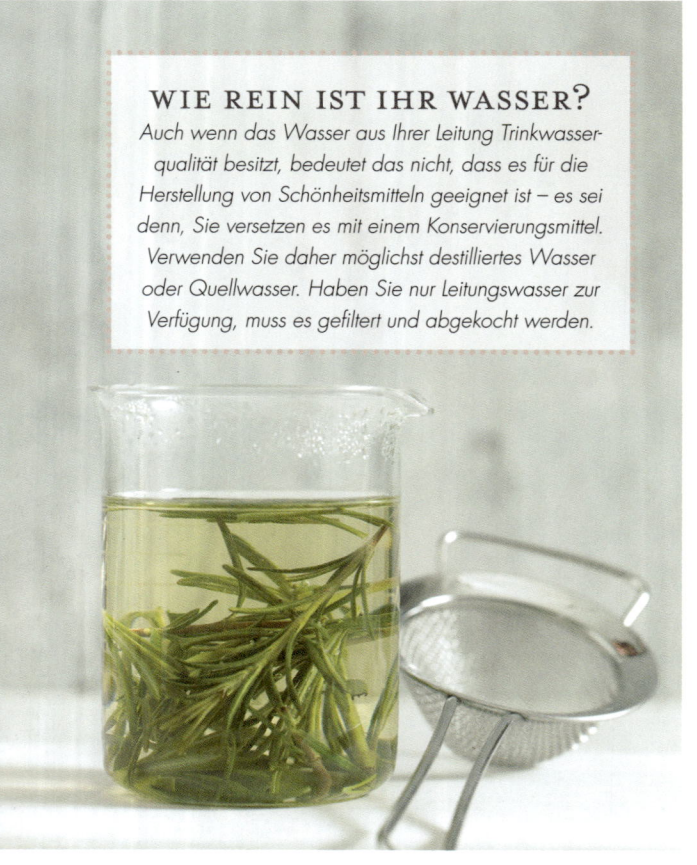

WIE REIN IST IHR WASSER?
Auch wenn das Wasser aus Ihrer Leitung Trinkwasserqualität besitzt, bedeutet das nicht, dass es für die Herstellung von Schönheitsmitteln geeignet ist – es sei denn, Sie versetzen es mit einem Konservierungsmittel. Verwenden Sie daher möglichst destilliertes Wasser oder Quellwasser. Haben Sie nur Leitungswasser zur Verfügung, muss es gefiltert und abgekocht werden.

Kräuter als Ingredienzien

Selbst hergestellte Produkte mit Kräutern zu versetzen, ist einfach. Es gibt Kräuterextrakte, die man als Fertigprodukte kaufen kann, andere lassen sich problemlos herstellen. Die meisten handelsüblichen Hautpflegeprodukte verwenden eher standardisierte Extrakte als frische Kräuter in der Form von Aufgüssen, denn diese haben die Eigenschaft, einige Produkte so zu destabilisieren, dass sie schneller verderben. Stellen Sie kosmetische Mittel nur für den Eigenbedarf her, dürfte die Verwendung von Aufgüssen kein Problem sein. Gehen Sie auf Nummer sicher und fügen Sie einer Rezeptur auf Wasserbasis ein Konservierungsmittel bei.

Aufgüsse
Einen wässrigen Extrakt (oder Aufguss) aus Blättern oder Blütenständen getrockneter oder frischer Kräuter herzustellen, ist so kinderleicht wie einen Kräutertee zuzubereiten. Geben Sie einen gehäuften Teelöffel getrockneter oder gehackter frischer Kräuter in eine Tasse oder einen Becher und übergießen diese bis zum Rand mit kochend heißem Wasser. Bedecken Sie das Gefäß mit einer Untertasse und lassen den Aufguss 10 Minuten ziehen, bevor die Flüssigkeit durch ein Sieb oder ein Musselintuch abgegossen wird. Anschließend Kräuterreste entsorgen, den abgekühlten Aufguss zu dem angegebenen Zeitpunkt dem Rezept zugeben. Möchten Sie eine größere Menge eines Aufgusses vorbereiten, messen Sie für jede weitere Tasse Wasser einen zusätzlichen Teelöffel Kräuter ab. Kräuteraufgüsse ohne Konservierungsmittel nicht länger als einen Tag im Kühlschrank aufbewahren, denn sie verderben sehr schnell.

Blütenwässer
Eine weitere Methode, wässrige Kräuterextrakte für Kosmetika herzustellen, sind Blütenwässer (Hydrolate). Sie entstehen praktisch als Nebenprodukt der Wasserdampfdestillation von ätherischen Ölen. Sie eignen sich ausgezeichnet für belebende Hautlotionen und haben in etwa die Eigenschaften ihrer entsprechenden ätherischen Öle, sind jedoch milder.

Ölige Auszüge (Ölmazerate)
Stellt man Produkte auf Ölbasis her, kann man getrocknete oder angetrocknete Kräuter in dem Basisöl des Rezepts einweichen. Die einfachste Methode dabei ist, einen gehäuften Teelöffel Kräuter in eine Schüssel zu geben und mit dem Basisöl Ihrer Wahl zu übergießen. Anschließend die Schüssel über einen Topf mit heißem Wasser stellen, das Sie eine Stunde lang leicht simmern lassen,

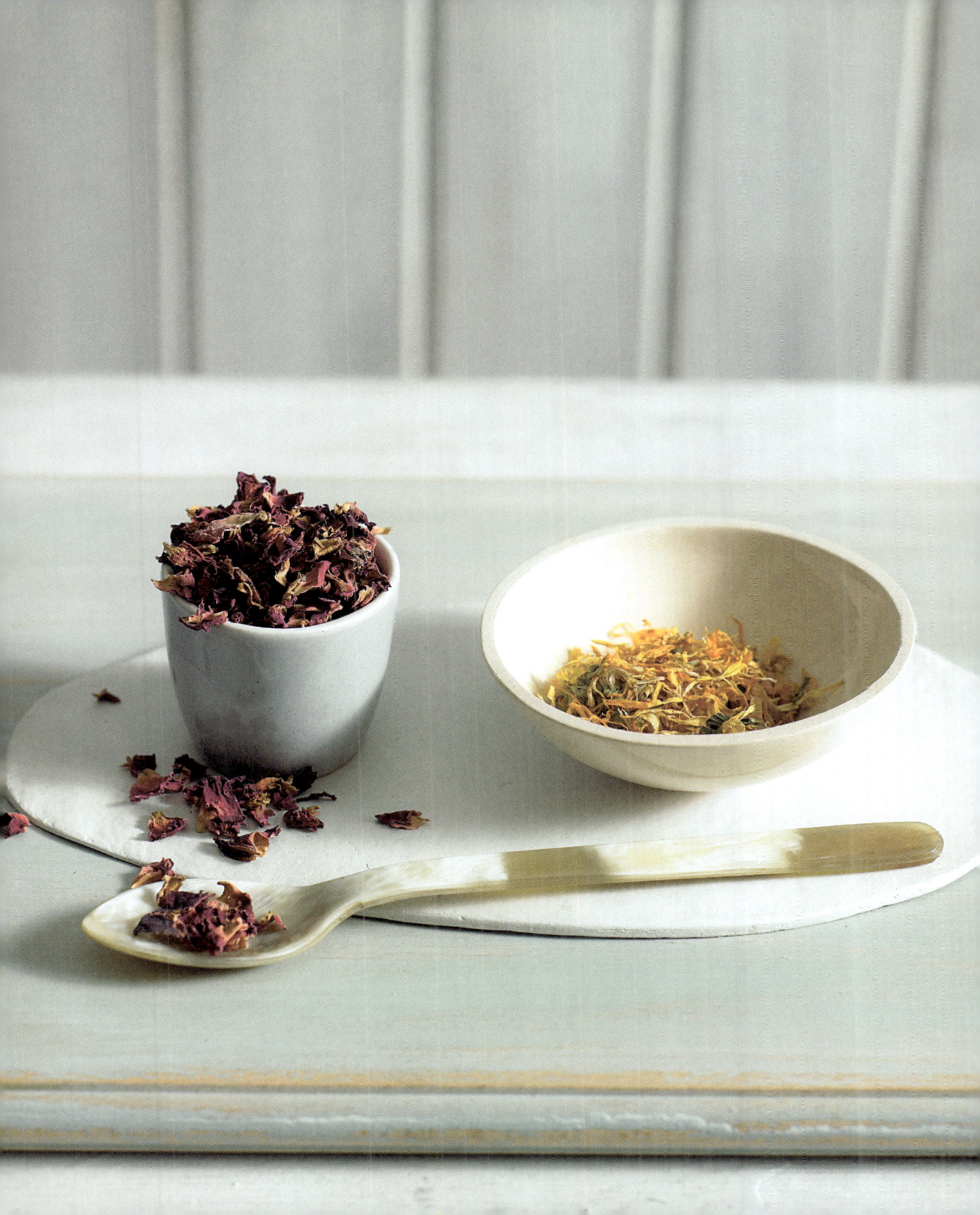

Der Kauf ätherischer Öle

Von allen Zutaten, die Sie für Ihre selbst hergestellten Schönheitsmittel benötigen, können ätherische Öle der teuerste Posten sein.
Es ist daher ratsam, sich gut zu informieren,
bevor man Geld ausgibt. Statt Stunden mit
Internetrecherchen zu verschwenden, die
häufig verwirrende und widersprüchliche
Ergebnisse erbringen, sollten Sie ein gutes
Buch kaufen (siehe meine Empfehlungen auf
S. 143) und den Ratschlägen folgen – einschließlich der wichtigen Sicherheitsvorkeh-
rungen, die Sie bei der Verwendung von
ätherischen Ölen beachten müssen.

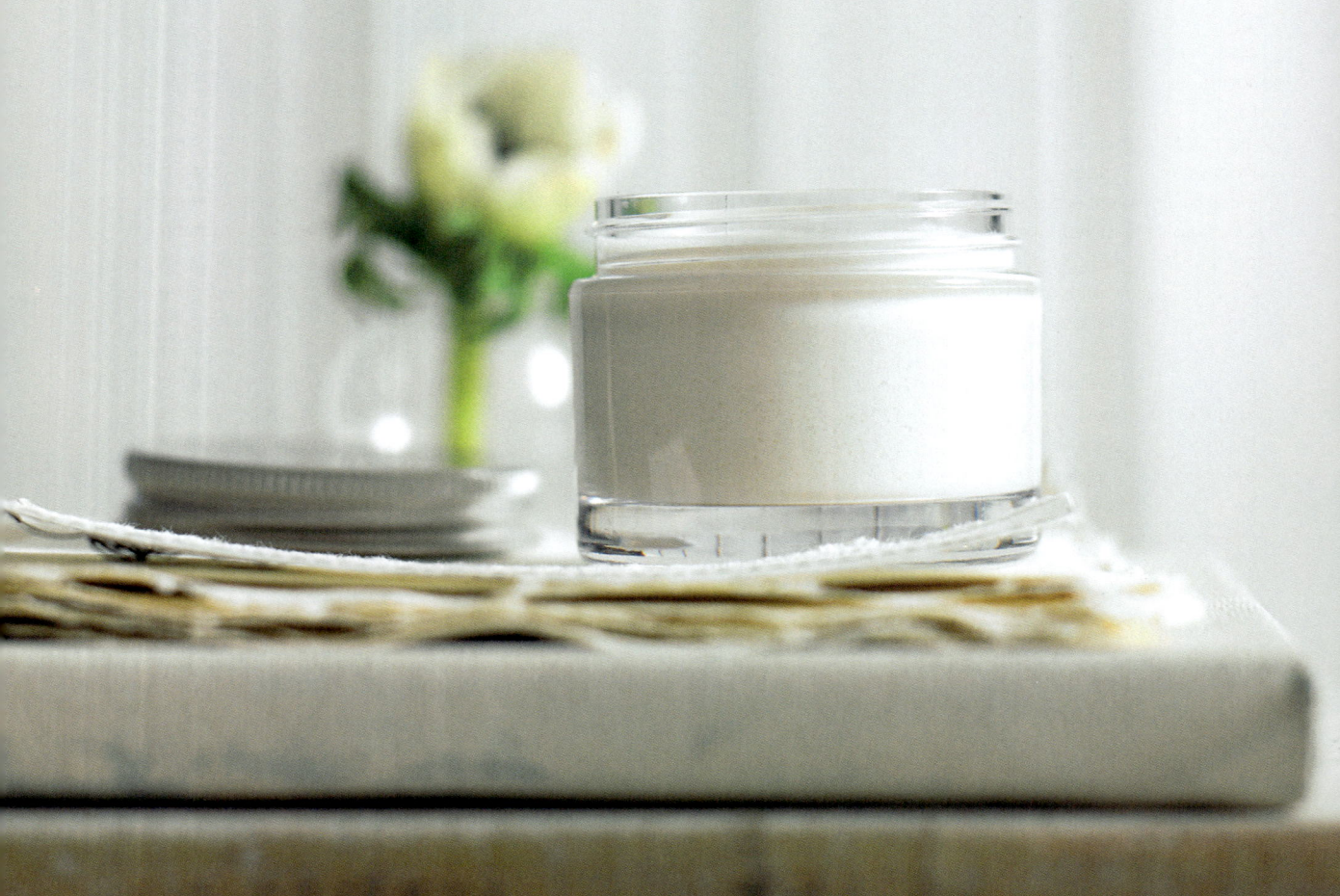

ohne dass das Wasser im Topf vollkommen verdampft. Das Öl darf dabei nicht zu heiß werden: Das Wasser und nicht das Öl sollte köcheln. Kräuter abseihen und entsorgen. Das Öl für die Zubereitung der Rezepturen aufbewahren. Alternativ kann man fertige Ölmazerate kaufen.

Tinkturen, Glycerine & CO_2-Extrakte

Die Herstellung dieser Pflanzenauszüge ist kompliziert. Es ist daher ratsam, sie von einem guten Kräuterhändler als Fertigprodukt zu beziehen.

Tinkturen entstehen durch Einweichen der Kräuter über eine längere Zeit in einer Mischung aus Alkohol und Wasser. Diese wässrig-alkoholischen Auszüge sind vorzugsweise als Naturheilmittel zur oralen Einnahme erhältlich, doch viele Kosmetikfirmen fügen sie auch ihren Produkten bei. In Anbetracht des Alkoholgehalts können Tinkturen einen nicht unerheblichen Austrocknungseffekt haben und für die Verwendung in Pflegeprodukten für empfindliche Haut ungeeignet sein. Alternativ kann man in diesem Fall auf Glycerin zurückgreifen.

Die Vorzüge von Glycerinauszügen sind, dass die Kräuter in Glycerin eingeweicht werden, das sowohl wasserlöslich als auch feuchtigkeitbindend ist. Das bedeutet, es eignet sich sowohl für Produkte auf Wasserbasis als auch für Cremes und Lotionen unter Beteiligung von Emulgatoren. Da Glycerin nicht allein in Öl löslich ist, sollten Sie weiterhin ölige Auszüge in Produkten verwenden, die ausschließlich Öle und Wachse (oder Emulgatoren) enthalten.

CO_2-Extrakte entstehen durch ein aufwendiges Verfahren, bei dem gasförmiges CO_2 unter hohem Druck verflüssigt wird und dem Pflanzenmaterial hinzugegeben wird. Bei diesen tiefen Temperaturen wird das Öl freigesetzt, während sich das CO_2 verflüchtigt. Zurück bleibt ein hochreines Pflanzenöl, das in der Kosmetik-, Lebensmittel- und Kräuterindustrie verwendet wird. Dieser Prozess wird dazu genutzt, ätherische Öle aus Pflanzen ohne chemische Lösungsmittel zu gewinnen, wenn eine Wasserdampfdestillation nicht möglich ist.

Vanille-CO_2-Extrakt lässt sich besonders gut verwenden, denn reine Vanille ist in Öl nicht löslich und daher nur schwierig Rezepturen beizumischen.

Feuchtigkeitspendende Ingredienzien

Es gibt drei Arten von feuchtigkeitspendenden Inhaltsstoffen, die in Cremes oder Lotionen verwendet werden – Emollen-tien, Lipide und Feuchthaltemittel. Diese Inhaltsstoffe optimal zu kombinieren, ist eine Herausforderung. Versteht man jedoch ihre Grundfunktionen und Wirkungsweisen, erleichtert dies das Kreieren eigener Rezepte.

Emollentien (Weichmacher)

Diese helfen das Hautbild zu verbessern, indem sie glätten, es geschmeidiger wirken lassen und die Spannkraft verbessern. In meinen Rezepten erscheinen sie als natürliche Pflanzenöle und Pflanzenbutter, angefangen von den sehr leichten und schnell eindringenden Ölen wie Distelöl bis zu den reichhaltigeren Buttersorten wie Kakaobutter und Sheabutter. Einige Öle (Borretsch und Hanf) sind reich an essenziellen Fettsäuren und Vitaminen, wirken jedoch eigentlich nicht als Weichmacher und fühlen sich pur ziemlich trocken an. Aus diesem Grund ist es ratsam, ein paar unterschiedliche Öle in jedes Rezept zu integrieren, um Hautbild und Hautgefühl zu verbessern. Jedes Rezept enthält daher Informationen über die angegebenen Öle, sodass Sie eine Ahnung davon bekommen, was für welchen Hauttyp wirksam ist.

Lipide

Diese Fette mit okkludierendem Effekt reduzieren den transepidermalen Wasserverlust (TEWL), indem sie einen wasserfesten, schützenden Barrierefilm über der Haut bilden. Sie sind am wirksamsten, wenn sie auf die leicht angefeuchtete Haut aufgetragen werden. Einige Emollentien, wie zum Beispiel Kakaobutter, besitzen ebenfalls zusammen mit Wachsen (Bienenwachs) eine okkludierende Wirkung. Daraus entstehen vorzügliche Produkte zum Schutz der Haut gegen Umwelteinflüsse. Einige dieser Fette fördern Komedonenbildung (Akne) und sollten bei Hauttypen vermieden werden, die zu Entzündungen und Akne neigen. Viele Hautexperten haben sich gegen okkludierende Bestandteile in der Kosmetik ausgesprochen, da sie die Atmung der Haut verhindern. Für bestimmte Körperteile wie Lippen, Hände und Füße jedoch sind sie sehr gut geeignet.

Feuchthaltemittel

Glycerin, Honig und Hyaluronsäure sind Feuchthaltemittel. Auch wenn Feuchthaltemittel Feuchtigkeit spenden, so wirken sie auf andere Weise wie typische Feuchtigkeitsspender. Sie ziehen Wasser auf die Haut an, um die Zellen feucht und prall zu halten. Ist dies geschehen, sind noch andere Mittel wie Emollentien und Lipide nötig, um das Wasser in der Haut zu halten.

Emulgatoren & waschaktive Substanzen

Produkte wie Lippenpflege, Körperbutter und heilende Balsame sind relativ leicht herzustellen. Die hierfür geeigneten Zutaten sind als biologische Produkte verfügbar. Für die Herstellung von anspruchsvolleren Cremes und Lotionen sollten zur Mischung sowohl ein Emulgator als auch ein Konservierungsmittel hinzugefügt werden.

Emulgatoren

Aufgabe eines Emulgators ist es, die öllöslichen Bestandteile mit den wasserlöslichen Zutaten so zu verbinden, dass eine harmonische Verbindung entsteht, wie bei Eigelb, Öl und Essig beim Anrühren von Mayonnaise. Letzteres funktioniert nur, da Eigelb Lezithin enthält. Und Lezithin besitzt die Eigenschaften eines Hilfsstoffs, der die Zutaten stabil miteinander verbindet.

Stellt man eine Lotion oder Creme her, wird zusätzlich ein Bestandteil benötigt, der das Gemisch auf die gewünschte Konsistenz eindickt. Einige natürliche Emulgatoren wirken ebenfalls als Verdicker, aber in den meisten Fällen ist ein weiterer Konsistenzgeber nötig.

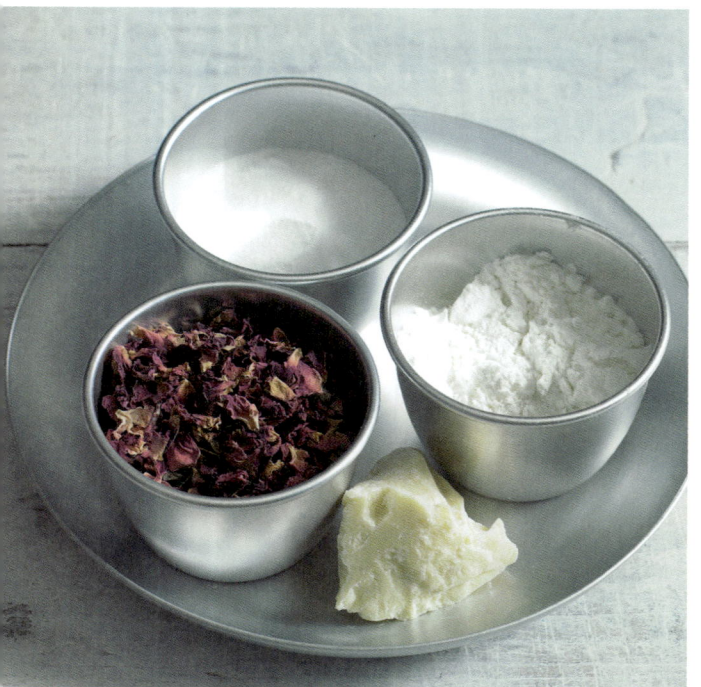

Emulgierendes Wachs

Der bekannteste und unkomplizierteste Emulgator für den Hausgebrauch ist emulgierendes Wachs. Es handelt sich hier um den Oberbegriff für eine Reihe unterschiedlicher chemischer Formeln. Einige emulgierende Wachsarten enthalten Verdickungsmittel, andere wiederum nicht – sind Sie sich Ihrer Sache nicht sicher, fragen Sie Ihren Händler oder probieren Sie ein Rezept einfach aus. Ist das Resultat zu dünn und wässrig, sollten Sie ein zusätzliches Verdickungsmittel benutzen.

Einsatz von emulgierendem Wachs

Ich habe festgestellt, dass bei der Verwendung von emulgierendem Wachs in einer Menge von 25 % des gesamten Fettanteils, ohne Butter oder Verdicker, eine dicke, aber dennoch zähflüssige Lotion entsteht. Ist eine sämigere Creme gewünscht, fügen Sie dem Rezept entweder etwas mehr emulgierendes Wachs oder Cetylalkohol hinzu.

Alternativen zu emulgierendem Wachs

Abgesehen von emulgierendem Wachs gibt es zahlreiche Emulgatoren aus der Lebensmittelindustrie, die für den „Selbstrührer" verfügbar sind. Vielleicht ziehen Sie eines dieser Produkte vor – oder möchten zumindest mit ihnen experimentieren. Meiner Erfahrung nach funktionieren diese Emulgatoren bei den Rezepturen in diesem Buch ausgezeichnet. So kann man zum Beispiel 5 % emulgierendes Wachs gegen 5 % Glyceryl-Monostearate plus 2–3 % Cetylalkohol austauschen – wobei allerdings eine etwas dickere Konsistenz entsteht. Zusätzlich habe ich die Rezeptur für eine Lotion eingefügt, die sich für ölige Haut (siehe S. 46) eignet und in der

Inhaltsstoffe recherchieren

Wollen Sie mehr über einen Inhaltsstoff wissen, dann sollten Sie eigene Recherchen anstellen. Es tauchen ständig neue diesbezügliche Studien und Informationen auf. Vor allem das Internet bietet in diesem Fall reichlich Möglichkeiten, sich gründlich und umfassend zu informieren.

ein neuer (und vermutlich der bisher umweltverträglichste) Emulgator zum Einsatz kommt – Olivem 1000. Er eignet sich ganz offenbar ausgezeichnet für leichte Lotionen.

Waschaktive Substanzen/Tenside

Möchten Sie ein eigenes Bade- und Duschgel herstellen, sollten Sie sich unbedingt über eine Gruppe von Wirkstoffen informieren: die sogenannten waschaktiven Substanzen oder Tenside. Die meisten Bücher über die Herstellung eigener Pflegeprodukte behandeln diese Gruppe nicht, denn sie werden als „schädlich" und „unter allen Umständen zu vermeiden" gebrandmarkt. Zugegeben: Das weite Feld der Tenside ist ein Mienenfeld, wenn es um die Frage „biologisch" und „umweltverträglich" geht. Dennoch halte ich es für wichtig zu wissen, weshalb einzelne Inhaltsstoffe als „gut" oder „schlecht" eingestuft werden. Selbst wenn Sie sich entscheiden, die Rezepturen in diesem Buch ohne Tenside herzustellen, möchte ich Ihnen ein besseres Verständnis für die benutzten Begleitstoffe vermitteln. Schließlich sind Sie damit in der Lage, auch beim Kauf von Kosmetika eine sachverständige Auswahl zu treffen. Es sind zahlreiche Tenside auf pflanzlicher Basis verfügbar, die aus Zucker (Glukose), Kokos- oder Palmöl gewonnen werden. Geben Sie sich dennoch keinen Illusionen hin. Sie alle stehen am Ende eines längeren, chemischen Aufbereitungsprozesses. Nur weil etwas pflanzlicher Natur ist, ist es nicht automatisch gut, sanft zur Haut und biologisch abbaubar. Bei Unsicherheit beim Rohstofflieferanten nachfragen oder in der INCI-Liste (Internationale Nomenklatur für kosmetische Inhaltsstoffe der EG) nachprüfen, die online verfügbar ist. In dieser Liste wurde eine gemeinsame Nomenklatur für die Bestandteile kosmetischer Mittel festgelegt. Das heißt, jeder Wirkstoff besitzt eine INCI-Bezeichnung. Allerdings können auch Inhaltsstoffe mit Öko-Zertifikat, die wir heute als „gut" bezeichnen, in Zukunft durchaus ins Kreuzfeuer der Kritik geraten – das liegt in der Natur dieses Metiers.

Für eine möglichst ökologische und umweltfreundliche Naturkosmetik sollten Sie folgende Tenside vermeiden:

*   *Erdölderivate* Es liegt auf der Hand, dass Derivate nicht erneuerbarer Rohstoffe vom Standpunkt der Nachhaltigkeit aus vermieden werden sollten.
*   *Aggressives auf der Haut* Zweck des Tensids ist, die „Löslichkeit" von Fett im Wasser zu erhöhen, sodass dieses mit Wasser auswaschbar ist. Doch können viele Tenside auch die Haut angreifen und Reizungen verursachen.
*   *Biologisch nicht Abbaubares* Falls ein Tensid biologisch nicht abbaubar ist, gerät es schließlich ins Abwasser und schädigt Fische und Pflanzen.

Was ist ein Tensid?

Einfach ausgedrückt ist ein Tensid eine Substanz, die in der Lage ist, die Oberflächenspannung des Wassers herabzusetzen (oberflächenaktive Substanzen). Tenside bestehen aus einem hydrophilen (wasserliebenden) und einem hydrophoben (wasserabweisenden) oder lipophilen (ölliebenden) Molekülteil. Bei Duschgels zum Beispiel kleben Schmutz und Öl der Haut an dem lipohilen Molekülteil und werden durch den hydrophilen Molekülteil abgewaschen.

Die Tenside, die in meinen Rezepturen vorkommen, gehören zu einer Gruppe, die von Naturkosmetikfirmen verwendet werden und ebenfalls für den „Selbstrührer" verfügbar sind. Daneben sind allerdings noch eine große Menge anderer Tenside auf dem Markt. Weitere Informationen finden Sie im Glossar für Zusatzstoffe auf Seite 142.

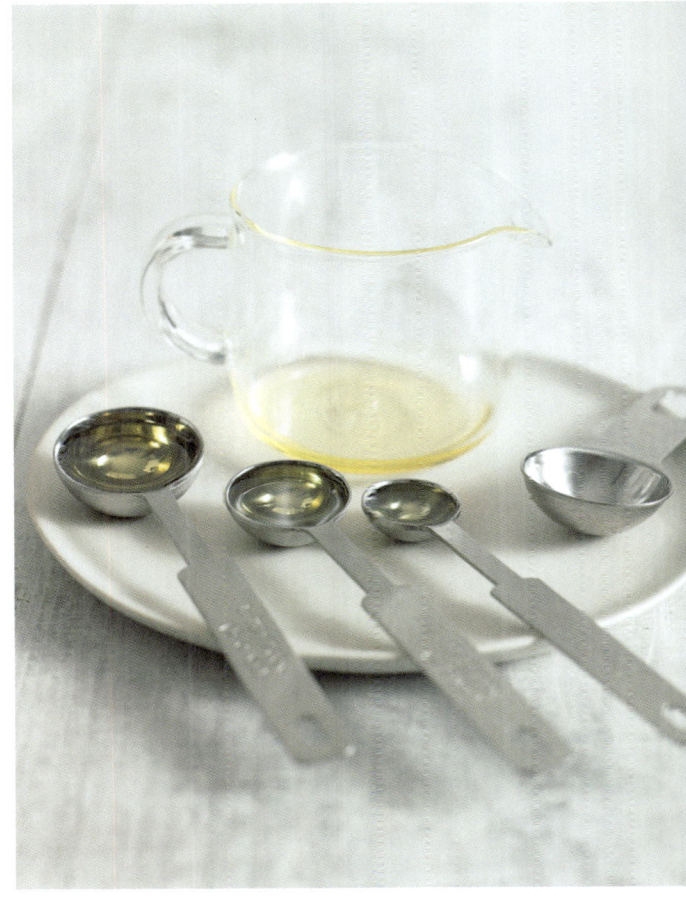

Konservierungsmittel & Antioxidantien

Konservierungsmittel

Neben Tensiden und Emulgatoren sind vor allem Konservierungsmittel die Sorgenkinder für „Selbstrührer", die sich einer ökologischeren und natürlicheren Hautpflege verschrieben haben. Der Begriff „ohne Konservierungsstoffe" auf dem Etikett eines Pflegeprodukts scheint momentan so etwas wie der „Heilige Gral" der Naturkosmetik zu sein. Dabei kommen kommerziell gehandelte Produkte kaum ohne Konservierung aus. Schließlich findet ihre Herstellung in großen Mengen und lange Zeit vor dem Verkauf statt. Auf diesem Sektor liegt ein großer Vorzug selbst hergestellter Kosmetika. Sie können in kleinen Mengen oder mit weniger oder gar völlig ohne Konservierungsmittel produziert werden.

Jedes Produkt auf Wasserbasis braucht einen konservierenden Wirkstoff, um die Entwicklung von Mikroorganismen zu verhindern. Deren Befall lässt eine Creme oder Lotion schlecht oder sogar schädlich werden. Soll auf jegliche Konservierung verzichtet werden, bleibt Ihnen nur die Wahl zwischen wasserfreien Produkten oder die Zubereitung von sehr kleinen Mengen, die im Kühlschrank gelagert und im Lauf von höchstens zwei Wochen verbraucht werden müssen (für weitere Informationen dazu siehe S. 26). Produkte, die Pflanzenextrakte – wie Kräuteraufgüsse und Blütenwässer – enthalten, sind in weitaus höherem Maß der Kontamination durch Hefen, Pilze und Bakterien ausgesetzt und müssen mit Konservierungsmitteln behandelt werden.

Konservierungsmittel werden ständig kontrolliert, denn sie können uns auch schaden. Es ist durchaus üblich, zwei oder drei Konservierungsmittel in einer Mixtur zu verwenden, um sicherzustellen, dass alle Keime abgetötet werden. Einige wirken beispielsweise effektiv gegen Hefen, jedoch weniger gegen Bakterien im Wasser. Weitere die Wirksamkeit eines Konservierungsstoffes bestimmende Faktoren sind der pH-Wert des Produkts und seine Verträglichkeit mit anderen Bestandteilen der Rezeptur wie Emulgatoren und Tensiden.

Parabene

Parabene sind die strittigsten chemischen Konservierungsmittel. Früher wurden sie von den meisten Kosmetikherstellern benutzt, denn sie sind wirksam, kaum allergen und haben ein geringes Reizpotenzial. Durch eine Studie sind die Parabene in Deodorants mit Brustkrebs in Verbindung gebracht worden. Viele Naturkosmetikmarken haben daraufhin begonnen, die Formulierungen ihrer Produkte zu überarbeiten. Mittlerweile ist die Studie in Verruf geraten. Gegenwärtig vertritt die *American Cancer Society* die Ansicht, dass es keinerlei wissenschaftlich gesicherte Beweise für eine Erhöhung des Brustkrebsrisikos durch Parabene gibt. Allerdings sagt das noch nichts über die Langzeitfolgen aus. Nicht unerwähnt bleiben sollte, dass wegen der kurzen Verweildauer bei abwaschbaren Produkten die Haut Wirkstoffe nur in geringen Mengen aufnimmt. Anders verhält es sich z. B. bei Cremes oder Lotionen, die länger auf der Haut verbleiben und daher stärker aufgenommen werden. Die Wirkung ist dementsprechend nachhaltiger. Daher sollte jeder für sich entscheiden, wie er zu dem Thema steht.

Gut verträgliche Konservierungsstoffe

Ein weiteres und wichtiges Problem bei der Verwendung von Konservierungsstoffen ist, dass sie häufig allergische Reaktionen auslösen können. Zudem sind sie sogenannte Formaldehydabspalter. Auf S. 142 habe ich die Wirkstoffe aufgelistet, die in kleinen Mengen für Ihre selbst hergestellten Pflegeprodukte verfügbar sind. Wenn auch nicht „natürlich", so sind sie gegenwärtig doch die besten auf dem Markt. Informieren Sie sich anhand der Liste online in einschlägigen Foren und Blogs mithilfe der angegebenen Adressen.

Antioxidantien (Radikalenfänger)

In vielen Publikationen werden Wirkstoffe in Kosmetika wie Vitamin E und Rosmarinsamenextrakt fälschlicherweise als „Konservierungsmittel" bezeichnet. Tatsächlich handelt es sich um Antioxidantien. Wo also liegt der Unterschied? Oxidation entsteht, wenn das Produkt unter anderem mit Sauerstoff in Berührung kommt, was dann dazu führt, dass sich die Fette oder anderen Lipide zersetzen oder verderben. So wie ein geschälter Apfel an der Luft braun wird, ist das ein natürlicher Verfallsprozess. Dazu müssen keine äußeren Faktoren oder Verunreinigungen beteiligt sein. Produkte durch Verpackung unter Luftabschluss zu halten und die Beteiligung von Antioxidantien wie Vitamin E und Rosmarinsamen verlangsamen diesen Prozess. Da Produkte auf Öl- oder Wachsbasis nicht zur mikrobiellen Verunreinigung neigen, benötigen sie eher den Zusatz eines Antioxidans, wie zum Beispiel Vitamin E, statt eines Konservierungsmittels.

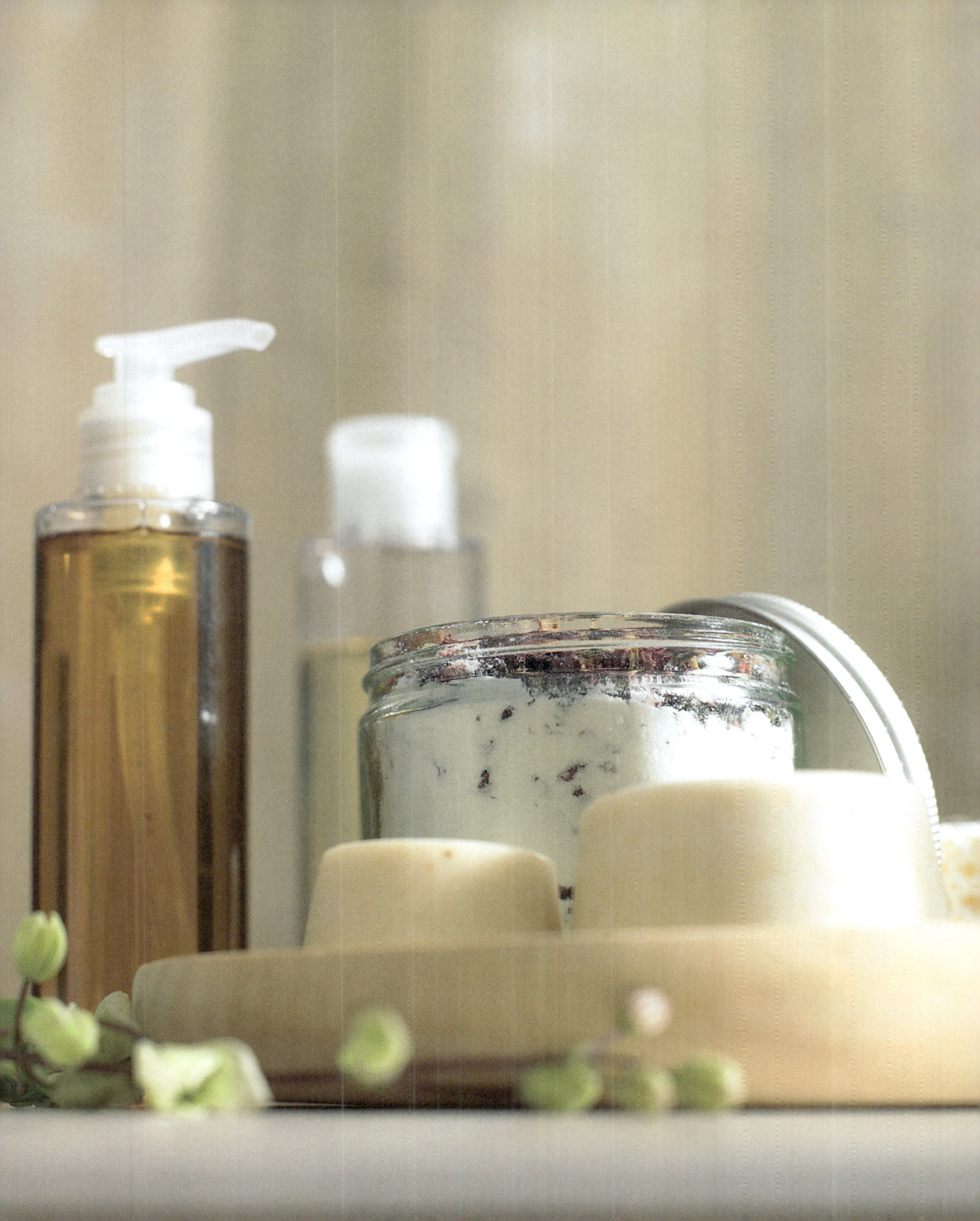

Lagerung & Haltbarkeit von Produkten aus eigener Herstellung

Sämtliche Rezepturen in diesem Buch schließen, wo nötig, einen Konservierungsstoff oder ein Antioxidans ein, um Haltbarkeit und Frische der Produkte zu verlängern – in einigen Fällen sogar bis zu ein Jahr und länger. Sicher haben jedoch viele von Ihnen den Wunsch, frische, natürliche Pflegeprodukte mit einem Minimum an chemischen Zusatzstoffen herzustellen. Dieser Abschnitt vermittelt daher einen Leitfaden für Lagerung und Haltbarkeit ohne Konservierungsstoffe.

Um die Haltbarkeit selbst hergestellter Produkte zu verlängern, ist ein besonders hygienischer Umgang mit Geräten und Zubehör Voraussetzung. Diese dürfen ausschließlich für kosmetische Produkte und nicht für die Küche benutzt werden. Ich verwende gern Gerätschaften aus Metall und Glas, da sie einfach sauber zu halten und weniger anfällig für Verunreinigung durch Keime sind. Bevor Sie mit der Arbeit beginnen, sollten Sie Zubehör und Arbeitsflächen mit Isopropyl- oder Reinigungsalkohol abwischen, den sie in den meisten Apotheken erhalten. Sie können auch eine kleine Menge in eine Sprühflasche abfüllen, die Arbeitsflächen besprühen und anschließend mit Küchentüchern abwischen. Sorgen Sie für eine deutliche Etikettierung dieser Sprühflasche und bewahren Sie sie an einem sicheren Ort auf. Alkohol ist brennbar!

Cremes, Gele & Lotionen

Für die Ermittlung der Haltbarkeitszeit eines Produkts ist die Feststellung wichtig, ob es in irgendeiner Form Wasser enthält (Quellwasser aus der Flasche, Hydrolate oder Blütenwässer eingeschlossen). Falls das der Fall ist, muss das Endprodukt im Kühlschrank aufbewahrt werden und hält sich nur eine, höchstens zwei Wochen. Am besten behandelt man es wie ein Milchprodukt. Die Haltbarkeit einer Creme oder Lotion hängt auch von ihrer Verpackung ab: Werden sie in Glasflaschen oder -tiegeln aufbewahrt, die täglich geöffnet werden und in die man mit dem Finger hineintippt, halten sich diese nicht so lange wie ein Produkt in einem Pumpspender. Dieser verhindert, dass Luft in das Gefäß und die Substanz nicht mit den Fingern in Berührung kommt. Diese luftdicht abschließenden Pumpspender sind bei einigen Lieferanten von Zubehör und Rohstoffen erhältlich.

Enthalten Ihre Pflegeprodukte Kräuter (besonders in Form von Aufgüssen) reduziert das ebenfalls die Haltbarkeit, da sie praktisch einen Nährboden für Bakterien darstellen. Entdecken Sie, dass sich auf der Oberfläche Ihres Produkts Schimmel gebildet, es sich verflüssigt oder zersetzt hat, es seltsam riecht oder die Farbe verändert hat, entsorgen Sie es umgehend!

Lippenbalsame, Butter & Salben

Hier handelt es sich um Erzeugnisse, die keinerlei Wasser enthalten und schlicht aus Ölen, Butter und Wachsen hergestellt wurden. Balsame entwickeln weder Schimmel noch werden sie von Pilzen befallen, können jedoch mit der Zeit, entsprechend ihres Ölanteils, ranzig werden. Stellen Sie dennoch Schimmelbildung fest, muss Wasser in das Produkt gelangt sein. Stellen Sie daher sicher, dass die Behältnisse vor der Verwendung vollkommen trocken sind.

Um abzuschätzen, wie lange Ihr Produkt hält, überprüfen Sie die Haltbarkeitsdaten auf den einzelnen Inhaltsstoffen und nehmen Sie die kürzeste Verfallszeit als Referenz, um auf der sicheren Seite zu sein. Einige Öle halten ein oder zwei Jahre, andere, wie Hagebuttenkernöl (Wildrosenöl) und Borretschöl werden innerhalb weniger Monate ranzig, wenn zum Zeitpunkt der Pressung kein Antioxidans, wie Vitamin E, beigefügt wurde. Es ist daher eine gute Vorbeugungsmaßname, ein bereits mit einem Antioxidans behandeltes Öl zu kaufen. Das Erhitzen der Öle und Butter während des Herstellungsprozesses und das Hinzufügen von 0,5–1 % Vitamin-E-Öl (das sämtliche Rezepturen in diesem Buch enthalten) genügt, um die Haltbarkeit Ihrer Körperpflege-Butter, Salben und Balsame auf bis zu 1–2 Jahren zu verlängern, vorausgesetzt, Sie verwenden Öle innerhalb ihrer Verfallsdaten.

Gesichts- & Körperöle

Diese ähneln in ihrer Konsistenz den Balsam- und Butterprodukten und schimmeln wie diese nicht, können jedoch im Lauf der Zeit oxidieren oder ranzig werden. Da sie nicht

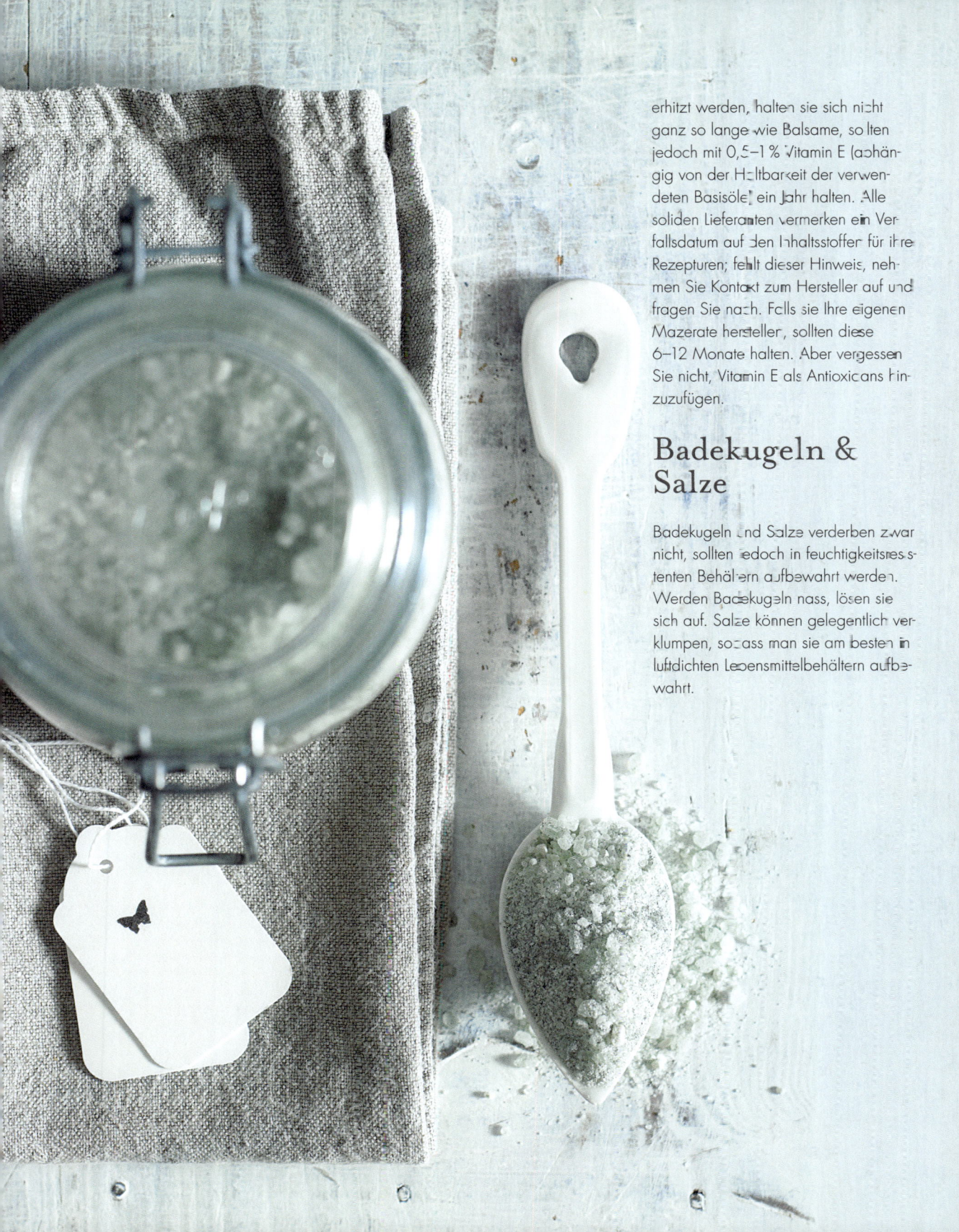

erhitzt werden, halten sie sich nicht ganz so lange wie Balsame, sollten jedoch mit 0,5–1 % Vitamin E (abhängig von der Haltbarkeit der verwendeten Basisöle) ein Jahr halten. Alle soliden Lieferanten vermerken ein Verfallsdatum auf den Inhaltsstoffen für ihre Rezepturen; fehlt dieser Hinweis, nehmen Sie Kontakt zum Hersteller auf und fragen Sie nach. Falls sie Ihre eigenen Mazerate herstellen, sollten diese 6–12 Monate halten. Aber vergessen Sie nicht, Vitamin E als Antioxicans hinzuzufügen.

Badekugeln & Salze

Badekugeln und Salze verderben zwar nicht, sollten jedoch in feuchtigkeitsresistenten Behältern aufbewahrt werden. Werden Badekugeln nass, lösen sie sich auf. Salze können gelegentlich verklumpen, sodass man sie am besten in luftdichten Lebensmittelbehältern aufbewahrt.

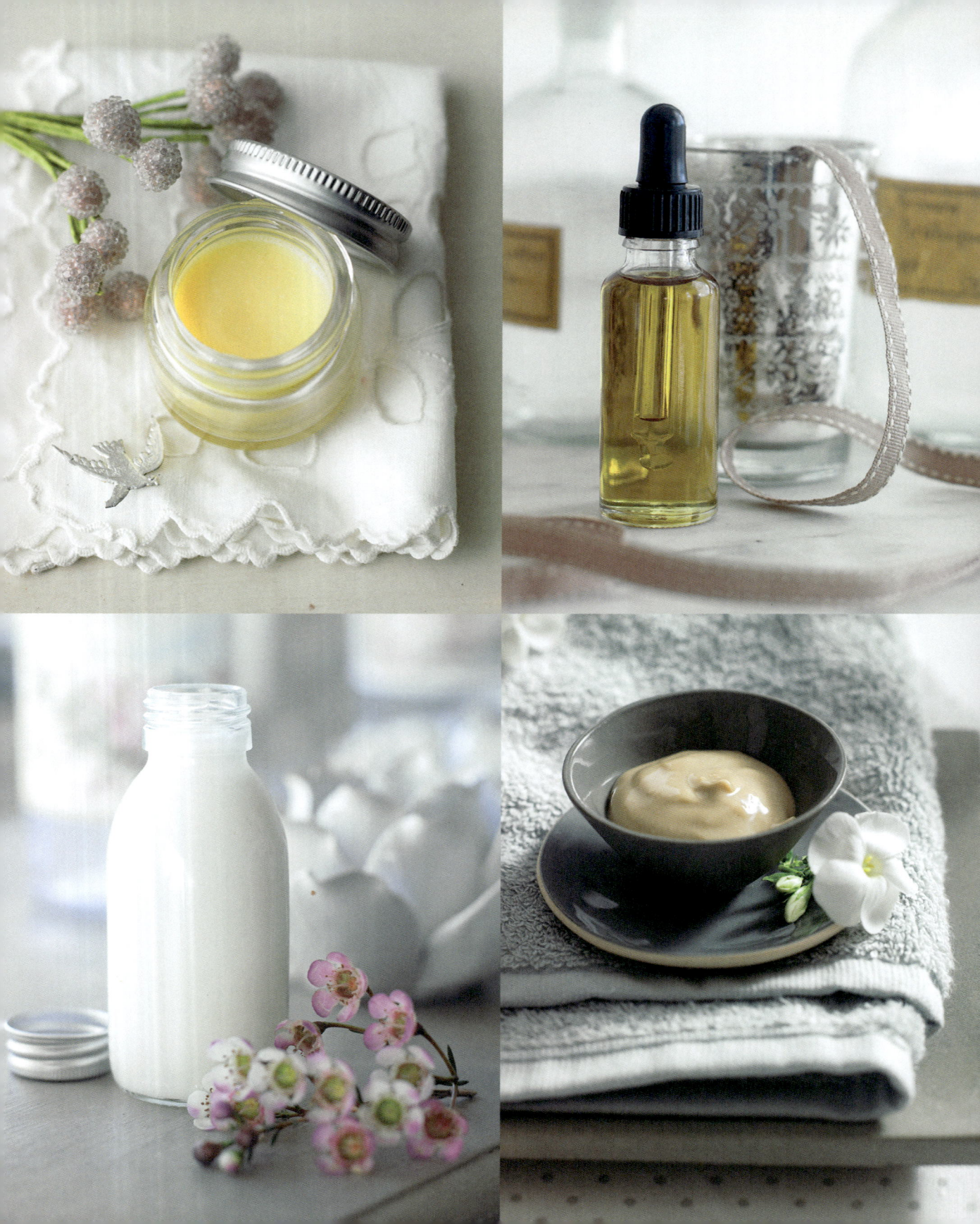

Kapitel 2

Gesichtspflege

Gesichtspflegeprodukte sind einfach herzustellen, verwendet man natürliche, qualitativ hochwertige Bestandteile. Als solche können sie ebenso wirksam sein wie im Handel erworbene Pflegeprodukte. Im Vergleich mit den Pflegemitteln, die wir unserem Körper zumuten, sind wir meistens sehr speziell mit den Produkten, die wir für unser Gesicht verwenden. Das ist richtig und verständlich, denn die Gesichtshaut ist dünner, empfindlicher und anfälliger für Irritationen. Aus diesem Grund neige ich dazu, die Verwendung von unterschiedlichen ätherischen Ölen in meinen Gesichtspflegeprodukten zu vermeiden, lasse sie gelegentlich auch unparfümiert oder füge lediglich einige wenige Tropfen ätherischer Öle hinzu, um etwaige strenge Gerüche des Basisöls zu maskieren. Das folgende Kapitel schließt auch Rezepturen für die tägliche Reinigung, Gesichtswässer und Feuchtigkeitsspender sowie zusätzliche, besonders verwöhnende Pflegemaßnahmen außer der Reihe mit ein wie Gesichtsmasken, Augenseren und Lippenbalsame.

Rosen- & Rote-Tonerde-Reinigungscreme

Diese herrliche, reichhaltige und süchtig machende Reinigungscreme kann morgens und abends benutzt werden, um Make-up zu entfernen und ihrer Haut eine besondere Pflege angedeihen zu lassen. Sie eignet sich für trockene, empfindliche und reifere Haut. Haben Sie jedoch ölige oder unreine Haut, könnte dieses Präparat zu schwer und reichhaltig sein. In der Mischung mit Patchouli, Rosen-Absolue (oder noch besser Rosenöl/Rose Otto) ist es ein ausgezeichnetes Anti-Aging-Öl. Allerdings hat es seinen Preis. Falls ihnen die Rosen-Absolue oder das Rosenöl zu teuer sind, fügen Sie stattdessen einfach ein paar Tropfen ätherisches Geranium-Bourbon-Öl (*Geranium graveolens*) hinzu.

Als Verdickungsmittel fungiert hier das Jojobawachs, das die Mixtur harmonisch verbindet. Haben Sie kein Jojobawachs, können Sie wahlweise auch Bienenwachs, Olivenwachs oder Mandelwachs verwenden.

Tonerden sind ausgezeichnete Zusatzstoffe in Reinigungspflegemitteln und in einer breiten Farbpalette erhältlich, von denen jede einzelne über unterschiedliche Mineralstoffe und Heilqualitäten verfügt.

Inhaltsstoffe

100 g Kakaobutter

20 g Kokosöl

10 g Sheabutter

10 g Jojobawachs

4 Teelöffel (20 ml) Ringelblumenöl

2 Teelöffel (10 ml) Manukahonig

10 g rote Tonerde

3 Tropfen Rosen-Absolue

2 Tropfen Patchouli

Zubehör

Wasserbad-Set

Metalllöffel

Luftdicht verschließbares Schraubglas, z. B. 100 ml Cremetiegel

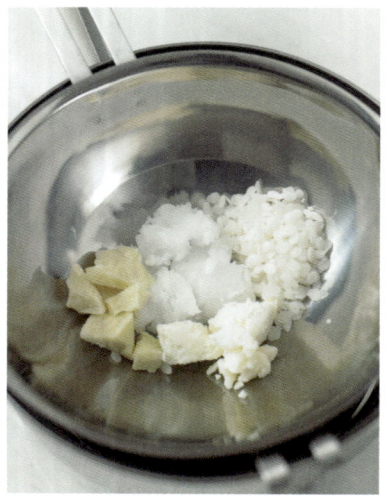

1 Kakaobutter, Kokosöl, Sheabutter und Jojobawachs im Wasserbad schmelzen.

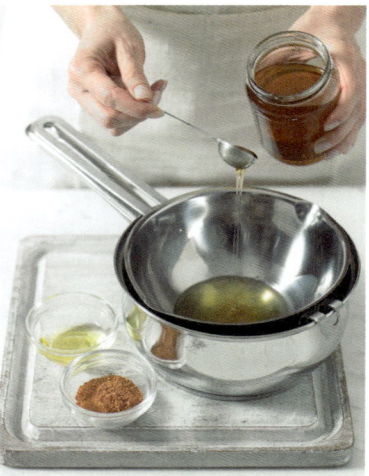

2 Haben sich sämtliche Bestandteile verflüssigt, das Ringelblumenöl und den Honig hinzugeben und sanft mit dem Metalllöffel einrühren, bis eine Flüssigkeit entstanden ist. (Der Honig wird sich nicht völlig auflösen, verbindet sich jedoch mit den übrigen Zutaten, sobald die Tonerde hinzukommt.)

ANWENDUNG

Feuchten Sie ein sauberes Gesichtstuch oder ein Musselinläppchen unter handwarmem Wasser an und legen Sie es auf Ihr Gesicht, um die Poren zu öffnen. Nehmen Sie eine kleine Menge Reinigungscreme und massieren Sie diese gründlich in die Haut ein, um Make-up-Reste und Staubpartikel zu entfernen. Reinigungscreme mit dem Tuch abnehmen. Für eine stärkere Tiefenreinigung (besonders wenn Sie Make-up tragen) den Vorgang wiederholen.

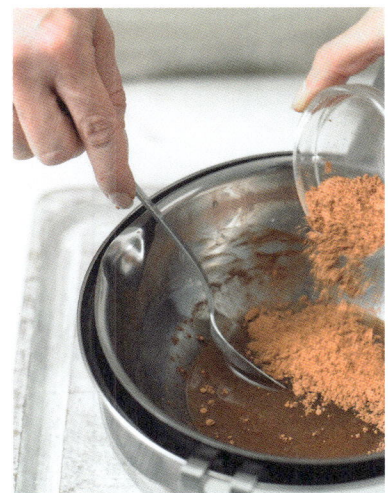

3 Vom Feuer nehmen und die rote Tonerde hinzugeben. Anschließend die Mischung sanft weiterrühren, während sie durch die Zugabe der Tonerde abkühlt.

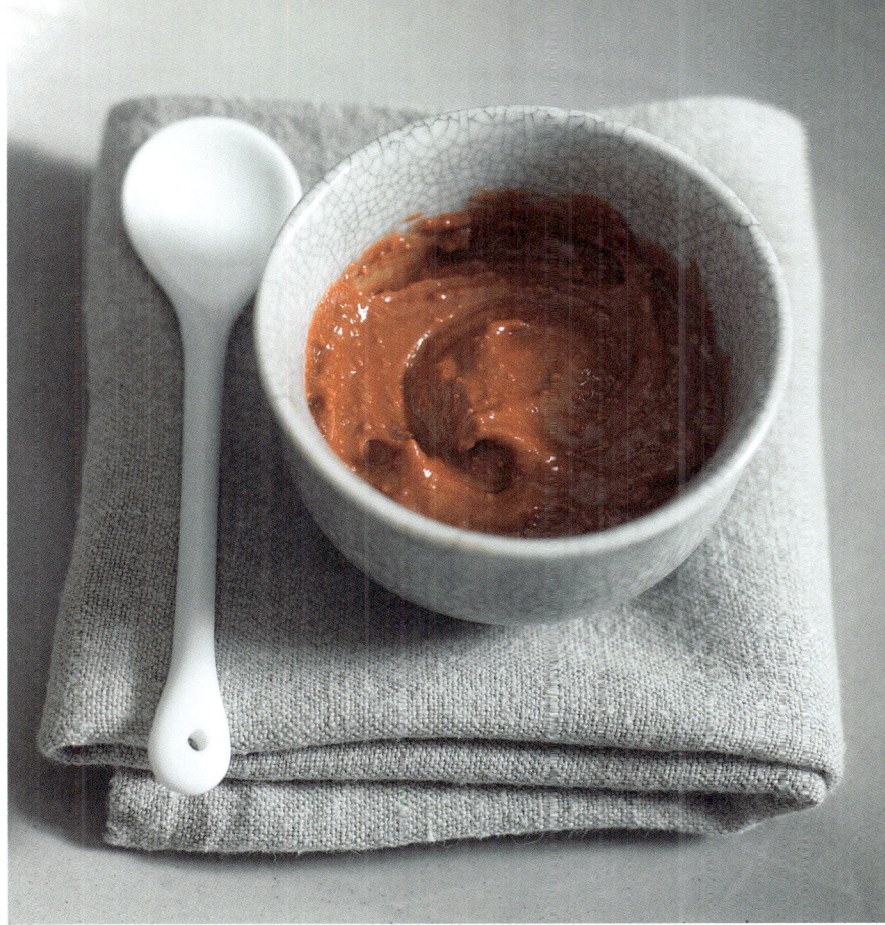

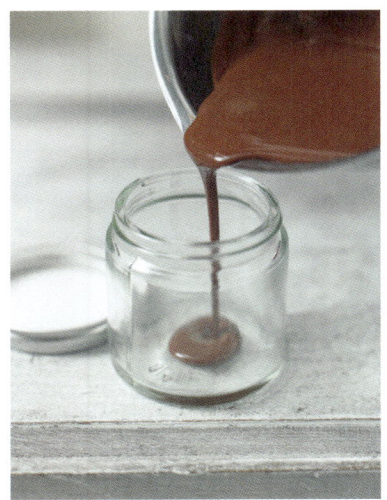

4 Rosen-Absolue und Patchouli hinzufügen und gut vermischen. Vorsichtig in das Schraubglas füllen und verschließen.

Variante

Ein vereinfachter Reinigungsbalsam aus der Grundausstattung Ihres Vorratsschranks:

15 g Kakaobutter

20 g Kokosöl

15 g Sheabutter

10 g Bienenwachs

2 Teelöffel (30 ml) Mandel- oder Jojobaöl

2 Teelöffel (10 ml) flüssiger Honig oder Manukahonig

5–10 Tropfen ätherisches Öl

Alternativen zu Rosen-Absolue und ätherischem Patchouliöl sind:

Ölige Haut: Zitrone, Lavendel, Teebaum

Normale Haut: Storchschnabel (*Geranium*)

Trockene/reife Haut: Neroli (*Citrus aurantium*) Rose

Folgen Sie auch für diese Reinigungscreme den Anweisungen für die Rosen- & Rote-Tonerde-Reinigungscreme.

Kokosnuss- & Hafer-Reinigungslotion

Hafer (*Avena sativa*) enthält hervorragende Wirkstoffe für die Haut, denn er entwickelt in Verbindung mit Wasser Schleimsubstanzen mit beruhigender und glättender Wirkung. Die meisten kommerziellen Pflegeprodukte mit Haferanteilen enthalten einen standardisierten Haferauszug. Die Hersteller von Natur- und biologischer Kosmetik benutzen wahrscheinlich Hafertinktur oder einen CO_2-Extrakt, denn die Verwendung eines Haferaufgusses würde Haltbarkeit und Stabilität des Produkts gefährden und den Zusatz einer stattlichen Menge an Konservierungsstoffen erfordern.

Hafer ist ein Nährboden für Bakterien und Pilze. Ich rate daher, nur eine kleine Menge herzustellen und diese in einem Pumpspender (um die Berührung mit dem Finger zu vermeiden, was die Gefahr einer Verunreinigung erhöht) im Kühlschrank aufzubewahren und die Lotion schnell zu verbrauchen. Ohne Konservierungsstoffe beschränkt sich die Haltbarkeit dieses Produkts im Kühlschrank auf höchstens eine Woche.

Bei der Zubereitung der Reinigungslotion sollte man sehr fette Öle verwenden, denn sie dringen nicht so schnell in die Haut ein wie einige der trockeneren Präparate und sind daher einfacher abzunehmen. Ich benutze festes Kokosöl in Lebensmittelqualität, das ein erstaunliches Aroma besitzt. Sie können dieses jedoch auch durch Mandel- oder Macadamiaöl ersetzen.

Zubereitung des Aufgusses

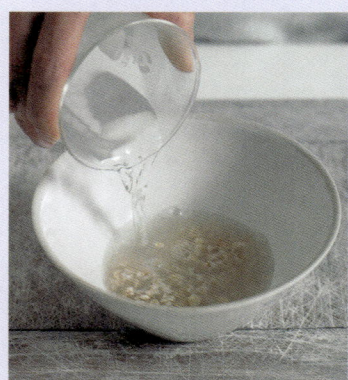

Geben Sie 2 Teelöffel (10 ml) Haferkörner in eine Tasse oder Schüssel und übergießen Sie diese mit 100 ml kochendem Wasser.

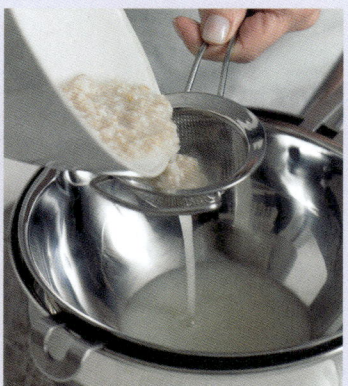

Bedecken und 15 Minuten ziehen lassen, sodass die Wirkstoffe des Hafers in die Trägersubstanz (Wasser) übergehen. Anschließend durch ein Sieb abseihen.

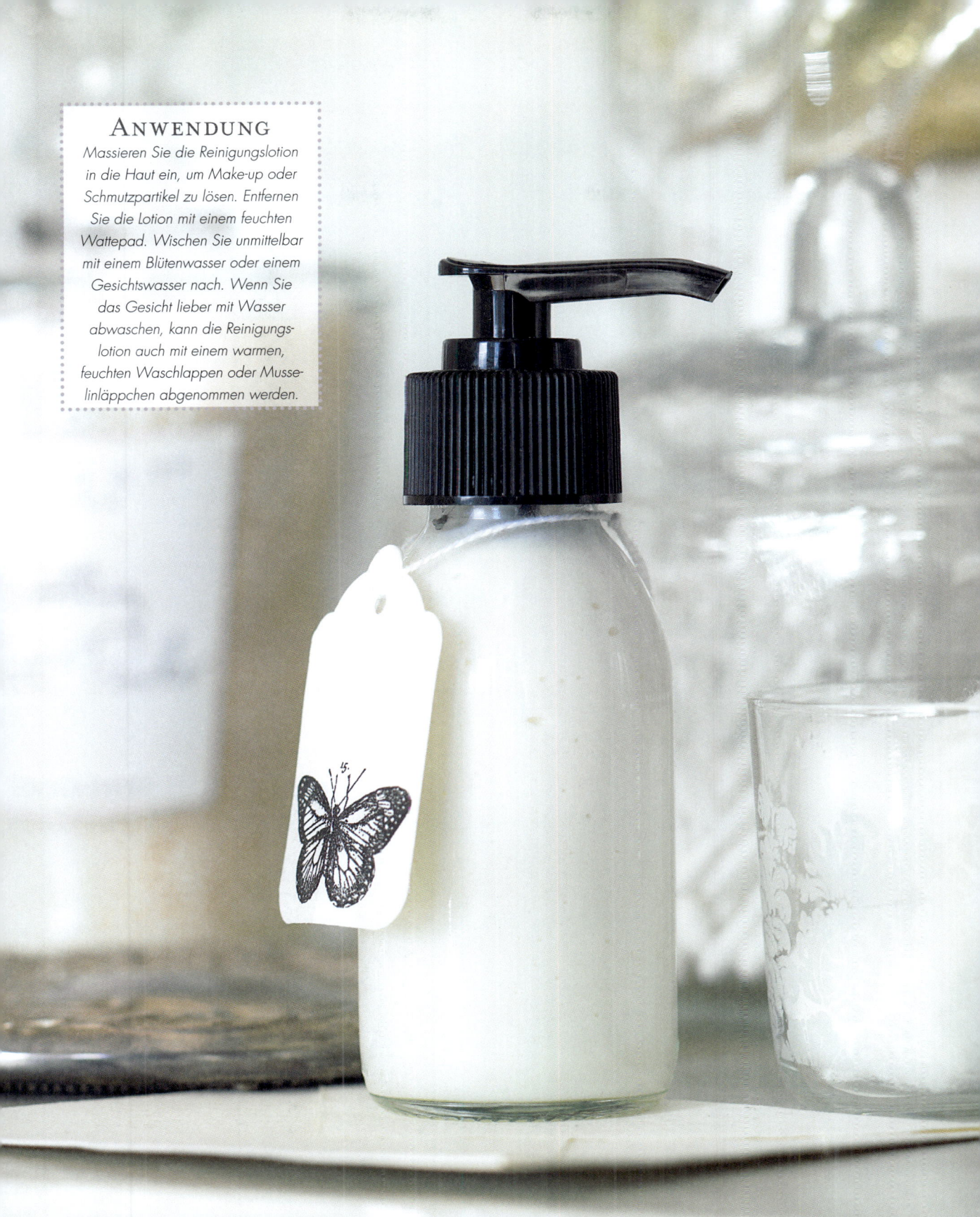

ANWENDUNG

Massieren Sie die Reinigungslotion in die Haut ein, um Make-up oder Schmutzpartikel zu lösen. Entfernen Sie die Lotion mit einem feuchten Wattepad. Wischen Sie unmittelbar mit einem Blütenwasser oder einem Gesichtswasser nach. Wenn Sie das Gesicht lieber mit Wasser abwaschen, kann die Reinigungslotion auch mit einem warmen, feuchten Waschlappen oder Musselinläppchen abgenommen werden.

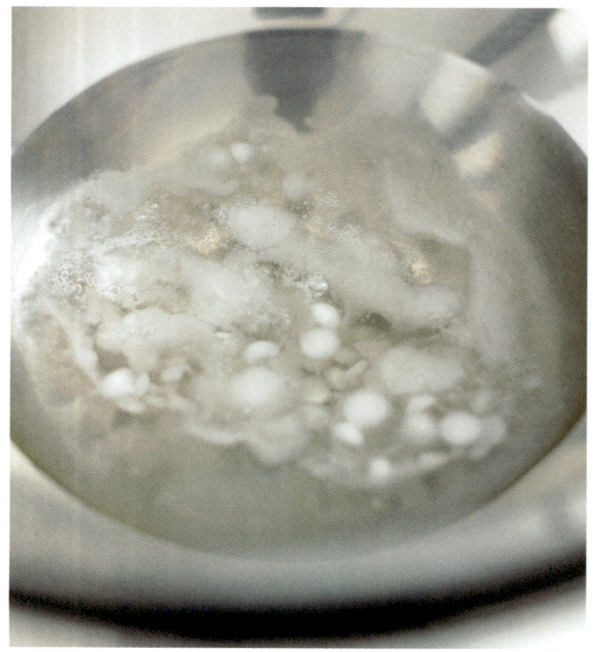

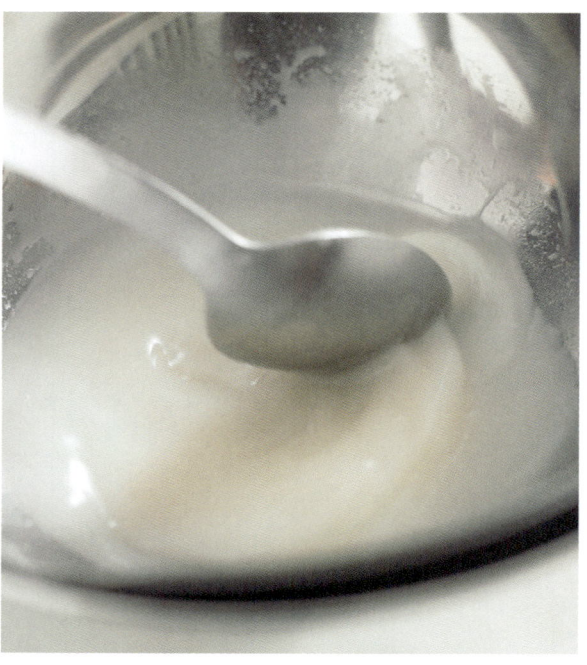

1 Als Zutaten für die Fettphase Kokos- und Rizinusöl zusammen mit dem emulgierenden Wachs in das Wasserbad-Set geben.

2 Wasserphase: Den Haferaufguss in einem zweiten Wasserbad-Set oder in einem Glaskrug über einem Topf mit heißem Wasser erhitzen.

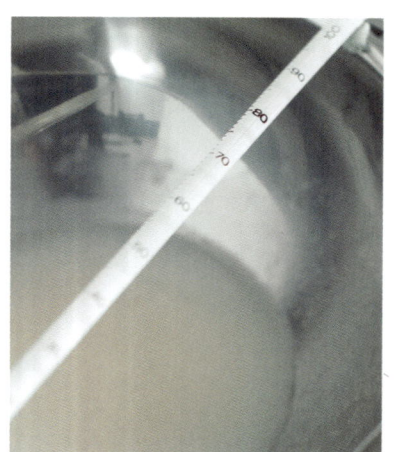

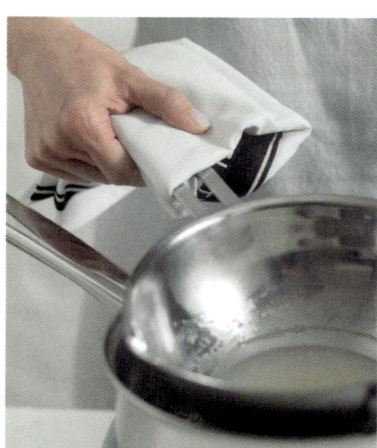

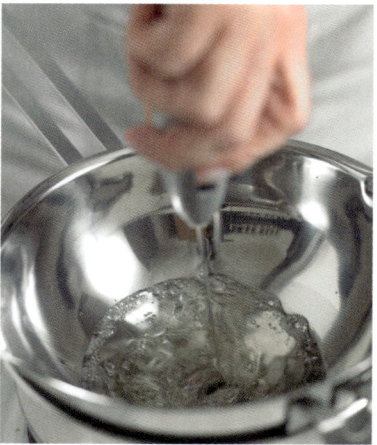

3 Erhitzen, bis die Bestandteile der Fettphase geschmolzen sind und sowohl Fett- als auch Wasserphase eine Temperatur von 75–80°C erreicht haben.

4 Die Wasserphase im Glas vom Topf mit heißem Wasser nehmen, ohne sich zu verbrennen. Benutzen Sie immer einen Topflappen!

5 Einen Milchaufschäumer oder Stabmixer in die Fettphase stellen, die noch im Wasserbad-Set verbleibt. Auf niedriger Stufe einschalten und darauf achten, dass der Mixer Kontakt mit dem Topfboden behält, damit keine Luft in die Mischung gerührt wird.

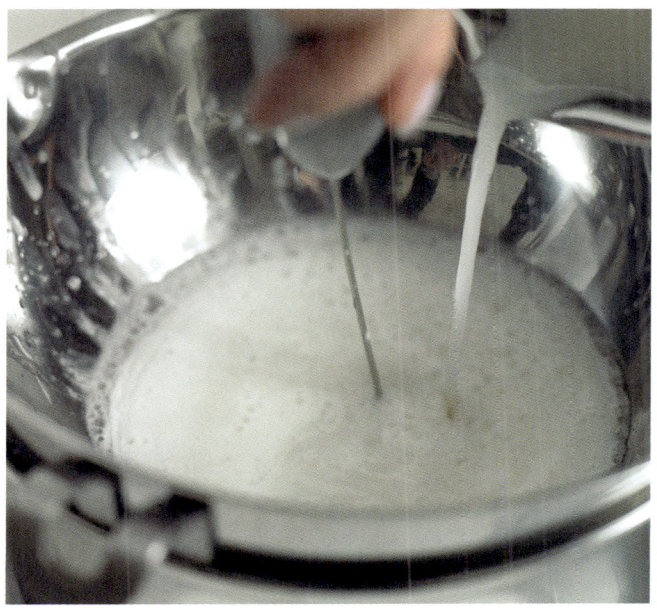

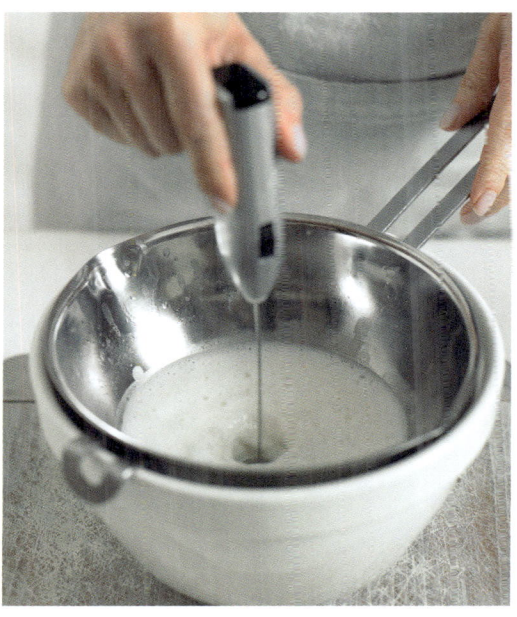

6 Langsam und gleichmäßig unter ständigem Rühren mit dem Milchaufschäumer die Wasserphase in die Fettphase gießen. Ungefähr eine Minute lang weiterrühren.

7 Den Krug oder Topf mit der Lotion in die Schüssel mit kaltem Wasser stellen und weiterrühren, bis die Flüssigkeit leicht eindickt.

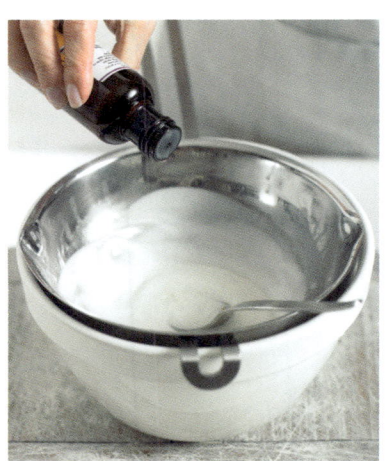

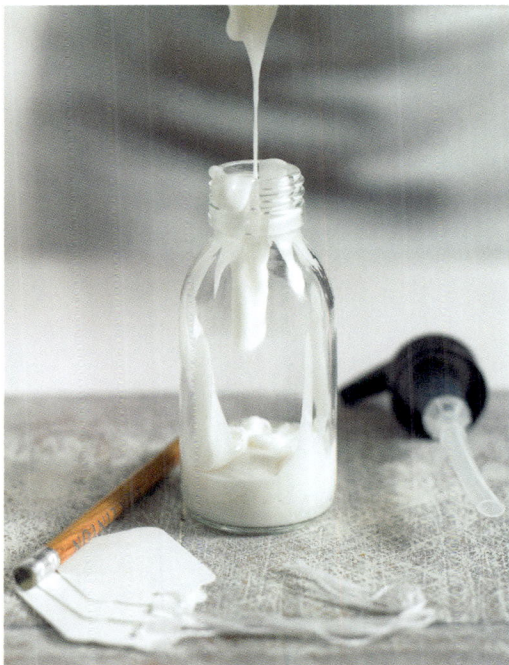

9 Die Flüssigkeit in die Flasche mit dem Pumpspender gießen. Die Flasche sorgfältig mit Angaben über Datum und verwendete Inhaltsstoffe etikettieren.

8 Ist die Mischung abgekühlt, das Vitamin-E-Öl, das Konservierungsmittel und das ätherische Öl einrühren.

Macadamia- & Jojoba-Reinigungsöl

Sicher fragen Sie sich, weshalb ich für dieses Produkt die Bezeichnung „Macadamia & Jojoba" gewählt habe, obwohl der Hauptbestandteil der Rezeptur Rizinusöl ist. Die Antwort lautet schlicht, dass „Rizinusöl" nicht sonderlich einladend klingt. Kosmetika im Allgemeinen werden häufig nach den Inhaltsstoffen mit den exotischsten, attraktivsten Namen und nicht nach ihren wichtigsten Bestandteilen benannt.

Ungeachtet seines wenig glamourösen Namens ist Rizinusöl ein außerordentlich wirksames Hautreinigungsmittel: Es besitzt die Eigenschaft, Schmutz- und Rußpartikel anzuziehen, und dringt nur sehr langsam in die Haut ein. Allerdings ist es sehr dickflüssig und sollte daher mit anderen Ölen gemischt verwendet werden, um es geschmeidiger zu machen. Dazu eignen sich andere langsam eindringende Öle wie Macadamia-, Aprikosenkern- oder Avocadoöle. Ich habe diesem Waschöl zusätzlich Jojobaöl zugefügt, da es sich für alle Hauttypen eignet, ohne die Poren zu verstopfen.

Falls Sie vorhaben, dieses Reinigungsöl zum Entfernen von Make-up zu benutzen, lassen Sie die ätherischen Öle weg, da sie die Augen reizen könnten.

Inhaltsstoffe

2 Esslöffel (30 ml) Macadamianussöl

40 ml Rizinusöl

5 Teelöffel (25 ml) Jojobaöl

1 Teelöffel (5 ml) Vitamin-E-Öl

10 Tropfen ätherisches Öl (optional):

Normale/trockene Haut: Kamille, Sandelholz, Storchschnabel, Rose

Ölige Haut: Teebaum, Lavendel, Zitrone, Zypresse, Wacholder

Zubehör

Kleines Becherglas oder Metallkännchen

Metalllöffel

Luftdicht verschließbare 100 ml-Glasflasche mit Pumpspender

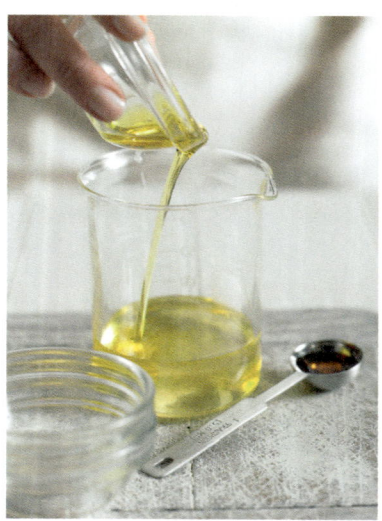

1 Nacheinander die Öle in das Becherglas geben.

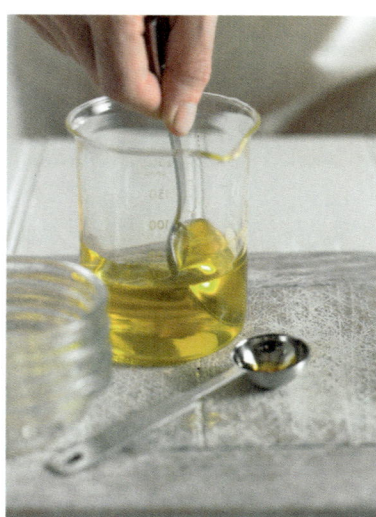

2 Wenn gewünscht, die ätherischen Öle hinzugeben und alles gründlich mischen.

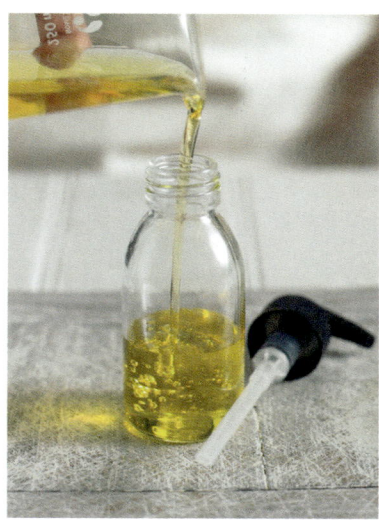

3 Die Mischung vorsichtig in die Glasflasche gießen und verschließen.

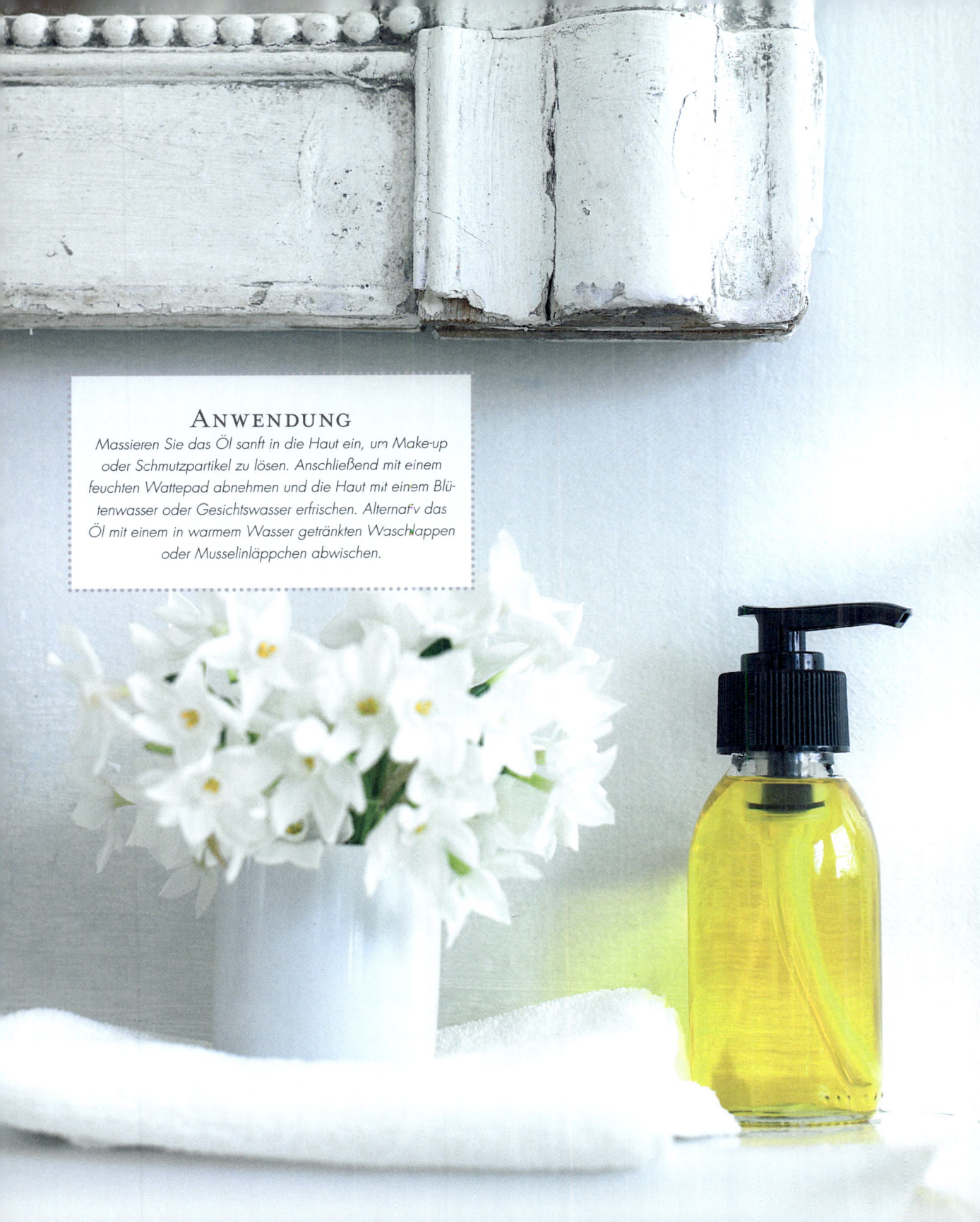

ANWENDUNG

Massieren Sie das Öl sanft in die Haut ein, um Make-up oder Schmutzpartikel zu lösen. Anschließend mit einem feuchten Wattepad abnehmen und die Haut mit einem Blütenwasser oder Gesichtswasser erfrischen. Alternativ das Öl mit einem in warmem Wasser getränkten Waschlappen oder Musselinläppchen abwischen.

Lavendel- & Hamamelis-Gesichtswasser

Erfrischende Gesichtslotionen oder Gesichtswässer sollten eigentlich immer als letzter Schritt der täglichen Gesichtspflege nach der Reinigung und vor der Feuchtigkeitspflege angewendet werden.

Wirft man einen Blick auf die Liste der Inhaltsstoffe der meisten qualitativ hochwertigen naturkosmetischen Gesichtswässer, bestehen diese hauptsächlich entweder aus Wasser mit dem Zusatz von Kräuterextrakten oder aus Blütenwässern. Blütenwässer oder Hydrolate sind ein Nebenprodukt der Wasserdampfdestillation von Pflanzenmaterial bei der Herstellung von ätherischen Ölen. Hydrolate verderben ohne den Zusatz eines Konservierungsmittels rasch, sodass diese Lotionen innerhalb eines halben Jahres aufgebraucht werden müssen.

Rinde und Blätter der Hamamelis oder Zaubernuss werden nicht nur zur Gewinnung eines ätherischen Öls, sondern vor allem zur Gewinnung von Hamamelis-Destillat verwendet. Dieses Hydrolat hilft bei öliger Haut, da es eine leicht adstringierende Wirkung besitzt. Außerdem wirkt es herrlich beruhigend auf strapazierte Augenpartien bei Heuschnupfen.

Inhaltsstoffe

2 Teelöffel (10 ml) Hamamelis-destillat

85 ml Lavendelwasser

2,5 ml Schafgarbentinktur

2,5 ml pflanzliches Glycerin

Zubehör

100 ml-Sprühflasche

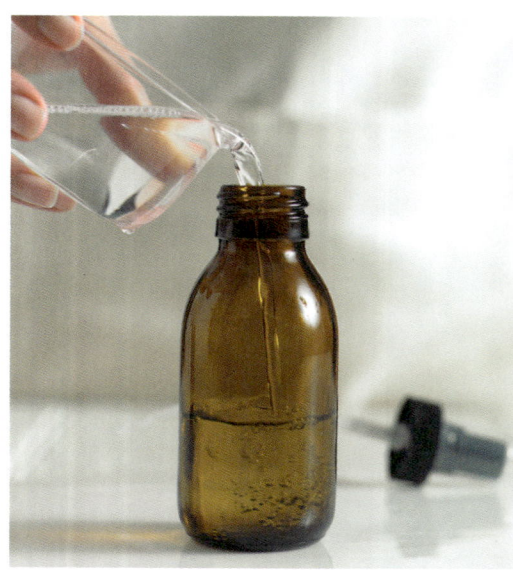

1 Alle vier Bestandteile der Rezeptur abmessen und in die Sprühflasche gießen.

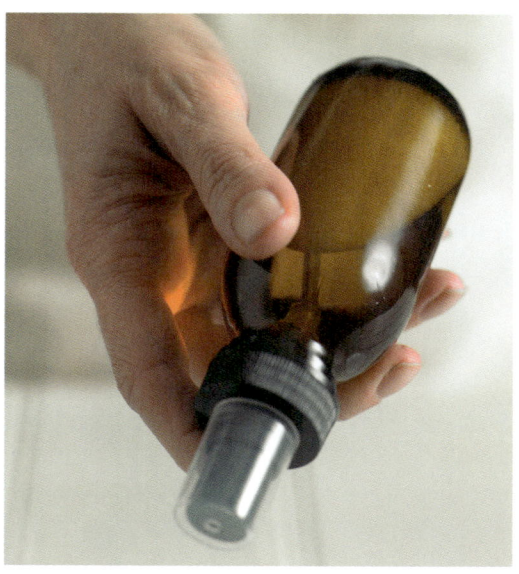

2 Die Flasche fest zuschrauben und kräftig schütteln, damit sich der Inhalt gut vermischt.

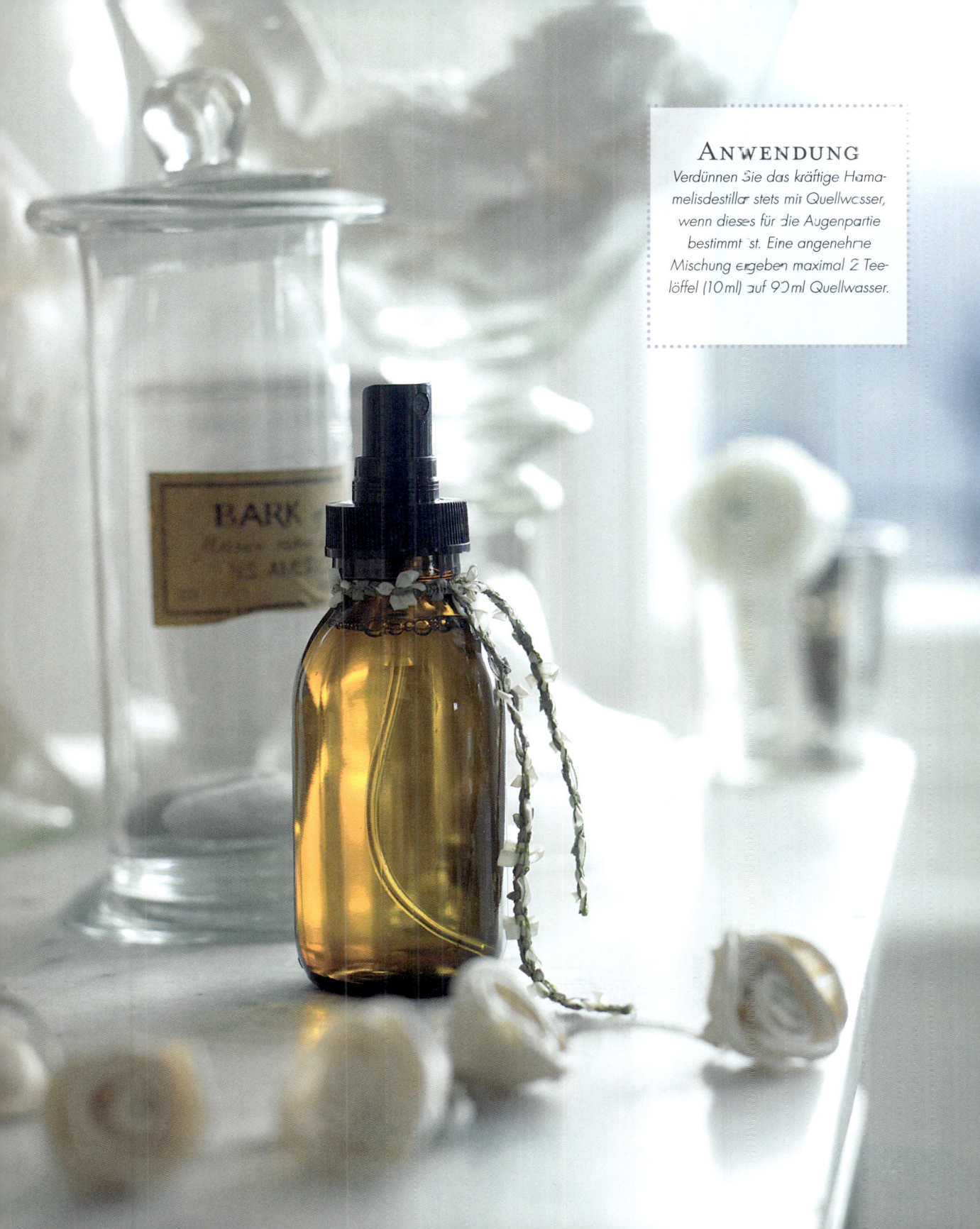

ANWENDUNG

Verdünnen Sie das kräftige Hama-melisdestillat stets mit Quellwasser, wenn dieses für die Augenpartie bestimmt ist. Eine angenehme Mischung ergeben maximal 2 Tee-löffel (10 ml) auf 90 ml Quellwasser.

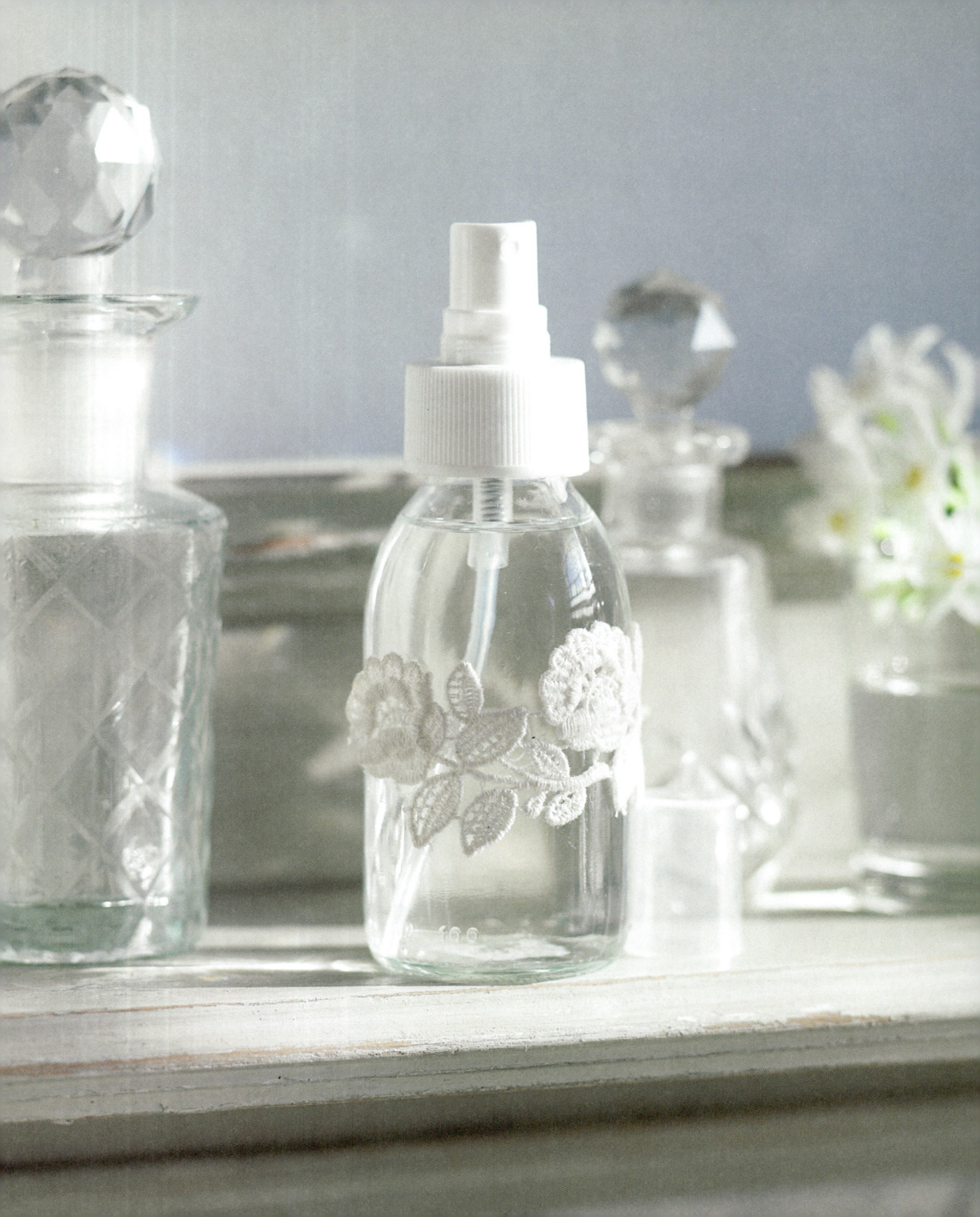

Neroli-Gesichtsfluid

Dieses feuchtigkeitsspendende Spray wirkt wie ein Gesichtswasser, besitzt jedoch eine weniger adstringierende Wirkung und ist daher eher für normale, trockene oder sensible Haut geeignet. Einem Gesichtsfluid auf Wasserbasis wie diesem kann man fast alle erdenklichen Inhaltsstoffe beigeben. Nicht in Wasser lösliche Wirkstoffe, wie zum Beispiel ätherische Öle, werden auf der Oberfläche schwimmen, sodass die Sprühflasche vor jeder Anwendung gut geschüttelt werden muss.

Orangenblütenwasser eignet sich ausgezeichnet für die sensible und reifere Haut und bei geplatzten Äderchen. Das Aloe-Vera-Konzentrat wirkt ebenfalls beruhigend und kann aufgrund seiner entzündungshemmenden Eigenschaften jedem Gesichtswasser oder belebenden Tonikum beigegeben werden.

In vorliegendem Rezept habe ich auch pflanzliches Glycerin verwendet. Glycerin ist ein Feuchthaltemittel, kann jedoch auch durch Hyaluronsäure mit noch höherem Wirkungsgrad ersetzt werden.

Hyaluronsäure

Hyaluronsäure findet Verwendung in kommerziellen Anti-Aging-Gesichtspflegeprodukten und ist natürlicher Bestandteil des menschlichen Bindegewebes. Hyaluronan, wie es nach neuerer Nomenklatur heißt, besitzt die Fähigkeit, im Verhältnis zu seiner Masse große Mengen von Wasser zu binden, wirkt hautstraffend und glättend. Diese Fähigkeiten der Haut nehmen im Lauf des Alterungsprozesses und besonders nach dem 50. Lebensjahr ab, was die Bildung feiner Linien und Falten zur Folge hat.
Kommerzielle Gesichtspflegeprodukte können Hyaluronan enthalten, das aus Hahnenkämmen gewonnen wurde. Gleichermaßen ist es jedoch als Nebenprodukt aus der Biofermentation erhältlich

Inhaltsstoffe

2 Teelöffel (10 ml) Aloe Vera

85 ml Bitterorangenblütenwasser
(*Citrus aurantium*)

½ Teelöffel (2,5 ml) Ringelblumentinktur

½ Teelöffel (2,5 ml) pflanzliches Glycerin

Zubehör

100 ml-Sprühflasche

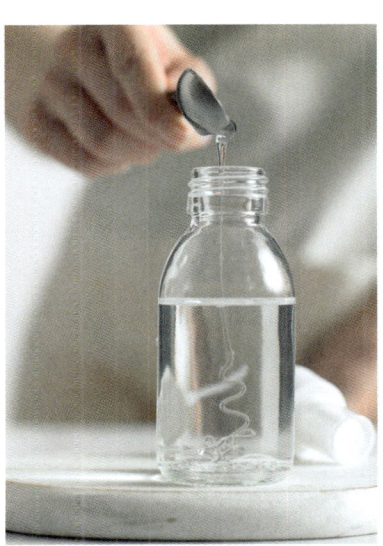

1 Füllen Sie einfach sämtliche Bestandteile in die Sprühflasche.

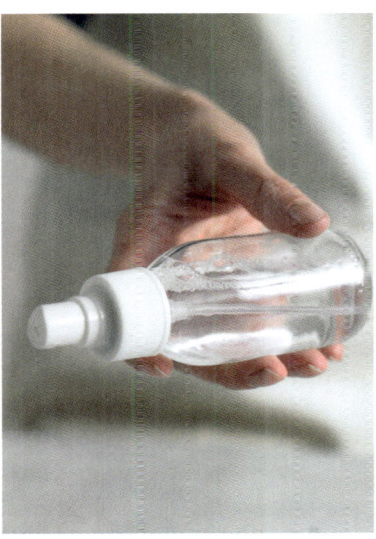

2 Schrauben Sie diese fest zu. Für eine gründliche Mischung kräftig schütteln.

Malven-Pflegecreme

Wie die meisten Rezepturen kann auch diese an unterschiedliche Hauttypen angepasst werden, indem man der Cremegrundlage die entsprechenden Öle oder Kräuterextrakte hinzufügt. Ich habe mich hier für den Extrakt von Echtem Eibisch (*Althaea officinalis*), einem Malvengewächs, entschieden. Der Eibisch besitzt feuchtigkeitsspendende und beruhigende Eigenschaften. Außerdem ist es interessant zu beobachten, wie er sich im Wasser im Verhältnis zu anderen Kräutern verhält. Wir verwenden hier die Wurzel des Eibischs, die getrocknet oder in Pulverform erhältlich ist. Gibt man den Eibischaufguss in Wasser, so bildet er eine gelähnliche Substanz.

Vielleicht fällt Ihnen auf, dass wir bei einigen Rezepten das Öl in der Kühlphase beigeben, statt während der Erhitzung des Öls. Dies geschieht, da die Eigenschaften einiger Öle beim Erhitzen zerstört werden. Öle mit einem hohen Gehalt an Gamma-Linolensäure und Omega-3-Fettsäuren, wie zum Beispiel Vitamin E, Hagebuttenkernöl, Nachtkerzenöl (*Oenothera*) sowie Borretschöl, fallen in diese Kategorie. Beachten Sie das bitte, falls Sie ein Öl in dieser Rezeptur durch ein anderes ersetzen, damit es in der richtigen Phase zugesetzt wird.

Rezeptur für den Aufguss

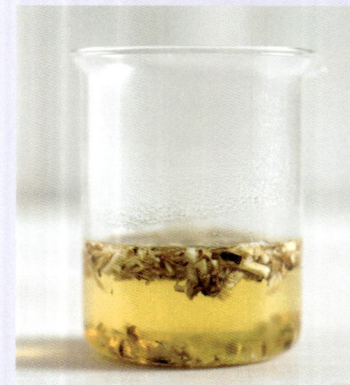 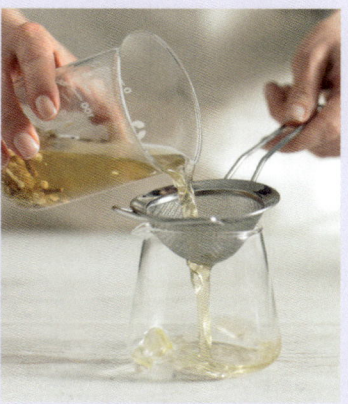

5 g Eibischwurzel in 100 ml kochendes Quellwasser geben und bedeckt gut 30 Minuten ziehen lassen.

Die Mischung durch ein Teesieb seihen und die Pflanzenreste entsorgen. Den Aufguss bei nachfolgender Cremerezeptur nutzen. Bleibt Flüssigkeit übrig, kann sie ein paar Tage im Kühlschrank aufbewahrt werden.

Inhaltsstoffe

Fettphase

2 g Cetylalkohol

5 g emulgierendes Wachs

2 Teelöffel (10 ml) Macadamiaöl

1 Teelöffel (5 ml) Jojobaöl

Wasserphase

70 ml Eibischaufguss
(*Althaea officinalis*)

½ Teelöffel (2,5 g) Glycerin

Kühlphase

1 Teelöffel (5 ml) Borretschöl

20 Tropfen Vitamin-E-Öl

20 Tropfen Konservierungsmittel
(oder nach Angaben des
Herstellers)

10 Tropfen ätherisches Storchschnabelöl (Geranium)

Zubehör

Kleines Becherglas (feuerfest)

Teesieb

Wasserbad-Set

Kleiner Stieltopf

Thermometer

Elektrischer (oder batteriebetriebener) Milchaufschäumer,
Minimixer oder Stabmixer

Schüssel kaltes Wasser

Metalllöffel

Luftdicht verschließbarer 100 ml-
Cremetiegel aus Glas

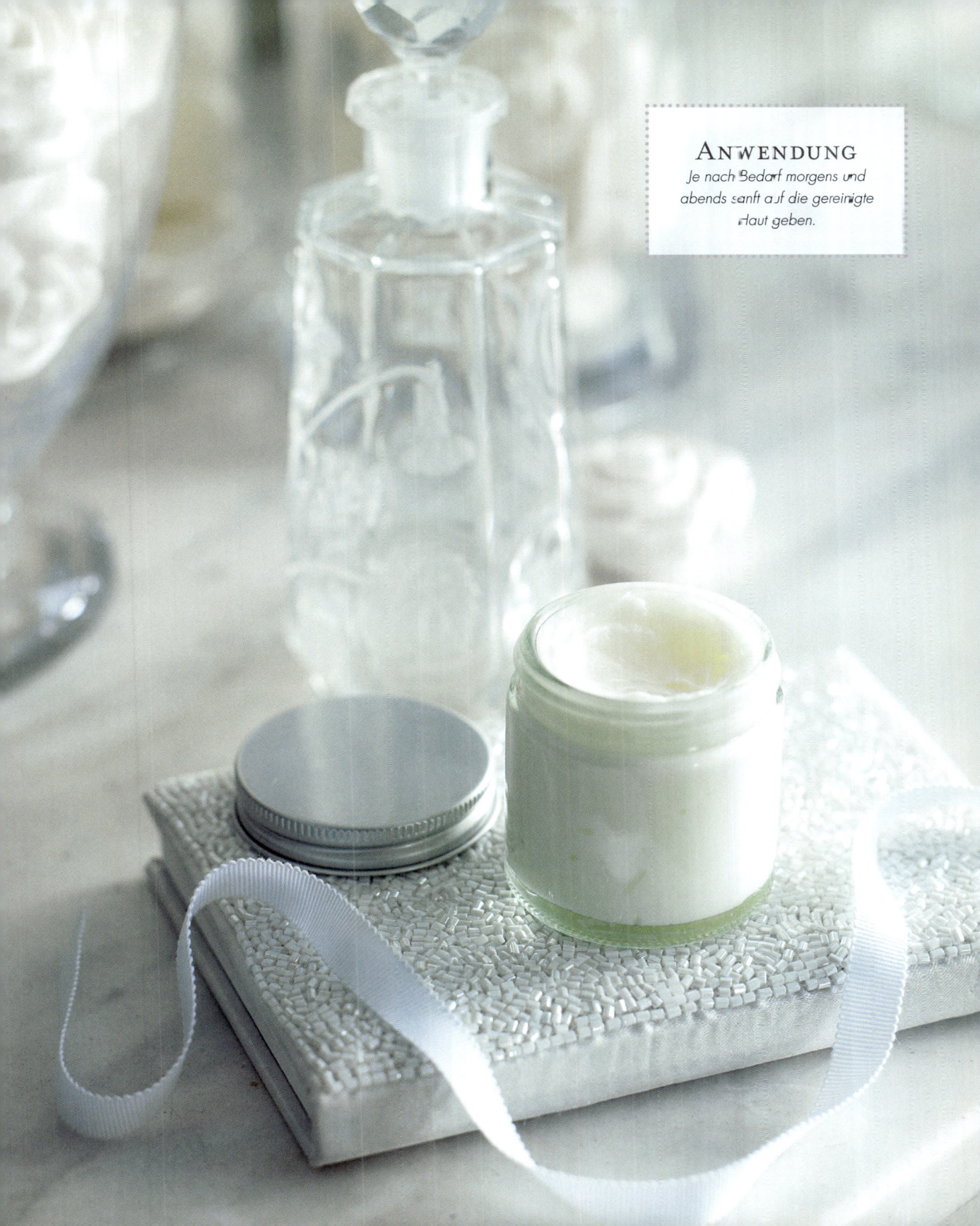

ANWENDUNG

Je nach Bedarf morgens und abends sanft auf die gereinigte Haut geben.

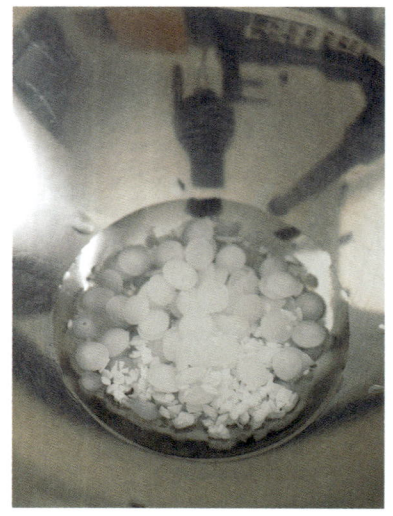

1 Fettphase: Cetylalkohol und emulgierendes Wachs im Wasserbad-Set schmelzen.

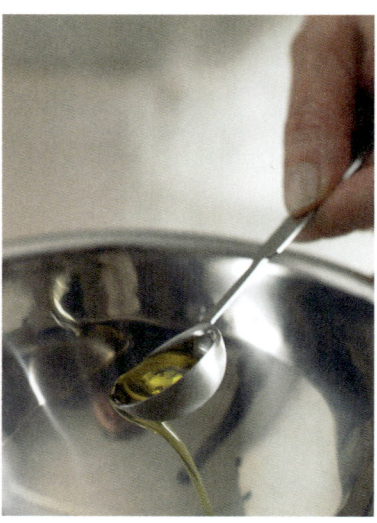

2 Das Macadamia- und das Jojobaöl zu den geschmolzenen Emulgatoren geben.

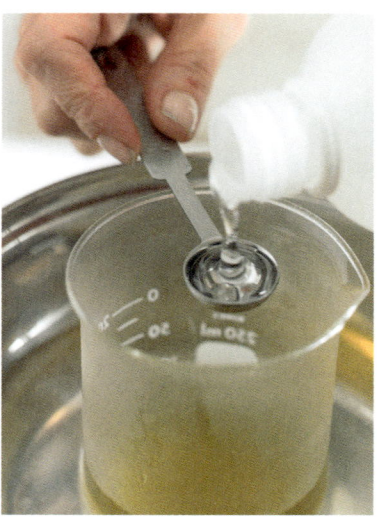

3 Wasserphase: Den Eibischaufguss und das Glycerin in einem feuerfesten Becherglas in einem Stieltopf mit heißem Wasser erhitzen oder ein zweites Wasserbad-Set nutzen.

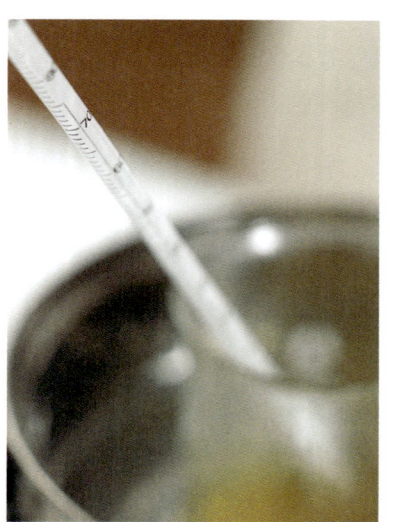

4 Das Gemisch erhitzen, bis die Bestandteile der Fettphase geschmolzen sind und Fett- und Wasserphase eine Temperatur von 75–80 °C erreicht haben.

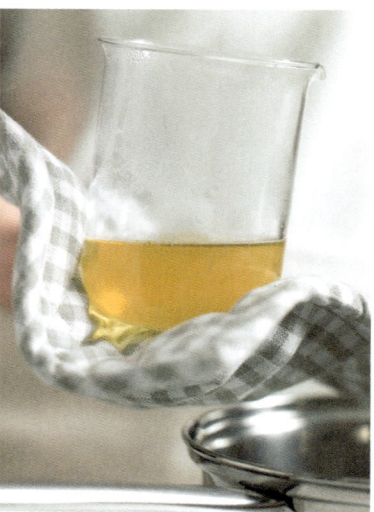

5 Nehmen Sie die Wasserphase vorsichtig aus dem Topf mit Wasser, ohne sich zu verbrennen. Benutzen Sie stets einen Topflappen.

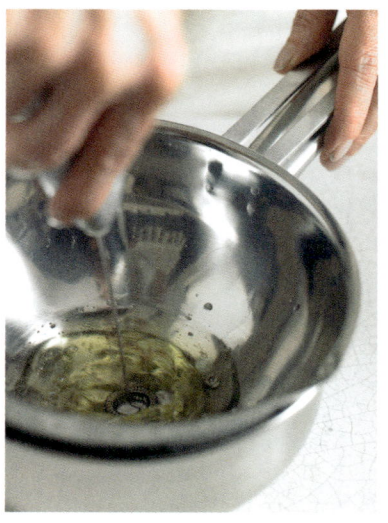

6 Den Milchaufschäumer oder Stabmixer in die Fettphase stellen, die im Wasserbad verbleibt. Auf niedriger Stufe einschalten und darauf achten, dass das Rührgerät den Kontakt mit dem Topfboden hält, damit keine Luft in das Gemisch gerät.

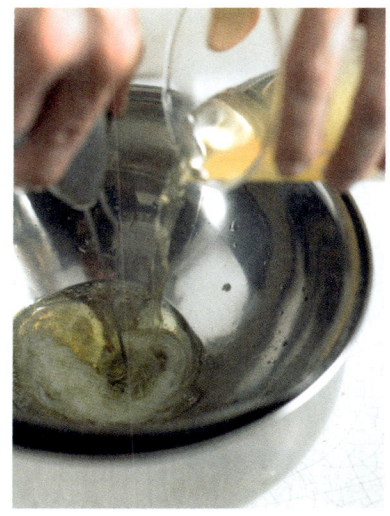
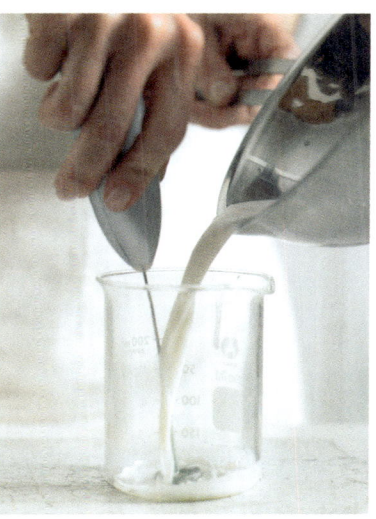
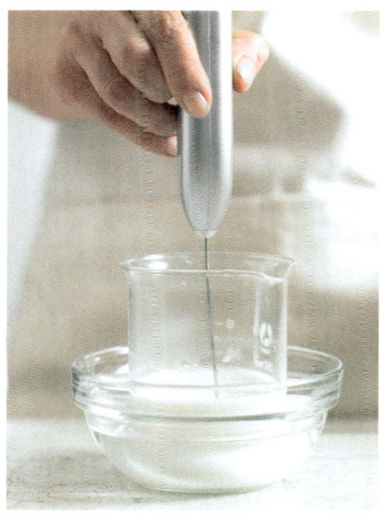

7 Die Wasserphase gleichmäßig und ohne abzusetzen unter ständigem Rühren mit dem Minimixer in die Fettphase gießen. Ungefähr eine Minute lang damit fortfahren.

8 In diesem Stadium ist es einfacher, die Mischung in das Becherglas zurückzugießen, in dem sich die Wasserphase befand, da es sich so besser gießen lässt.

9 Das Becherglas mit der Lotion in die Schüssel mit kaltem Wasser stellen und weiterrühren, bis die Mischung leicht eindickt.

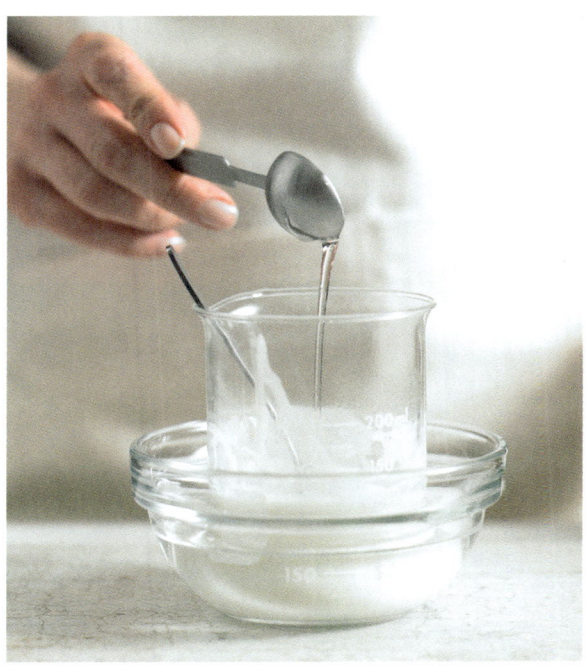
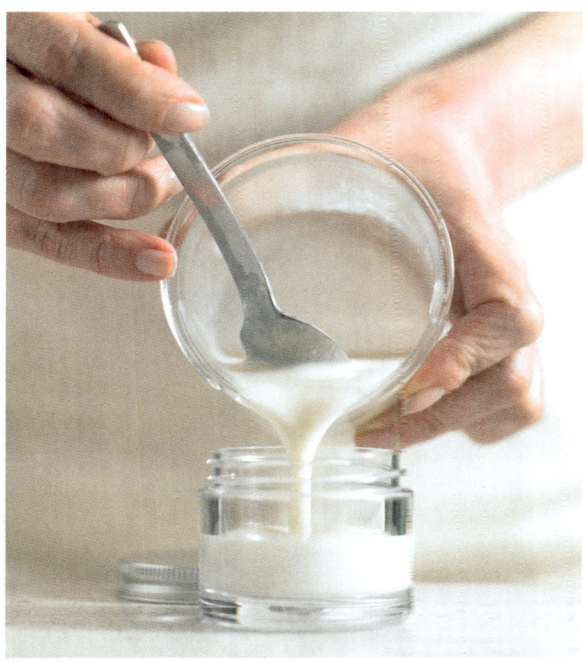

10 Ist die Mischung abgekühlt, rühren Sie Borretschöl, Vitamin-E-Öl, das Konservierungsmittel und das ätherische Öl ein.

11 Die Mischung in einen Cremetiegel geben. Diesen sorgfältig mit Angaben über Datum und Inhaltsstoffen etikettieren

Jojoba- & Aloe-Vera-Feuchtigkeitslotion

Normalerweise gibt es zwei Gründe, weshalb wir dazu neigen, unsere eigenen Schönheitspflegeprodukte herzustellen: Entweder um weniger Chemikalien an unsere Haut zu lassen oder um uns von einem Hautproblem zu befreien, das die kommerzielle Kosmetik oder Medizin nicht lösen kann.

Als Teenager litt ich aufgrund meiner öligen Haut unter Akne und stark fluktuierenden Teenagerhormonen. Nachdem ich alles ausprobiert hatte, was der Arzt und die Kosmetikindustrie zu bieten hatten, versuchte ich mich mit 16 in der Aromatherapie und stellte meine eigene Gesichtscreme her. Damals allerdings waren Bezugsquellen für die nötigen Inhaltsstoffe für das Selbstrühren spärlich gesät, und die meisten Rezepturen enthielten als Emulgatoren nur Borax und Bienenwachs, was die Cremes zu schwer machte und bei meinem Hauttyp zu vermehrter Pickelbildung führte. Bei der Auswahl der Öle für die eigenen Cremes ist es daher sehr wichtig, die richtige Kombination an Inhaltsstoffen für den jeweiligen Hauttyp und den dazu passenden Emulgator zu finden.

Für nachfolgende Formulierung habe ich einen neuen, umweltfreundlichen Emulgator – Olivem 1000 – verwendet. Olivem wird aus Olivenöl hergestellt und hatte zum Zeitpunkt der Drucklegung dieses Buches bereits ECOCERT erhalten. Dieser Emulgator gefällt mir sehr. Er ist sowohl wasser- als auch fettlöslich, und es lassen sich mit ihm fast ölfreie Lotionen herstellen.

Jojobaöl

Jojobaöl eignet sich ausgezeichnet für ölige Hauttypen, denn es ist nicht komedogen, das heißt, es fördert keine Unreinheiten, sondern hilft, die Talgproduktion auszubalancieren. Benutzen Sie es in Verbindung mit weniger fetthaltigen Omega-3-Fettsäuren-Pflanzenölen wie Färberdistel- oder Hanföl. Meiden Sie Shea- und Kakaobutter, denn sie sind für ölige Hauttypen viel zu schwer und können Unreinheiten und Akne noch verstärken.

Inhaltsstoffe

Fettphase

1 Teelöffel (5 ml) Färberdistelöl

1 Teelöffel (5 ml) Jojobaöl

3 g Olivem 1000

Wasserphase

70 ml Quellwasser

½ Teelöffel (2,5 ml) Glycerin

Kühlphase

2 ½ Teelöffel (12,5 ml) Aloe Vera

20 Tropfen Vitamin-E-Öl

20 Tropfen Konservierungsmittel (oder gemäß den Angaben des Herstellers)

Zubehör

Wasserbad-Set

Kleines Becherglas

Kleiner Stieltopf

Thermometer

Metalllöffel

Elektrischer (oder batteriebetriebener) Milchaufschäumer, Minimixer oder Stabmixer

100 ml-Flasche mit Pumpdispenser oder luftdicht verschließbares Glas

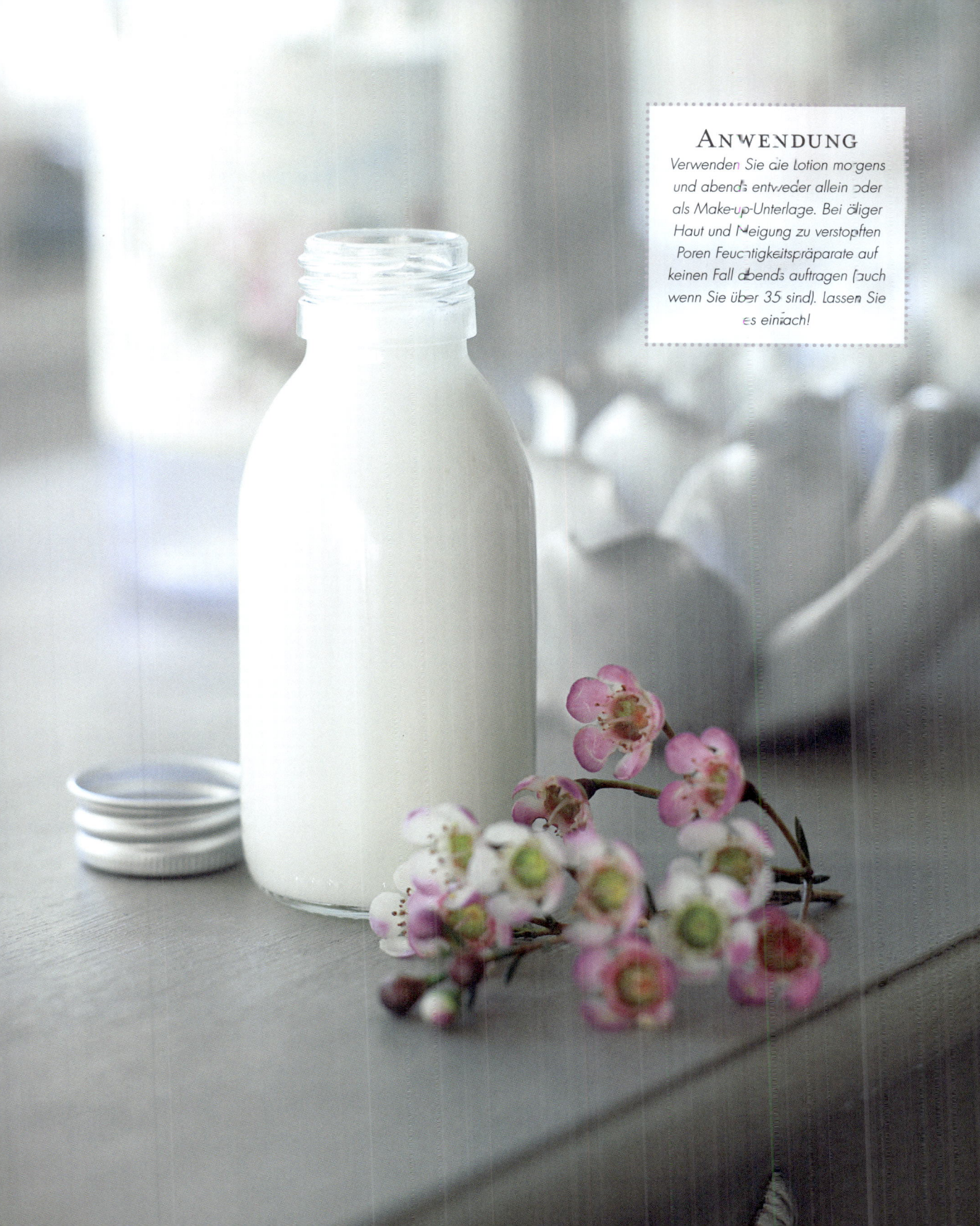

ANWENDUNG

Verwenden Sie die Lotion morgens und abends entweder allein oder als Make-up-Unterlage. Bei öliger Haut und Neigung zu verstopften Poren Feuchtigkeitspräparate auf keinen Fall abends auftragen (auch wenn Sie über 35 sind). Lassen Sie es einfach!

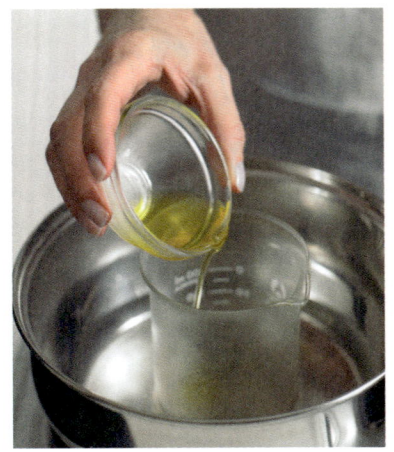

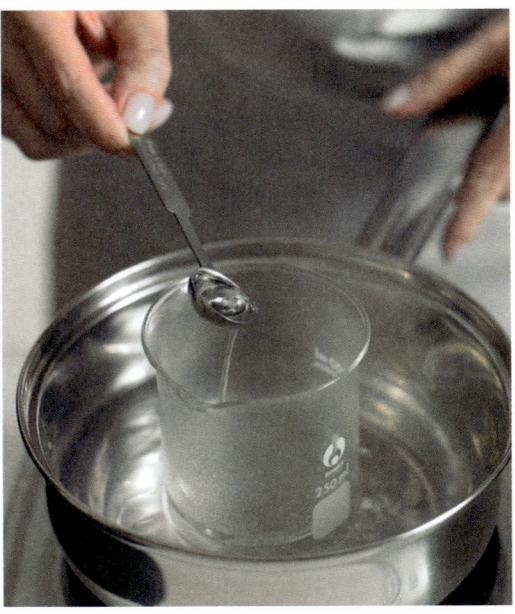

2 Wasserphase: Das Quellwasser und das Glycerin in einem feuerfesten Becherglas erhitzen, das man in einen Stieltopf mit heißem Wasser stellt. Ebenso gut kann man ein zweites Wasserbad-Set benutzen.

1 Fettphase: Das Färberdistelöl und das Jojobaöl zusammen mit dem Olivem 1000 in das Wasserbad-Set geben.

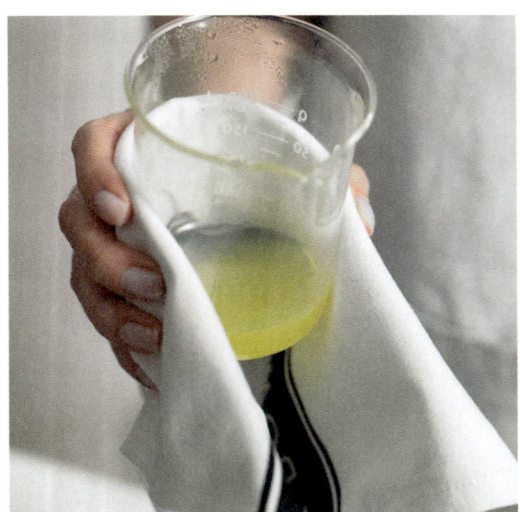

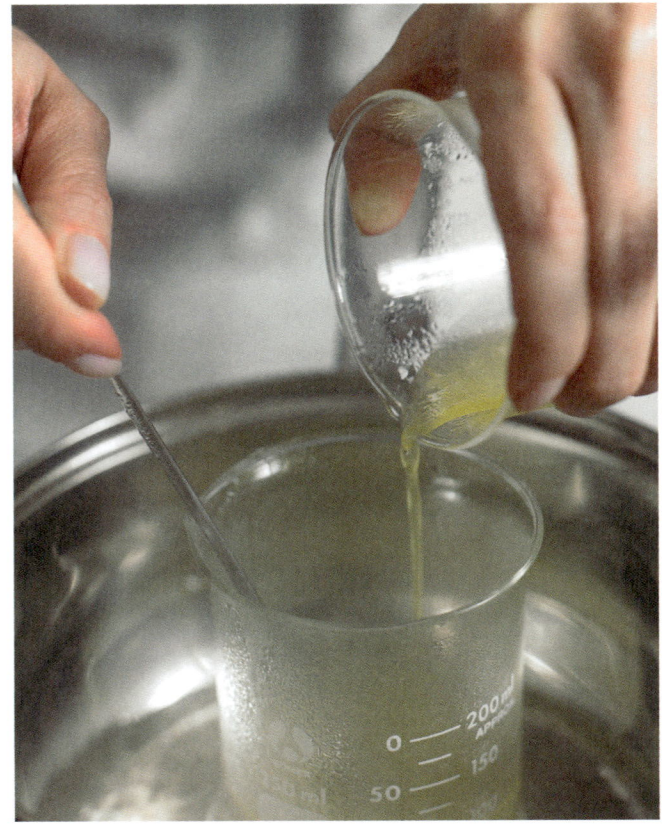

3 Erhitzen, bis die Bestandteile der Fettphase geschmolzen sind und Fett- und Wasserphase eine Temperatur von 75–80 °C erreicht haben. Die Fettphase aus dem Stieltopf mit heißem Wasser nehmen, ohne sich zu verbrennen. Unbedingt einen Topflappen benutzen!

4 Die Fettphase gleichmäßig und unter ständigem Rühren mit dem Metalllöffel in die Wasserphase geben. Ungefähr 2 Minuten weiterrühren.

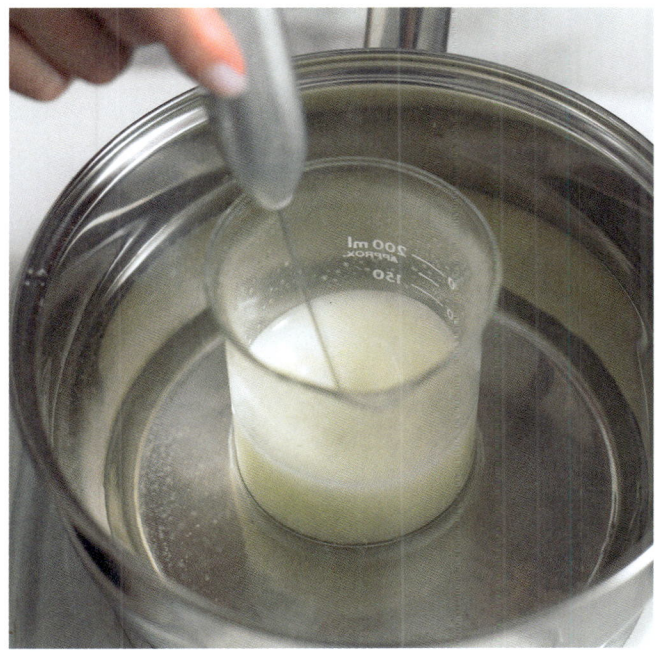

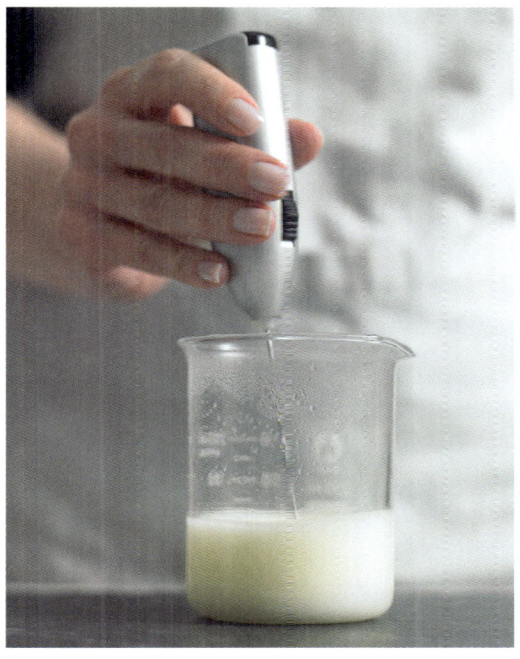

5 Tauschen Sie den Löffel gegen einen Milchaufschäumer oder Stabmixer und rühren Sie 5 Minuten weiter.

6 Das Becherglas mit der Lotion aus dem Topf mit heißem Wasser nehmen und weiterrühren, bis die Flüssigkeit eine dickliche Konsistenz annimmt. Bei diesem Emulgator ist es wichtig, dass die Mischung natürlich abkühlt. Der Vorgang sollte nicht durch Abkühlen in kaltem Wasser beschleunigt werden.

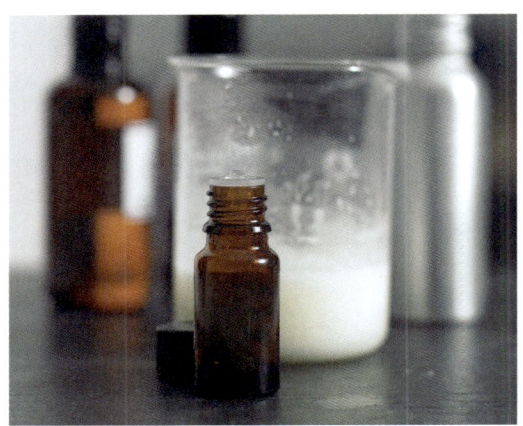

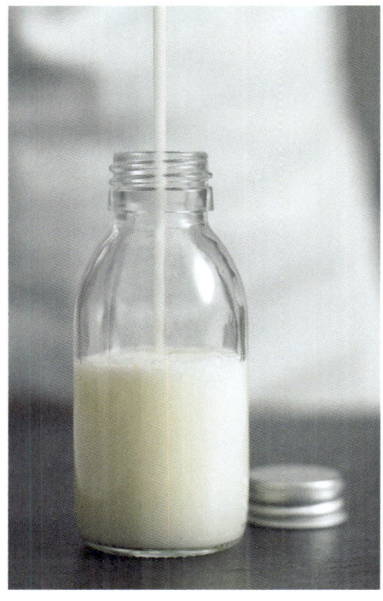

8 Die Lotion in die Glasflasche füllen. Sorgfältig mit Angaben über Herstellungsdatum und Inhaltsstoffe etikettieren.

7 Ist die Mischung für den Milchaufschäumer zu dickflüssig geworden, lässt man sie bei Raumtemperatur abkühlen. Ist die Lotion erkaltet, Aloe Vera, Vitamin-E-Öl und Konservierungsmittel einrühren.

Hagebutten-Spezialbalsam

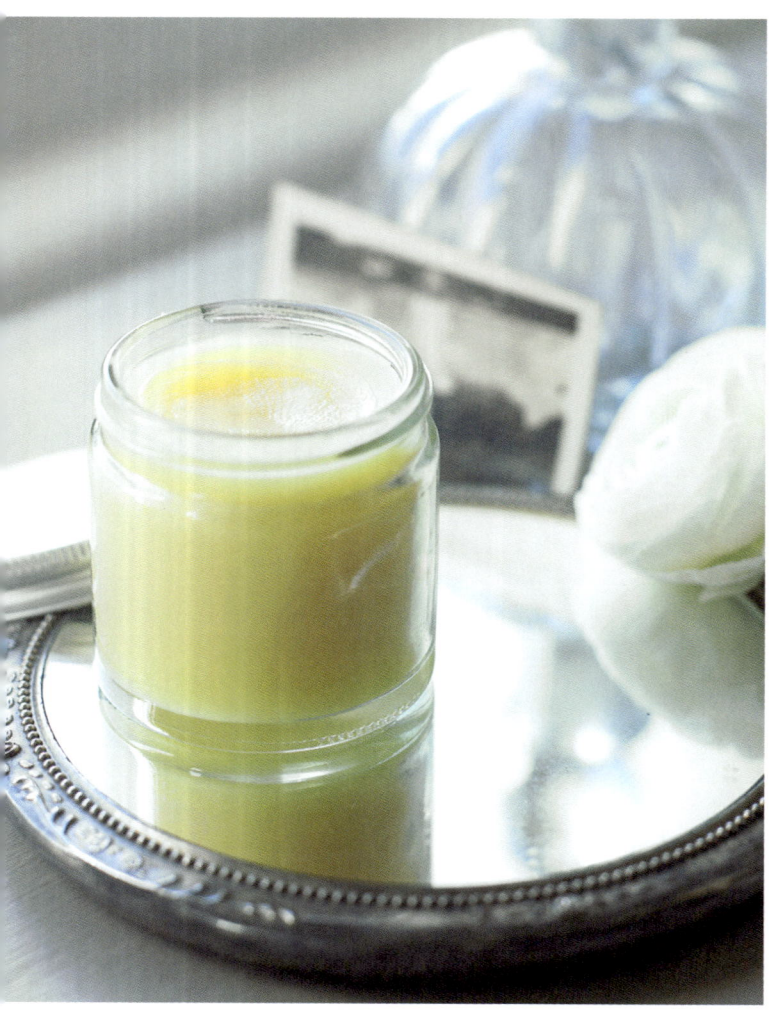

Soll ein Produkt natürlich oder biologisch sein, dann ist ein Feuchtigkeitspräparat vom Typ „Balsam" das Richtige für Sie. Ein Balsam hat keinen Wasseranteil, sodass auf einen Emulgator verzichtet werden kann. Das bedeutet, dass ein natürliches Wachs wie Bienen- oder Jojobawachs als Konsistenzgeber verwendet werden kann. Bienenwachs ist aufgrund seines köstlichen Honigduftes in der Anwendung besonders angenehm, bildet jedoch einen wesentlich dickeren Schutzfilm auf der Haut als Jojobawachs. Für mich ist Bienenwachs im Gesicht zu reichhaltig. Ich plädiere für seine Verwendung bei Hand-, Fuß- und Lippenpflegeprodukten, wo eine starke Barrierefunktion gefragt ist. Bei sehr trockener Haut ohne Neigung zu Unreinheiten können sie Bienenwachs durchaus benutzten.

Fette und Öle

Hagebuttenkernöl, auch als Wildrosenöl bekannt, kommt normalerweise aus Chile. Es besitzt ausgezeichnete Eigenschaften zur Regeneration der Haut und wird sowohl für ölige als auch für trockene Hauttypen empfohlen. Außerdem dient es zur Narbenheilung sowie als Anti-Aging-Produkt und beeinflusst durch UV-Strahlen geschädigte Haut positiv.

Borretschöl oder Borretschsamenöl wirkt dank seines hohen GLS-Gehalts (Gamma-Linolensäure-Gehalts) glättend, entzündungshemmend und beschleunigend bei der Bildung neuen Gewebes nach Verletzungen, also „reparierend" und regenerierend. Gelegentlich erscheint es auch unter der Bezeichnung „Gurkenkrautöl" und wird in Präparaten als Ersatz für Nachtkerzenöl (Oenothera) verwendet.

ANWENDUNG

Dieser Balsam ist ein echter „Aufwecker" für müde und gestresste Haut und kann sowohl als Gesichts- als auch als Körperpflege verwendet werden. Nehmen Sie eine kleine Menge auf die Fingerkuppe und massieren Sie den Balsam sanft in die frisch gereinigte Haut ein. Nach der Herstellung des Balsams kann der Großteil in einem großen Tiegel und eine kleine Menge in einem Mini-Lipglosstiegel aufbewahrt werden, der Platz in jeder Handtasche finden sollte.

Inhaltsstoffe

10 g Jojoba- oder Bienenwachs

30 g Sheabutter

2 Teelöffel (10 ml) Mandelöl

3 Teelöffel (15 ml) Jojobaöl

4 Teelöffel (20 ml) Hagebuttenkernöl

2 Teelöffel (10 ml) Borretschöl

1 Teelöffel (5 ml) Vitamin E

2 Tropfen ätherisches Sandelholzöl

3 Tropfen ätherisches Rosenöl

3 Tropfen ätherisches Storchschnabelöl (*Geranium*)

4 Tropfen Patchouli

Zubehör

Wasserbad-Set

Löffel

luftdicht verschließbarer
100 ml-Salbentiegel

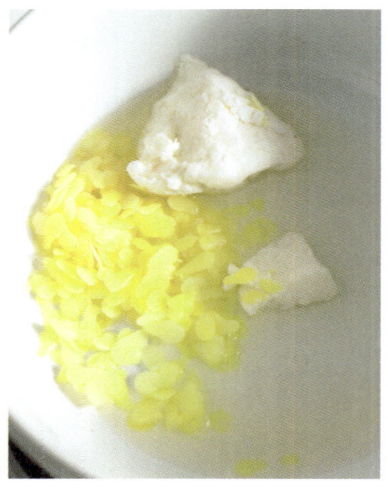

1 Jojobawachs und Sheabutter im Wasserbad schmelzen. Falls Zeit vorhanden ist, die Mischung gut 20 Minuten
über eine sanfte Flamme halten. Dadurch
wird vermieden, dass die Sheabutter
beim Abkühlen eine griesige Konsistenz
annimmt. Allerdings beeinträchtigt das
weder Wirkung noch Qualität des Produkts.

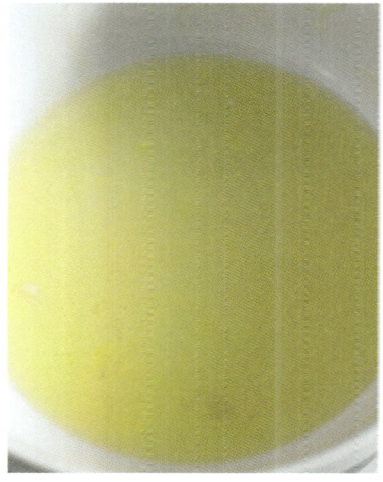

2 Mandel- und Jojobaöl hinzufügen und
sanft rühren, bis sich alles verflüssigt
hat.

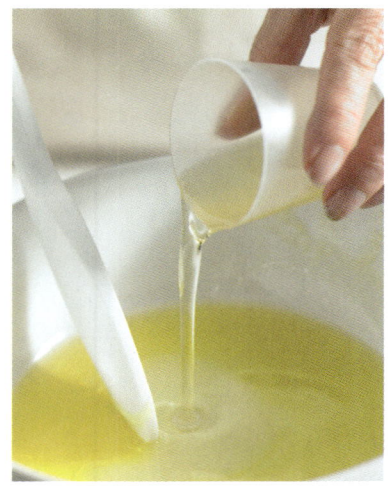

3 Da Hagebuttenkernöl, Borretschöl und
Vitamin E hitzeempfindlich sind, nimmt
man die Mischung von der Flamme,
bevor man die Öle beigibt und gründlich
unterrührt.

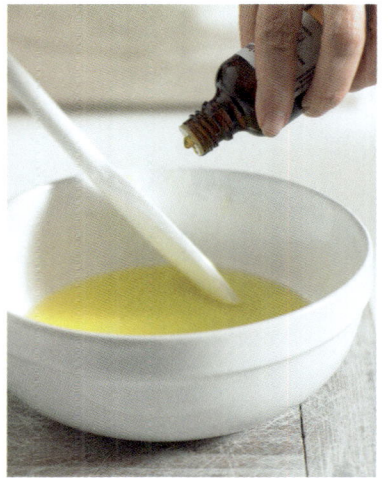

4 Die ätherischen Öle wie Sandelholzöl, Rosenöl, Storchschnabelöl und
Patchouliöl tropfenweise einrühren.

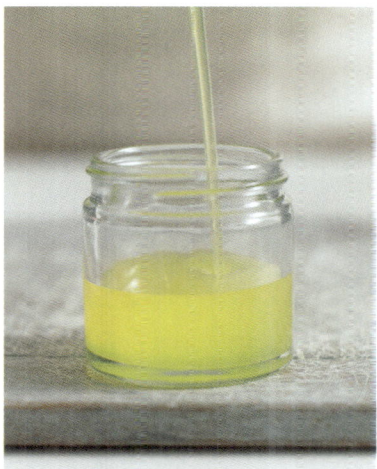

5 Vorsichtig in den Salbentiegel gießen
und fest werden lassen.

Regenerierendes Hautserum

Die Öle, die in nachfolgender Mixtur verwendet werden, mögen weitgehend unbekannt sein, sind jedoch alle problemlos im Onlinehandel erhältlich. Bei der Herstellung eigener Gesichtspflegemittel, die tatsächlich Wirkung zeigen sollen, lohnt es sich, sich mit diesen speziellen Ölen auseinanderzusetzen. Sie stecken voller Vitamine und Antioxidantien. Prägen Sie sich die lateinischen Bezeichnungen genau ein und vergleichen Sie sie mit den Inhaltsstoffen ihrer Lieblingsprodukte. Ich bin sicher, Sie entdecken überraschende Ähnlichkeiten.

Alle diese ätherischen Öle können Bestandteile jeder selbst gerührten Lotion sein, müssen daher nicht nur für dieses eine Serum aufbewahrt werden.

ANWENDUNG

Geben Sie einige wenige Tropfen auf die frisch gereinigte Haut, entweder allein oder als Unterlage für eine Feuchtigkeitspflege, um die Haut zu verwöhnen.

Fette und Öle

Reiskeimöl (*Oryza sativa*) wird von japanischen Frauen seit Jahrhunderten wegen seiner hautpflegenden Eigenschaften verwendet und schützt gegen vorzeitige Hautalterung.

Kiwisamenöl (*Actinidia chinensis*) dringt schnell in die Haut ein und hinterlässt keinen fettigen Film. Damit ist es bestens für alle Hauttypen geeignet. Sein Anteil von Omega-3-Fettsäuren ist nur noch mit dem Fischöl vergleichbar.

Arganöl (*Argania spinosa*) wird in letzter Zeit als Anti-Aging-Hautöl immer populärer. Es wird aus den winzigen Samen der in den Früchten enthaltenen Nüsse des Arganbaumes gewonnen, der im Südwesten Marokkos gedeiht. Es besitzt einen hohen Gehalt an Vitamin E und Linolensäure.

Kürbiskernöl hat einen recht hohen Gehalt an Zink, Vitamin A, C und E, sowie Omega-3- und Omega-6-Fettsäuren. Aufgrund seiner hautstraffenden Eigenschaften findet es in der Gesichts- und Körperpflege Verwendung.

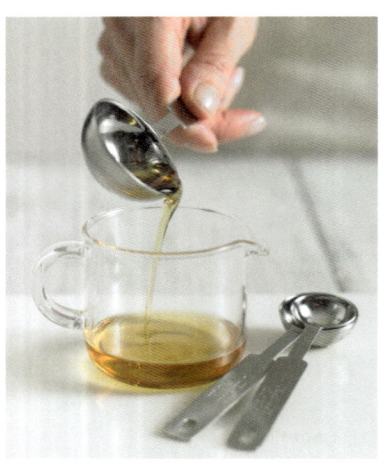

1 Füllen Sie sämtliche Öle gleichzeitig in ein Glaskännchen.

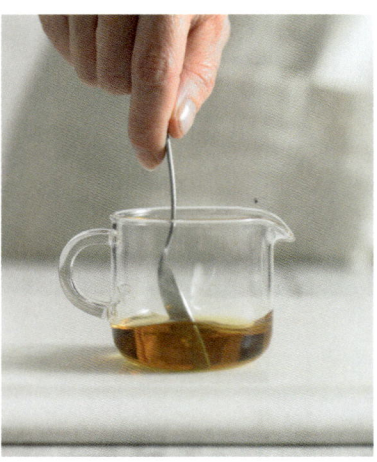

2 Falls gewünscht, das ätherische Öl hinzufügen und alles gut durchmischen.

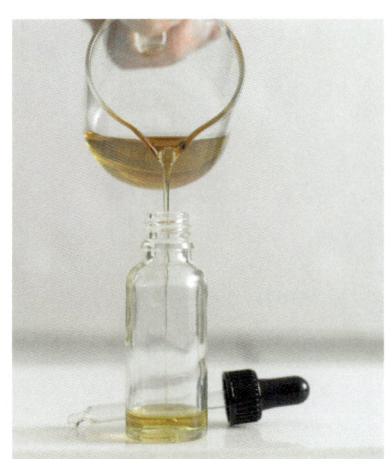

3 Gießen Sie die Mischung sorgsam in die Glasflasche.

Inhaltsstoffe

4 Teelöffel (20 ml) Kiwikeimöl

2 Teelöffel (10 ml) Reiskeimöl

1 Teelöffel (5 ml) Kürbiskernöl

1 Teelöffel (5 ml) Arganöl

1 Teelöffel (5 ml) Borretschöl

1 Teelöffel (5 ml) Vitamin-E-Öl

5 Tropfen ätherisches Öl (optional)

Zubehör

Kleines Glaskännchen oder
Becherglas

Metalllöffel

Luftdicht verschließbares 50 ml
Glasfläschchen mit Pipette

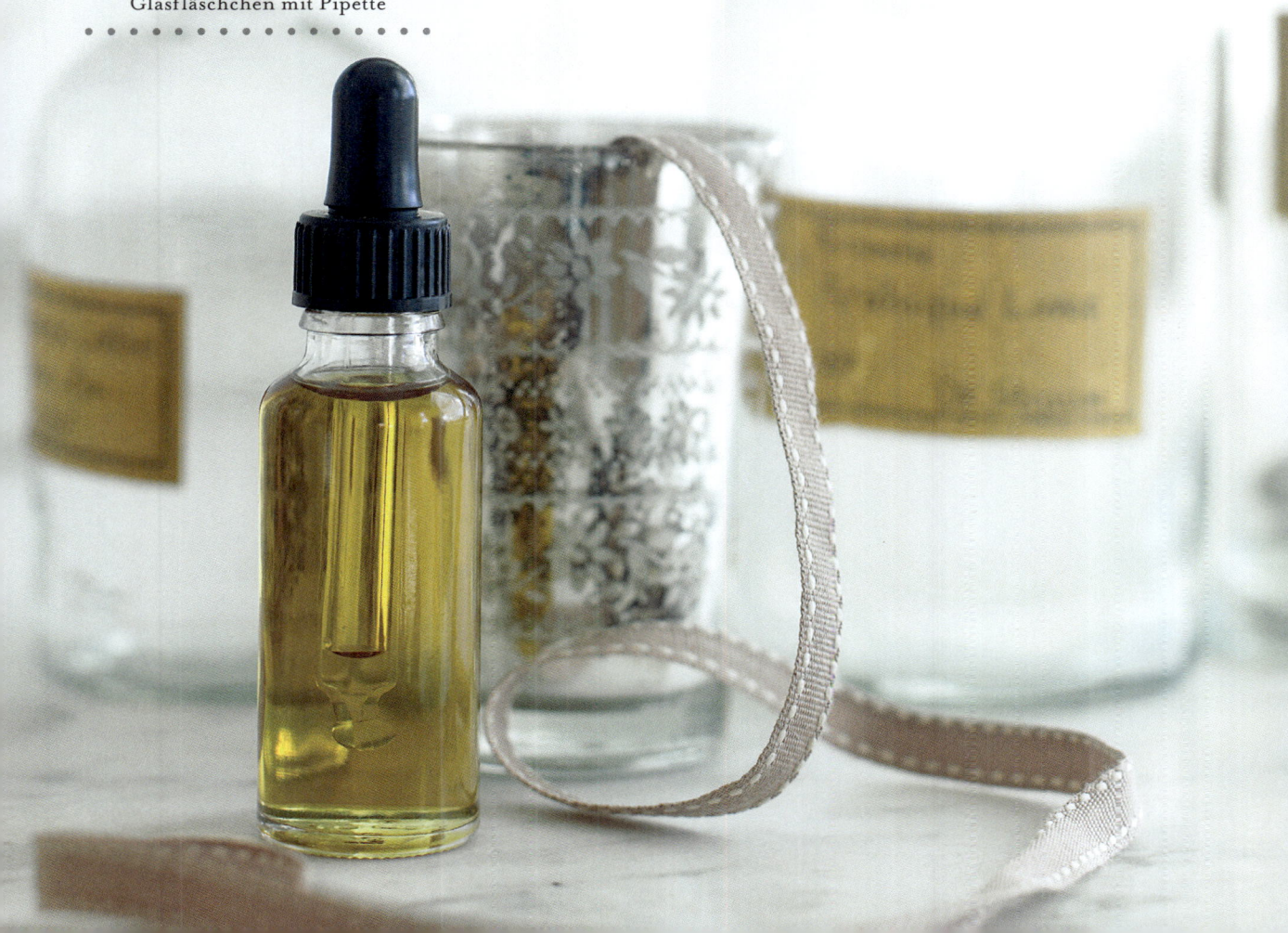

Grüne-Tonerde-Gesichtsmaske

Wenn ich zu Hause für mich eine Gesichtsmaske anrühre, geschieht das spontan und aus ganz unterschiedlichen Gründen. Gesichtsmasken auf Tonerdebasis trocknen ohne Wasseranteil oder einen Kräuteraufguss schnell aus, sollten daher in kleinen Mengen für den jeweiligen Zweck frisch angerührt werden. Die folgende Rezeptur reicht für eine einmalige Anwendung und kann dem jeweiligen Hauttyp durch Austausch der ätherischen Öle, Aufguss- und Tonerdesorte angepasst werden. Halten Sie sich lediglich an die Maßangaben.

Vorliegende Maske ist für den Fall gedacht, dass ein einfaches Reinigungsprodukt nicht ausreicht. Die Lavendel- und Wacholderöle haben beide eine antiseptische und klärende Wirkung. Aloe Vera beruhigt gerötete und gereizte Hautpartien. Grüne Tonerde steckt voller Mineralstoffe und entzieht den Poren Schmutz und Giftstoffe und glättet die Haut. Sie ist für alle Hauttypen geeignet.

Gönnen Sie sich 20 Minuten der Entspannung, während die Maske einwirkt. Am besten geschieht dies in einem heißen Bad, das zudem die Poren öffnet.

Inhaltsstoffe

2 Teelöffel (10 ml) Lavendelwasser oder Kräuteraufguss

½ Teelöffel (2,5 ml) Aloe-Vera-Konzentrat

1 Teelöffel (5 ml) Grüne Tonerde

1 Tropfen ätherisches Wacholderöl

1 Tropfen ätherisches Lavendelöl

Zubehör

Kleine Glasschüssel oder Eierbecher

Löffel

Da es sich hier um extrem kleine Mengen handelt, dürften die Zutaten kaum korrekt auf einer normalen Küchenwaage abzuwiegen sein. Verwenden Sie also einen Messlöffel oder eine Feinwaage.

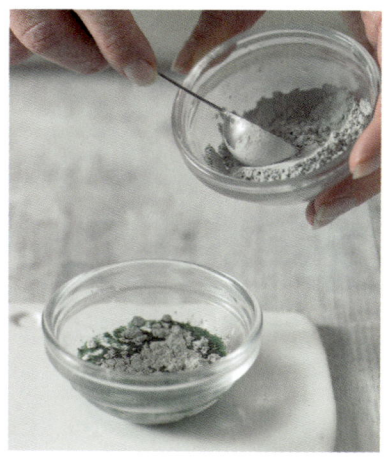

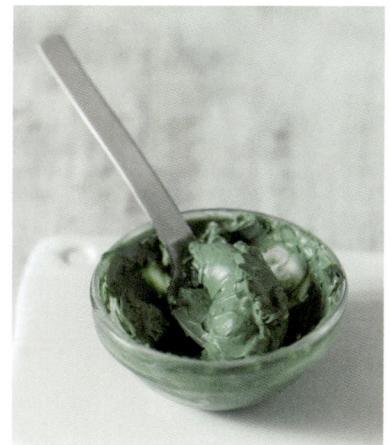

1 Geben Sie das Lavendelwasser oder den Aufguss zusammen mit Aloe Vera in die kleine Schüssel.

2 Streuen Sie die grüne Tonerde in die Flüssigkeit und rühren Sie diese gründlich mit dem Stiel des Teelöffels ein.

3 Ist die Mischung noch zu wässrig, mehr Tonerde einstreuen, bis eine dickliche, geschmeidige Paste entsteht, die sich leicht auf die Gesichtshaut auftragen lässt.

Anwendung

Lassen Sie ein heißes Vollbad ein und binden Sie sich ein Handtuch um das Haar. Bereiten Sie die Maske zu und tragen Sie die Paste auf die frisch gereinigte Haut auf. Augenpartie und Lippen freilassen. Etwaige Reste der Paste auf Hals und Dekolleté verteilen. Entspannen Sie sich 15–20 Minuten im Bad. Beginnt die Maske während des Antrocknens unangenehm zu spannen, mit etwas Wasser befeuchten. Um die Maske abzunehmen, ein sauberes Handtuch in mäßig heißes Wasser tauchen und über das Gesicht legen. Dabei nicht reiben und das Tuch mehrmals auswaschen. Zum Schluss die Haut mit sauberem Wasser und dem Rest des Aufgusses oder Blütenwassers als letzten Reinigungsschritt abreiben.

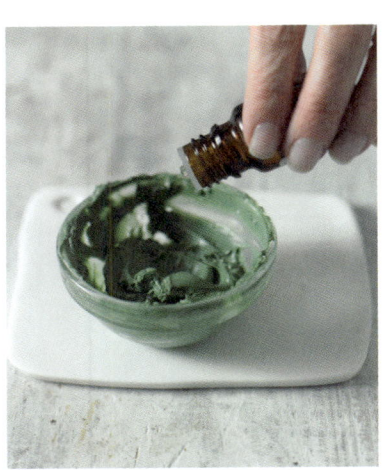

4 Ätherische Öle untermischen und gründlich vermengen.

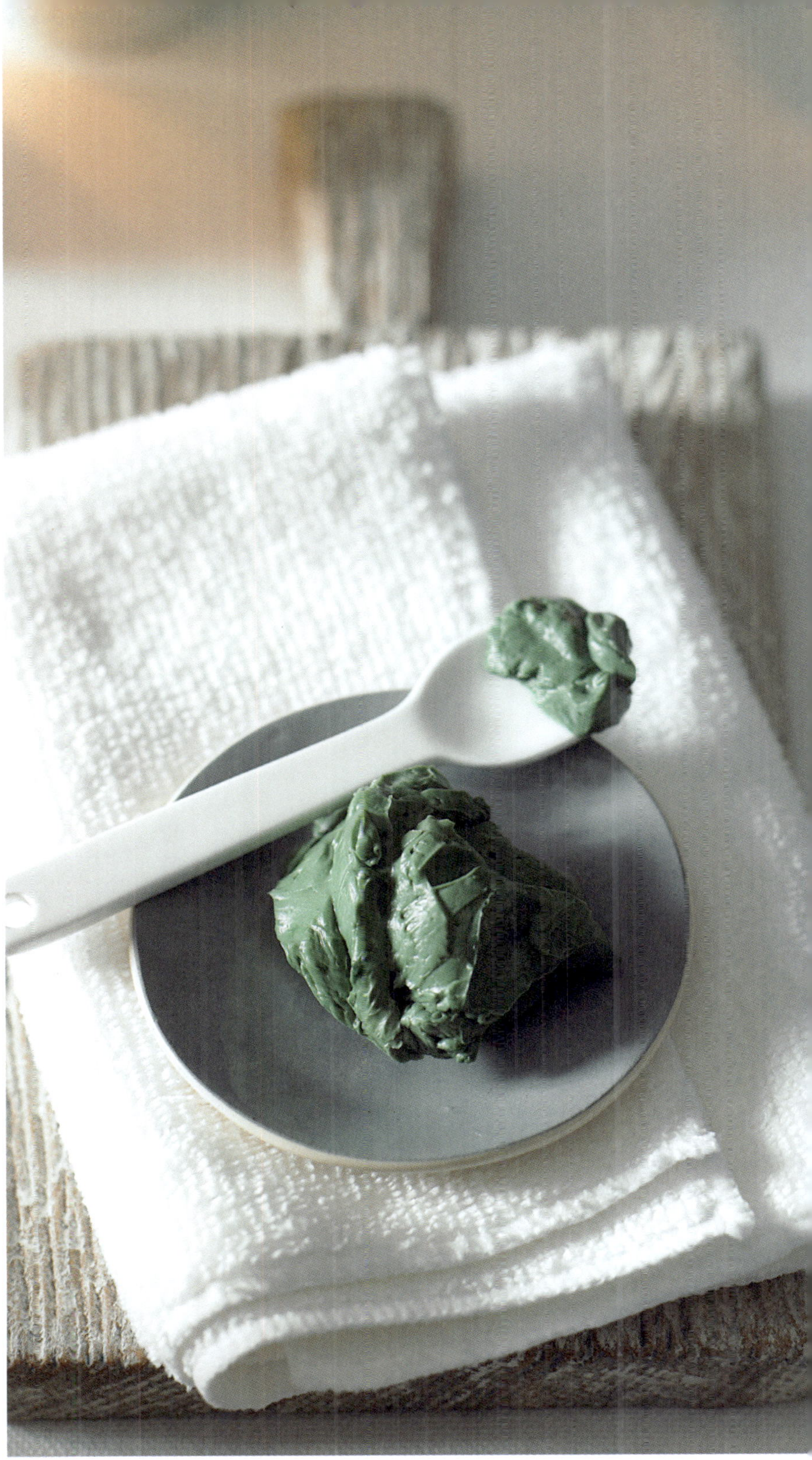

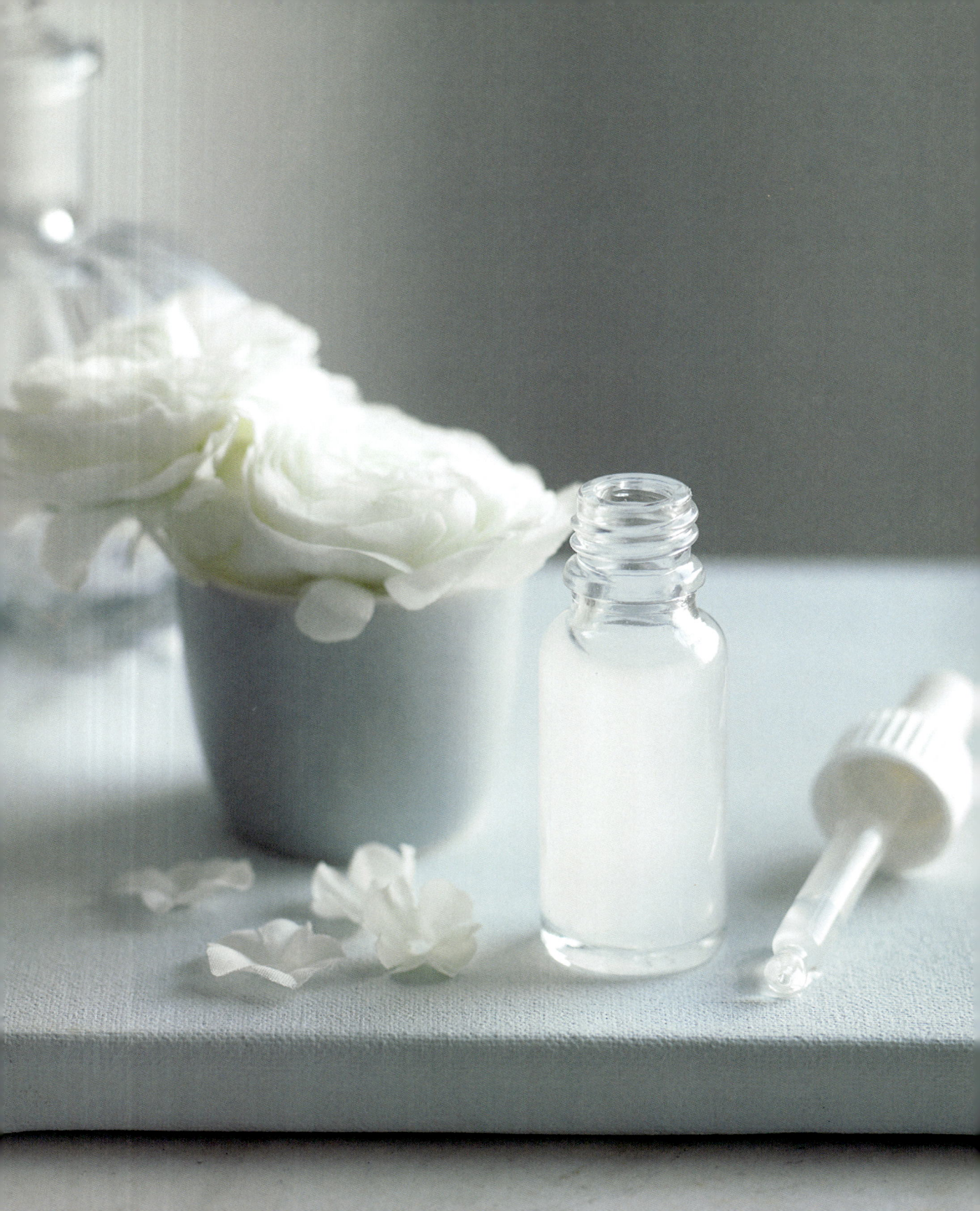

Teebaumöl-Pickelgel

Teebaumöl hat eine hervorragende antibakterielle Wirkung, ist ein gutes Fungizid sowie Antimykotikum und kann vielseitig eingesetzt werden, so zum Beispiel in Fußpflegeprodukten und medizinischen Seifen für unreine und ölige Haut. Die Meinung, man bräuchte Teebaumöl nur in großen Mengen auftragen, um Unreinheiten loszuwerden, ist weit verbreitet. Tatsächlich handelt es sich um ein sehr konzentriertes Öl, und obwohl man es mit einem Tupfer lokal auf einen Pickel auftragen kann, möchte ich davon abraten, denn häufig reagiert die Haut mit Reizungen.

Wer zu Hautunreinheiten neigt, zieht es meistens vor, alles Ölige für die Haut zu meiden. Ein Gel ist daher das geeignete Mittel. Möchte man kein Gel herstellen, werden einfach einige Tropfen Teebaumöl einem der leichteren, nicht filmbildenden Öle wie Distelöl oder auch Hagebuttenkernöl beigegeben, das zusätzlich das Abheilen von Narben unterstützt.

Inhaltsstoffe

5 Teelöffel (25 ml) Basic Gel (siehe S. 89)

½ Teelöffel (2,5 ml) Hamamelis

½ Teelöffel (2,5 ml) Aloe Vera

3 Tropfen ätherisches Teebaumöl

Zubehör

Glaskännchen

Minimixer, Milchaufschäumer oder Stabmixer

Metallöffel

30 ml Glasfläschchen mit Pumpdispenser oder Pipette

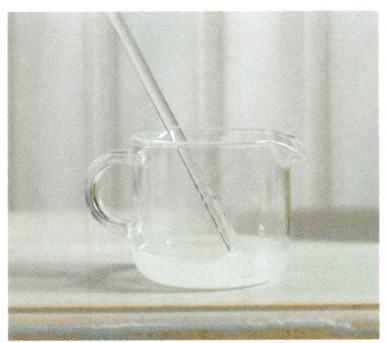

1 Stellen Sie das Basisgel (siehe S. 89) her und lassen Sie es abkühlen.

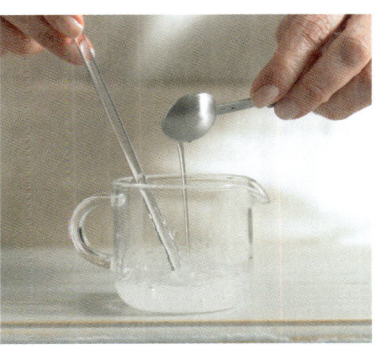

2 Hamamelis und Aloe Vera sanft unterrühren.

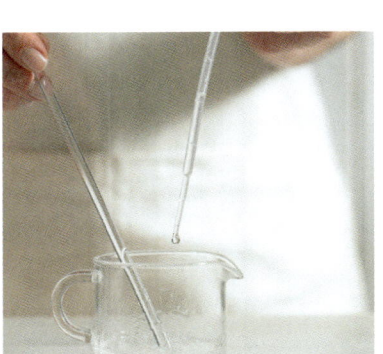

3 Teebaumöl hinzugeben und weiter vorsichtig mit einem Metallöffel mischen.

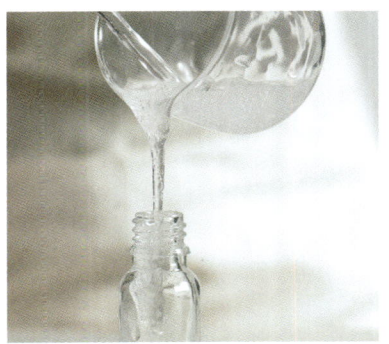

4 Die Mixtur sorgfältig in das Fläschchen füllen.

> ## ANWENDUNG
> Die betroffene Stelle ein- bis zweimal täglich nach gründlicher Reinigung abtupfen.

Hydro-Vitamin-Maske

Bei der Zusammenstellung von Pflegeprodukten greife ich immer wieder gern zu Honig, denn er ist ein ausgezeichneter Feuchtigkeitsspender und hauterfrischend durch die in ihm enthaltenen Aminosäuren und Enzyme. Selbst hergestellte Masken (besonders die auf der Basis von Tonerden oder Lebensmittelbestandteilen) werden am besten in Mengen für eine einmalige Behandlung zubereitet, da sie keine lange Haltbarkeit besitzen. Das sollte allerdings kein Problem darstellen, denn Masken lassen sich im Handumdrehen kurz vor der Anwendung anrühren.

Die nachfolgende Rezeptur basiert auf einer Formulierung, die ursprünglich als Probelauf für das Rosen-Gesichtsöl von Neal's Yard Remedies gedacht war. Dabei sollte ein Teelöffel des Öls mit Honig und Rosa Tonerde für eine Maske gemischt werden. Die von mir gewählten Öle sind reich an Vitaminen (Cameliaöl enthält A, B und C und Hagebuttenkernöl Vitamin A und C) sowie an Antioxidantien. Als Honig empfehle ich den aktiven Manukahonig.

Nehmen Sie sich die Freiheit zu experimentieren, und geben Sie der Mischung andere Zutaten bei. So zum Beispiel Avocadomus oder Naturjoghurt für eine cremigere Konsistenz.

Inhaltsstoffe

2 Teelöffel (10 ml) Honig (idealerweise Manukahonig)

1 Teelöffel (5 ml) Aloe Vera

1 Teelöffel (5 ml) Cameliaöl/Teesamenöl (*Camelia oleifera*)

1 Teelöffel (5 ml) Hagebuttenkernöl

½ Teelöffel (2,5 ml) Vitamin E

2–4 Teelöffel (10–20 g) rosa Tonerde oder Kaolin (weiße Tonerde)

Zubehör

Kleine Glasschüssel oder Eierbecher

Teelöffel

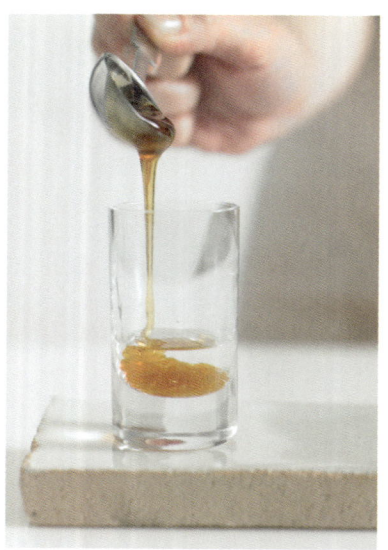

1 Honig und Aloe Vera abmessen und in eine kleine Schüssel oder einen Eierbecher geben und gut mischen.

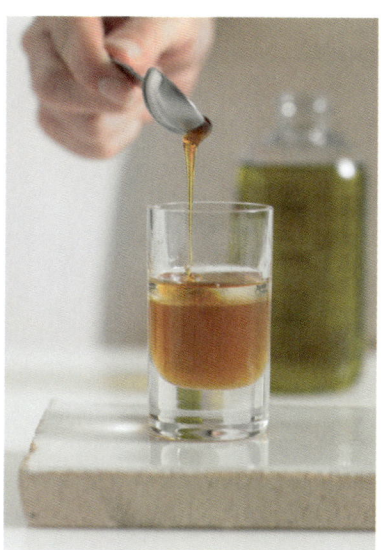

2 Cameliaöl, Hagebuttenkernöl und Vitamin E dazugeben und mit einem Teelöffel gründlich unterrühren.

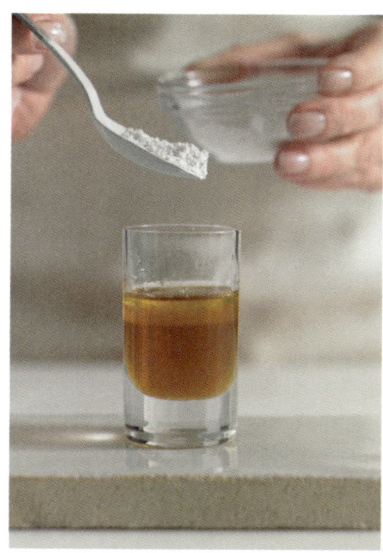

3 Tonerde in kleinen Portionen dazugeben, bis die gewünschte Konsistenz erreicht ist.

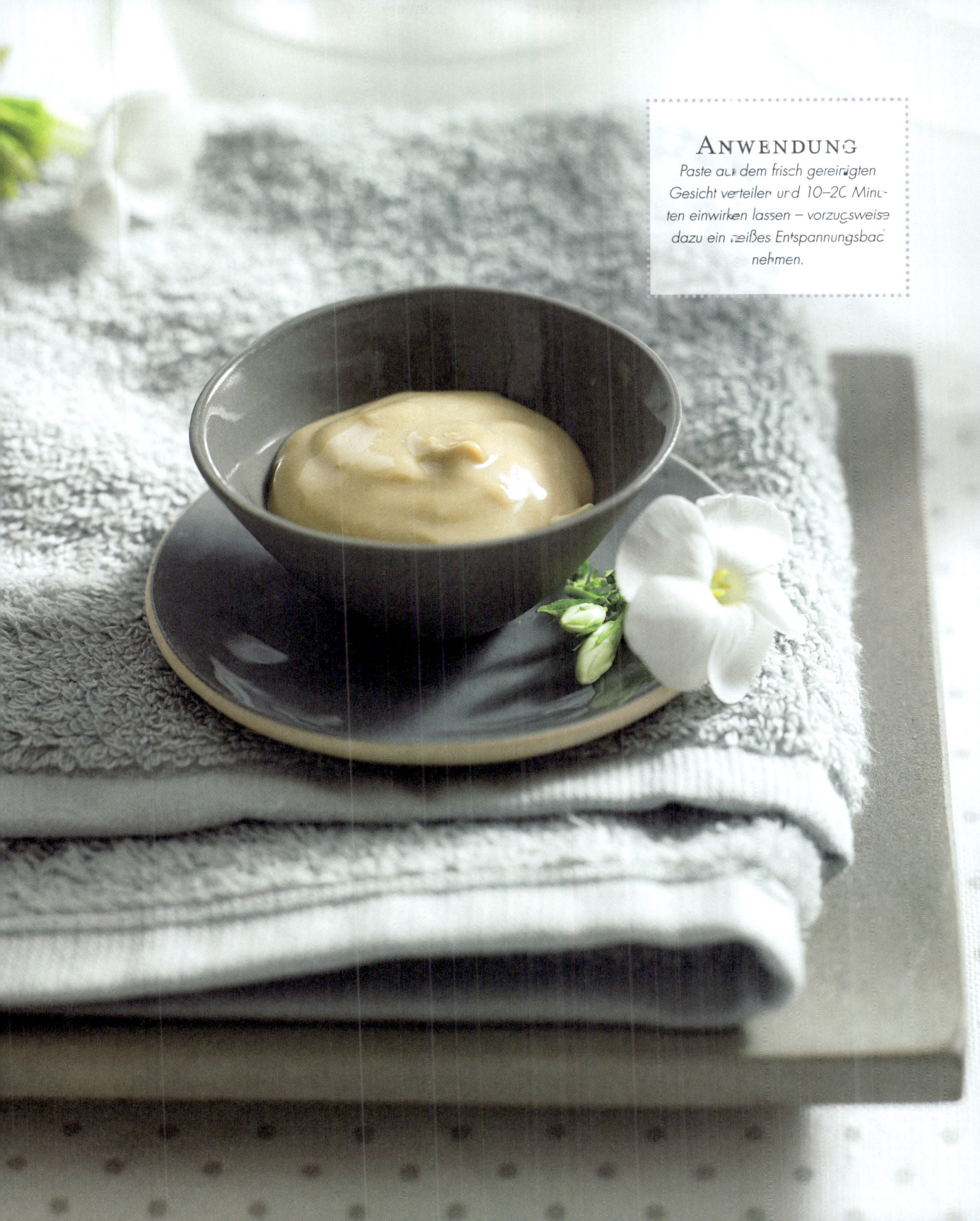

ANWENDUNG

Paste auf dem frisch gereinigten
Gesicht verteilen und 10–20 Minuten einwirken lassen – vorzugsweise
dazu ein heißes Entspannungsbad
nehmen.

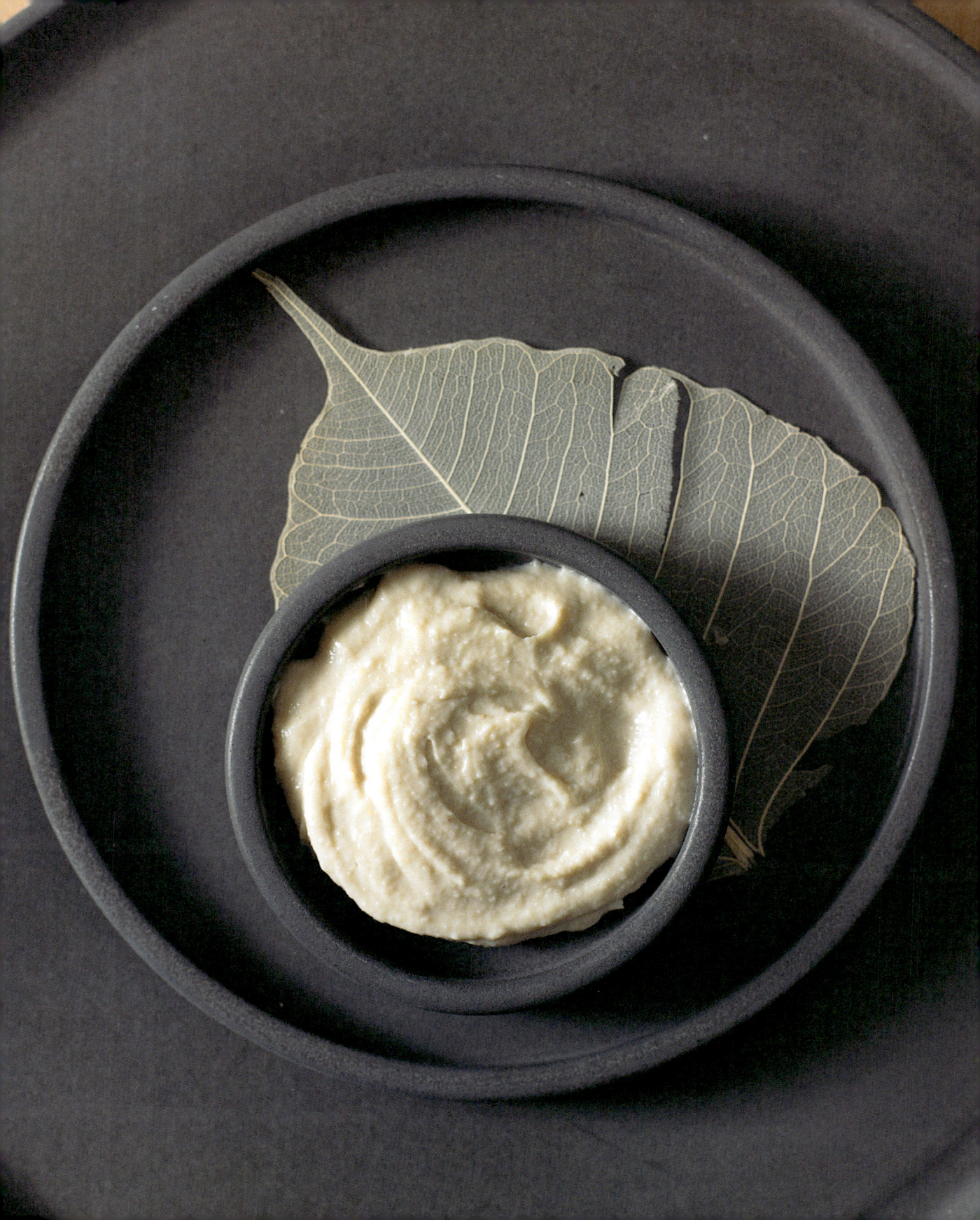

Aprikosen-Gesichtspeeling

Diese Rezeptur benutze ich seit Jahren, um matte Haut wieder zum Strahlen zu bringen. Im Allgemeinen nehme ich dazu Mandelöl, denn das habe ich immer in Reserve. Allerdings ergeben Aprikosenkernöl und Rizinusöle zusammen mit Honig eine etwas dickere Konsistenz.

Stellen Sie eine kleine Menge zum sofortigen Gebrauch her, da die Paste ohne Konservierungsmittel schnell verdirbt und sich ohne Emulgator nicht stabil verbindet. Ich rühre daher nur eine winzige Menge an und bewahre sie in einem kleinen 15 ml-Tiegel für Lippenbalsam im Kühlschrank auf. Da ich das Peeling innerhalb weniger Tage verbrauche, kann ich auf ein Konservierungsmittel verzichten.

Inhaltsstoffe

1 Teelöffel (5 ml) Aprikosenkernöl

1 Teelöffel (5 ml) Rizinusöl

1 Teelöffel (5 ml) Honig (wenn möglich Manukahonig)

4 Teelöffel (20 ml) Kaolin (weiße Tonerde)

½ Teelöffel Reiskleie oder Reismehl

einige wenige Tropfen Orangenblütenwasser, wenn nötig

Zubehör

Kleine Glasschüssel oder Eierbecher

Teelöffel

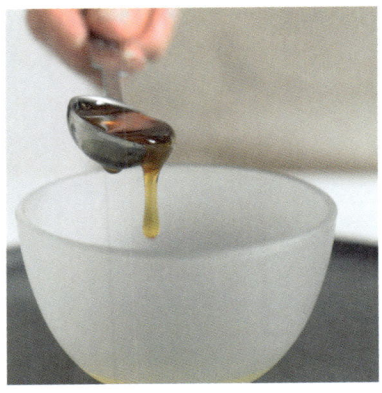

1 Aprikosenkernöl, Rizinusöl und Honig abmessen und in eine kleine Schüssel oder einen Eierbecher geben.

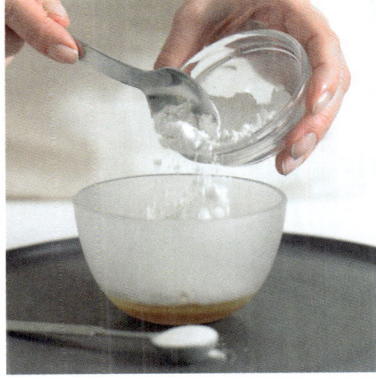

2 Kaolin und Reiskleie oder Reismehl hinzugeben und gründlich mit einem Teelöffel vermischen.

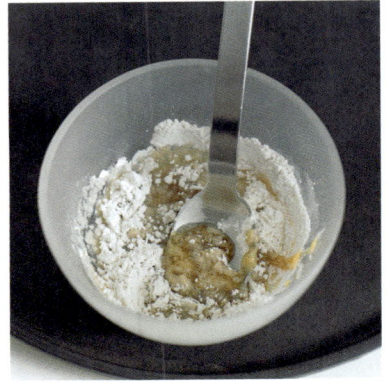

3 Ist die Mischung zu dünn, mehr Tonerde einrühren, bis die gewünschte Konsistenz erreicht ist. Ist die Mischung zu fest, Orangenblütenwasser zur Verdünnung beigeben. Etwaige Reste des Peelings in einem kleinen Glas im Eisschrank aufbewaren. Bei Nichtverwendung nach ein paar Tagen entsorgen.

ANWENDUNG

Eine kleine Menge des Peelings auf die feuchte Haut auftragen und sanft einmassieren. Empfinden Sie die Reinigung als zu radikal oder haben empfindliche Haut, versuchen Sie es statt mit Reiskleie mit geschroteten Mandeln oder Jojoba-Perlen, die zahlreiche Online-Anbieter für naturkosmetische Rohstoffe vertreiben. Das Kaolin ist gegen grüne oder rote Tonerde austauschbar. Um die Maske abzunehmen, mit warmem Wasser und einem Waschlappen abnehmen. Dieses Peeling eignet sich auch hervorragend für den Körper.

Argan-Augenserum

Arganöl wird aus den Samen in den Nüssen des Arganbaumes gewonnen, der im Südwesten Marokkos wächst. Bis vor Kurzem war dieses Öl bei uns für die Verwendung in Kosmetika noch unbekannt. Angesichts der arbeits- und zeitaufwendigen traditionellen Herstellung und der geringen Ergiebigkeit der kleinen Samen kann das Öl sehr teuer sein. Traditionell wurde Arganöl von den Berberfrauen Marokkos hergestellt. Sie sammelten die Nüsse, nachdem Ziegen die Früchte gegessen und die unverdaulichen Kerne wieder ausgeschieden hatten. Dadurch waren sie weicher und einfacher zu verarbeiten.

Obwohl das Öl vor Ort noch immer mechanisch gepresst wird, erfolgt die Arbeit in Form von Kooperativen. Ziel dieser Programme sind schonende Ernte und Wiederaufforstung, Anpassung an den Export sowie faire Löhne, verbesserte Bildung und Arbeitsbedingungen für die Frauen des ländlichen Marokkos.

Für eine leicht glättende oder straffende Wirkung des Augenserums ersetzt man eine äquivalente Menge des Vitamin E durch ¼ Teelöffel (1,25 ml) Kürbiskernöl.

Inhaltsstoffe

1 Teelöffel (5 ml) Arganöl

½ Teelöffel (2,5 ml) Borretschöl

1 Teelöffel (5 ml) Reiskeimöl

½ Teelöffel (2,5 ml) Vitamin E

Zubehör

Kleines Glaskännchen oder Messbecher

Löffel oder Mixstab aus Glas

15 ml-Glasfläschchen mit Pipette

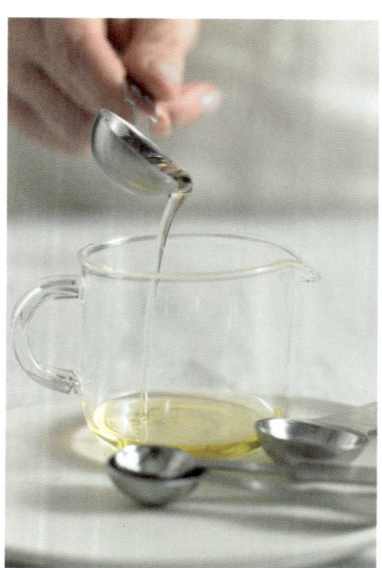

1 Öle nacheinander abmessen und in das Glaskännchen oder den Messbecher geben.

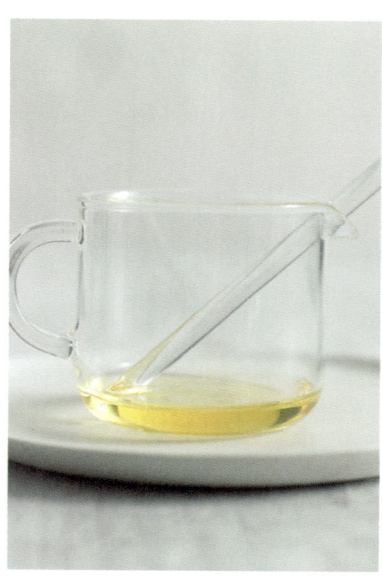

2 Öle gründlich durchmischen, bis sie sich harmonisch verbunden haben.

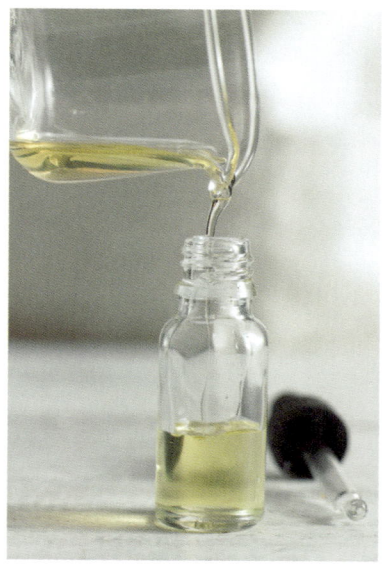

3 Die Mixtur sorgfältig in das Glasfläschchen abfüllen.

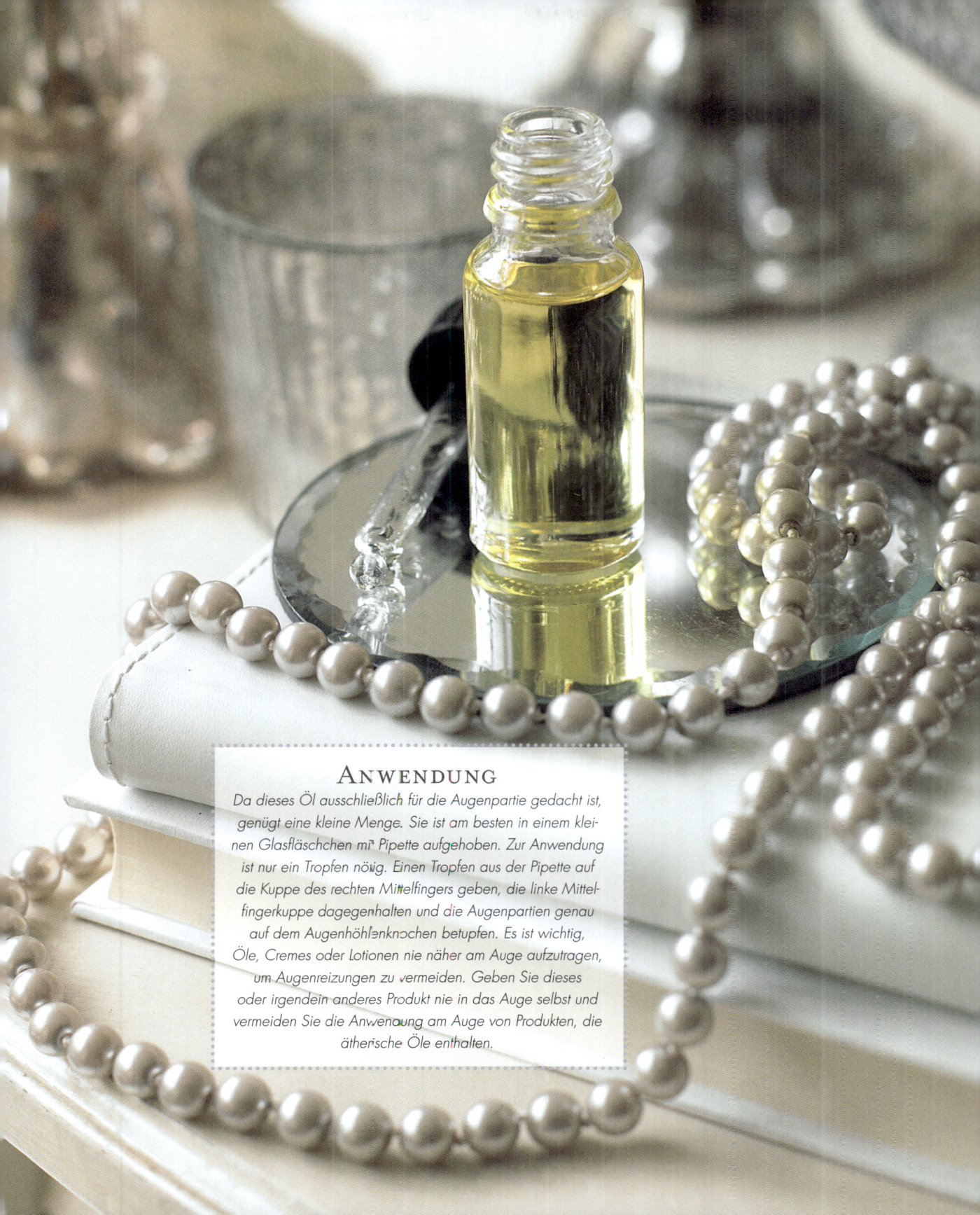

ANWENDUNG

*Da dieses Öl ausschließlich für die Augenpartie gedacht ist,
genügt eine kleine Menge. Sie ist am besten in einem kleinen Glasfläschchen mit Pipette aufgehoben. Zur Anwendung
ist nur ein Tropfen nötig. Einen Tropfen aus der Pipette auf
die Kuppe des rechten Mittelfingers geben, die linke Mittel-
fingerkuppe dagegenhalten und die Augenpartien genau
auf dem Augenhöhlenknochen betupfen. Es ist wichtig,
Öle, Cremes oder Lotionen nie näher am Auge aufzutragen,
um Augenreizungen zu vermeiden. Geben Sie dieses
oder irgendein anderes Produkt nie in das Auge selbst und
vermeiden Sie die Anwendung am Auge von Produkten, die
ätherische Öle enthalten.*

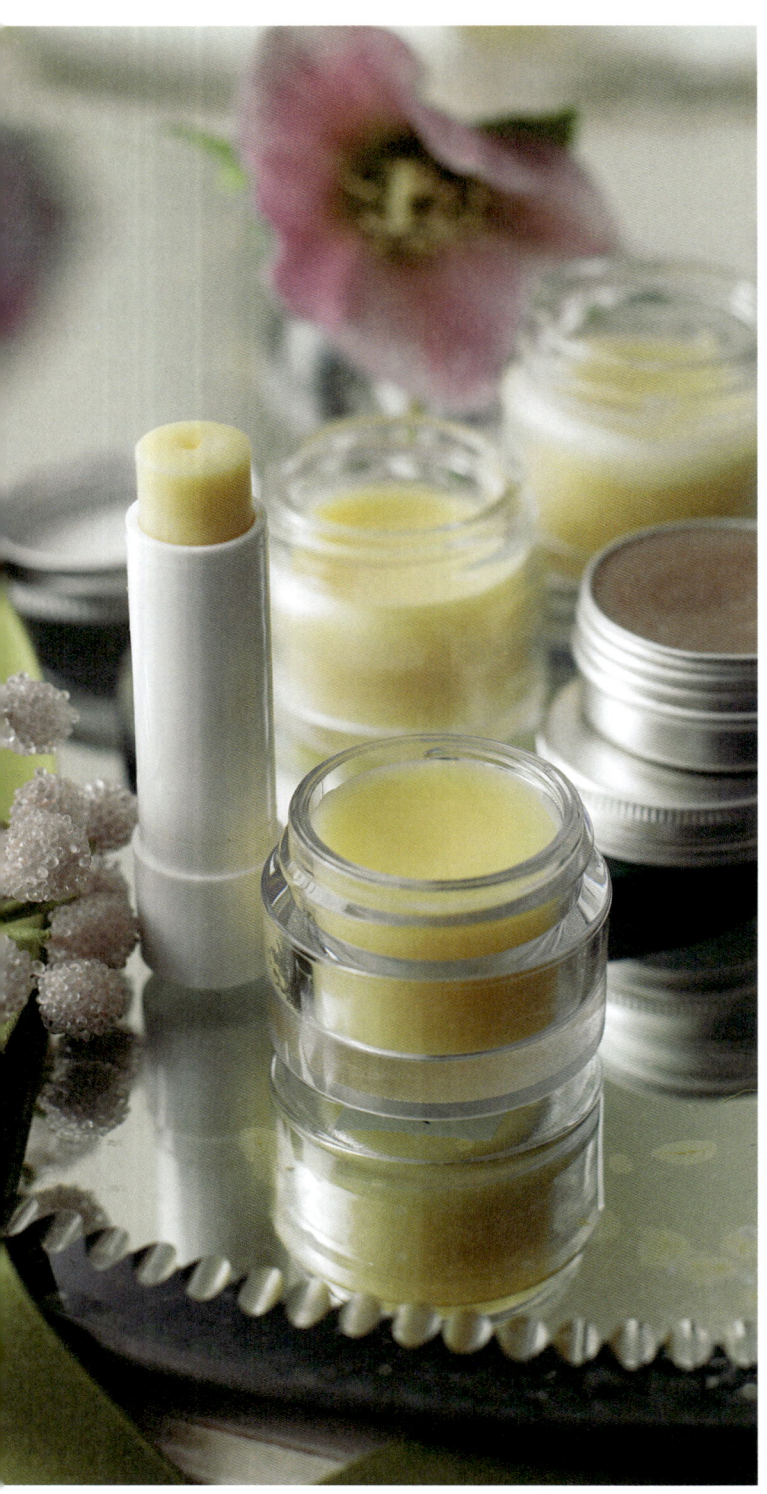

Lippenpflege-produkte

Es ist wirklich einfach, professionell aussehende Lippenpflegeprodukte selbst herzustellen, die zudem noch stets willkommene Geschenke ergeben. Mit dem Zusatz
fruchtiger, natürlicher Aromastoffe sind
sie zudem ein gutes Mittel, Kinder auf ein
umweltbewusstes Leben hinzuführen.
Und eigentlich eignen sich viele Projekte
in diesem Buch dazu, sie mit Kindern
herzustellen.

Die Ausgewogenheit der Inhaltsstoffe
kann variabler sein, wenn Balsame in
Tiegeln aufbewahrt werden, da dann ihre
Konsistenz keine entscheidende Rolle
spielt. Es kann also mit unterschiedlichen
Ölen und Butter experimentiert werden.

Wählt man allerdings die Lippenstift-
form, ist es zwingend, sich an das Öl-
Wachs-Verhältnis der nachfolgenden
Rezeptur zu halten, da hierfür eine
wesentlich festere Konsistenz nötig ist.

Weiche Butter

Mittlerweile sind zahlreiche weiche Butter
im Onlineversand erhältlich. Das Angebot
reicht von der populären Sheabutter bis zu
Mango-, Aprikosen-, Oliven- und Aloe-
butter. Von all diesen Sorten besitzt Sheabutter die dickste und cremigste Konsistenz
und ist am besten für Lippenbalsam geeignet. Kakaobutter ist ein wesentlicher
Bestandteil, denn sie gibt Festigkeit,
schmilzt jedoch augenblicklich bei Körper-
temperatur. Bienenwachs ist nicht nur der
alles verbindende Begleitstoff, sondern hält
den Balsam auch auf den Lippen, indem es
einen schützenden Wachsfilm bildet.

Hanf-& Honig-Lippenbalsam

Honig gehört, wie schon erwähnt, zu meinen liebsten Zutaten für Pflegeprodukte. Der aktive Manukahonig aus Neuseeland ist dabei wegen seiner erstaunlichen antibakteriellen Eigenschaften der ultimative Luxus. Obwohl wir heute alle angehalten sind, ökologische Kaufgewohnheiten zu entwickeln, sollte dennoch darauf geachtet werden, wo ein Produkt hergestellt wird, um die „umweltverträglichste" Wahl zu treffen und die Entfernung zu bedenken, die eine Ware zurücklegen muss, um zu uns zu gelangen.

Entsprechend der strengen Richtlinien für ökologische Zertifizierungen ist es für Lieferanten in einigen Ländern schwierig, Hersteller anerkannter Öko-Marken zu werden. Die bedeutendste Menge an biologischem Honig wird in Australien und Neuseeland produziert. Mein Rat ist daher, einen Imker in der Nähe zu finden, von dem man Honig (und wenn möglich auch Bienenwachs) kaufen kann, um heimische Produzenten zu unterstützen. Für einen Städter mag das unmöglich erscheinen, aber die Imkerei ist heutzutage weiter verbreitet als man denkt – es gibt viele städtische Imkereien und einzelne Imker. Auf einem Bauernmarkt in der Nähe findet sich sicher jemand, der Honig aus der Gegend verkauft.

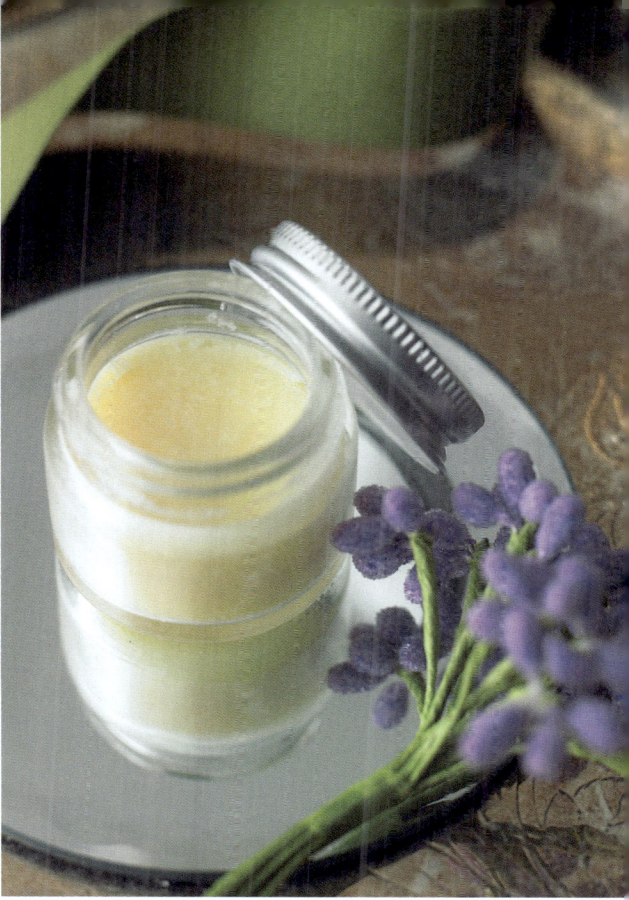

Lippenbalsame

Lippenbalsame sind einfacher in größeren Mengen herzustellen, die man dann auf die kleinen Formen und Tiegel verteilt. Die Minitiegel oder Töpfchen für Lippenpflege fassen nur 15 ml, aber es gibt auch einige, in die nur ein Teelöffel (5 ml) passt. Nachfolgende Rezeptur ergibt vier 15 ml-Tiegel. Wenn Sie nur einen Tiegel füllen möchten, teilen Sie die Mengenangaben einfach durch vier.

Inhaltsstoffe

10 g Bienenwachs

10 g Kakaobutter

15 g Sheabutter

4 Teelöffel (20 ml) Mandelöl

1 Teelöffel (5 ml) Hanföl

2 Teelöffel (10 ml) Honig

Zubehör

Wasserbad-Set

Metalllöffel

Kleines Becherglas

Elektrischer (oder batteriebetriebener) Milchaufschäumer

4 x 15 ml-Cremetiegel

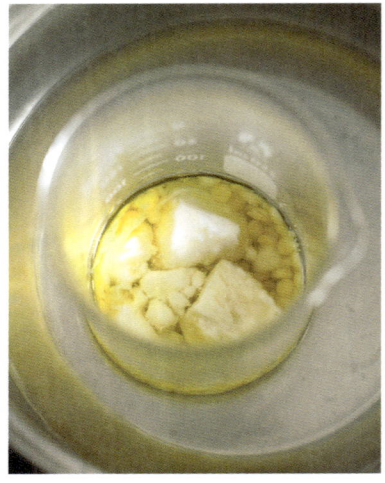

1 Bienenwachs, Kakaobutter und Shea-butter im Wasserbad zusammen mit dem Mandelöl schmelzen.

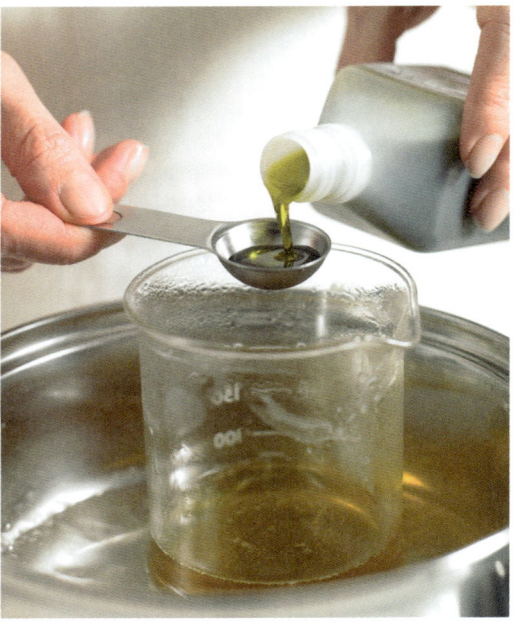

2 Hanföl und Honig hin-zugeben und sanft rühren, bis sich alles ver-flüssigt hat. Da Honig wasser- und nicht öllöslich ist, wird er sich beim Erhit-zen nicht restlos auflösen und sollte erst im letzten Arbeitsgang beigegeben werden.

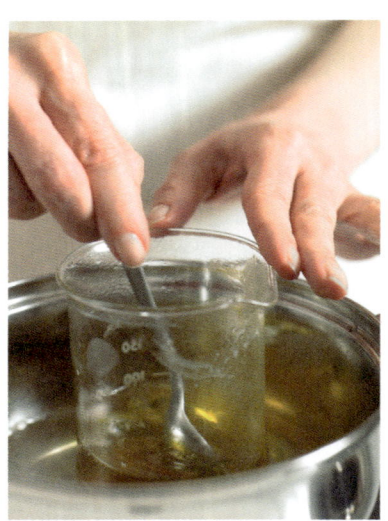

3 Das Gefäß von der Flamme nehmen und die noch heiße Mischung in das Glaskännchen gießen. Mit dem Milchauf-schäumer eine Minute lang durchmischen, bis sich der Honig vollkommen mit den übrigen Zutaten verbunden hat und die Konsistenz dicker, aber noch gießbar ist.

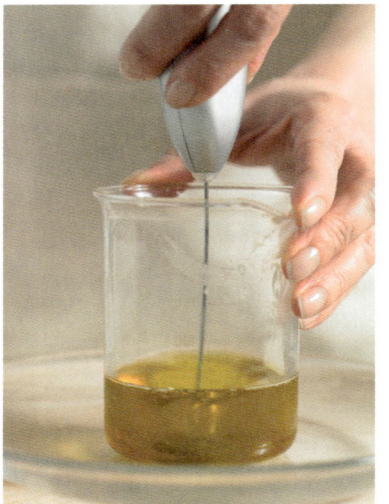

4 Haben Sie keinen Milchaufschäumer zur Verfügung, stellen Sie das Känn-chen in eine Schüssel mit kaltem Wasser und rühren Sie manuell weiter, bis die Mixtur erkaltet. Dabei spüren Sie, wie die Flüssigkeit immer dicker wird und sich der Honig vermischt. Um den Vorgang zu beschleunigen, kann man das Kännchen auch eine oder zwei Minuten in den Kühl-schrank stellen.

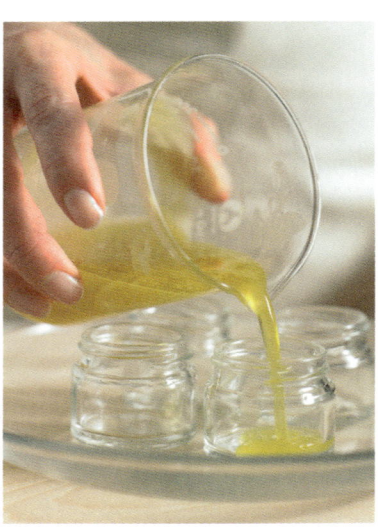

5 Ist die Konsistenz zäh, aber noch flüssig, in die Minitiegel abfüllen und nachhärten lassen.

Bienenproduktfreier Lippenbalsam

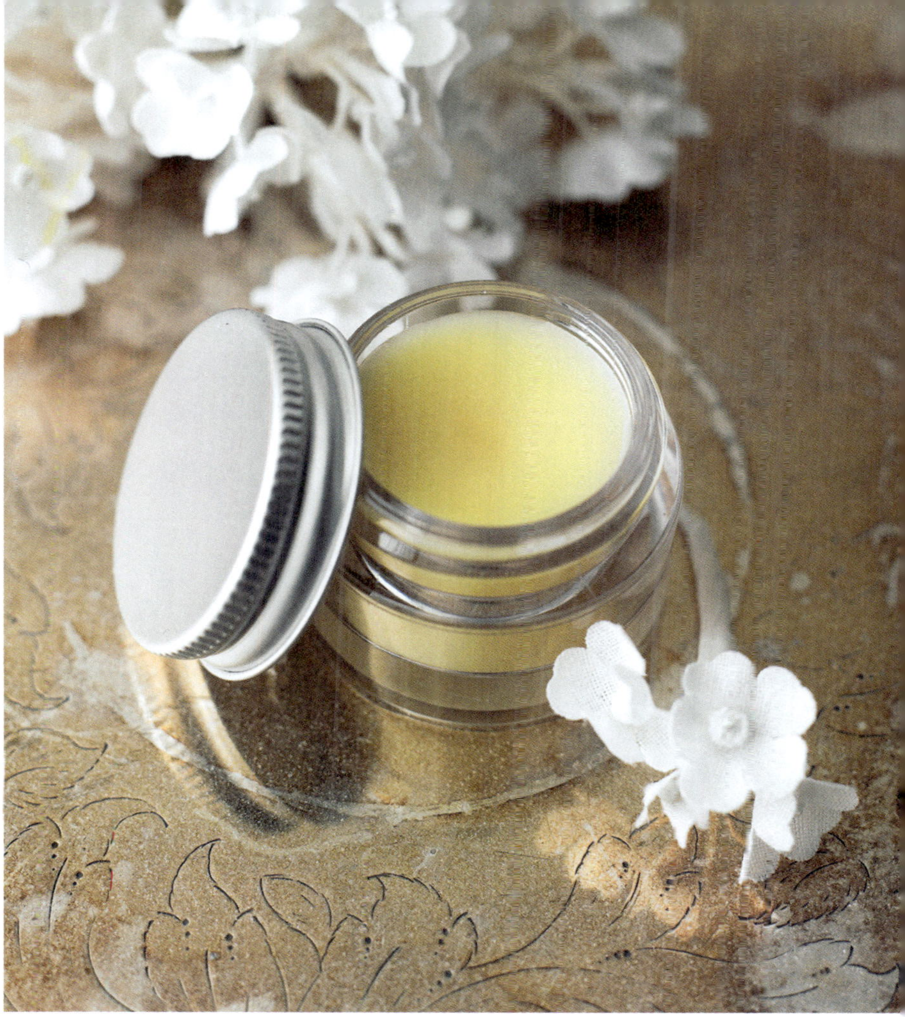

Für alle, die meine Vorliebe für Bienenprodukte nicht teilen!

Inhaltsstoffe

15 g Jojobawachs

15 g Kakaobutter

15 g Sheabutter

2 Esslöffel (30 ml) Jojobaöl

4 Teelöffel (20 ml) Hanföl

1 Teelöffel (5 ml) pflanzliches Glycerin

Zubehör

Wasserbad-Set

Metalllöffel

5 x 15 ml-Tiegel

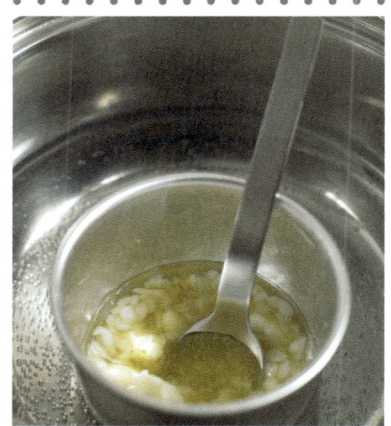

1 Jojobawachs, Kakaobutter und Sheabutter im Wasserbad schmelzen.

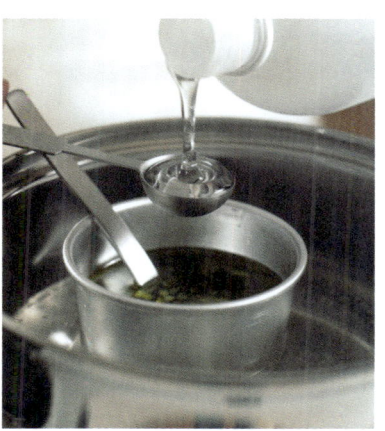

2 Jojobaöl, Hanföl und Glycerin hinzugeben und sanft rühren, bis sich alles verflüssigt hat.

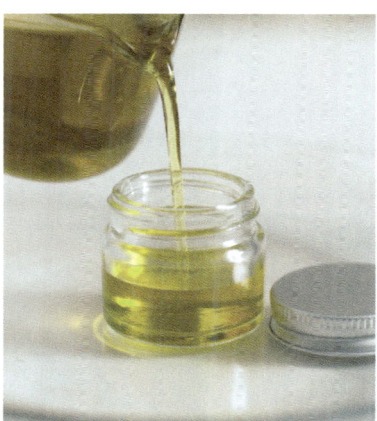

3 Von der Flamme nehmen und unmittelbar in die sauberen Glastiegel gießen und aushärten lassen.

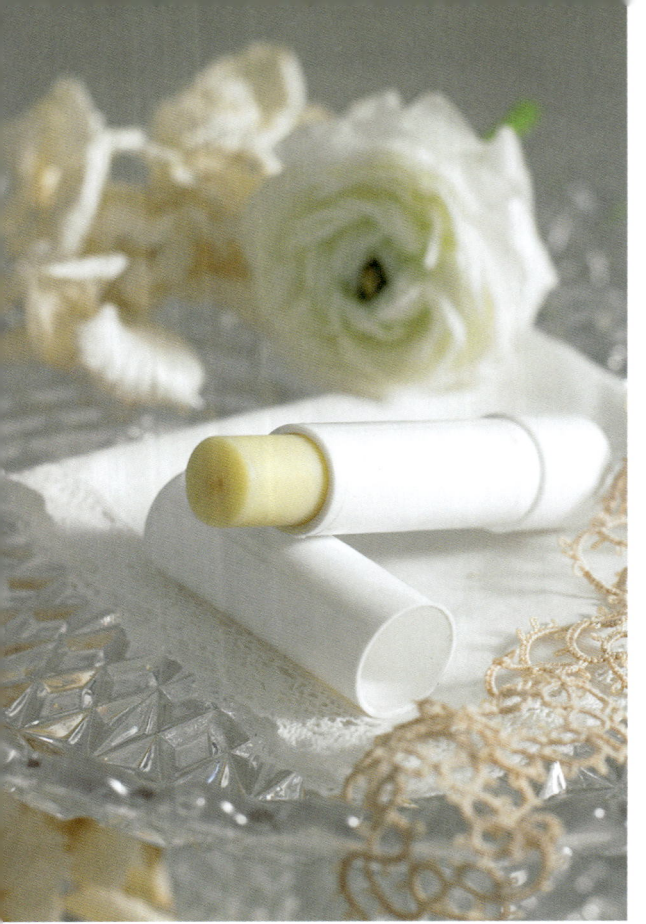

Lippenpflegestifte mit Kakaobutter

Diese selbst gerührten Stifte sind eine ausgezeichnete Alternative zu den handelsüblichen auf Erdölprodukten basierenden Lippenpflegestiften. Zur Herstellung und zum Füllen der schmalen Zylinderformen gehört etwas Übung und eine ruhige Hand. Die meisten auf S. 143 aufgeführten Anbieter haben die Formen auf Lager. Es ist leichter, eine Serie davon herzustellen, als die Zutaten für einen einzigen Stift abzuwiegen, denn die Mengen sind sehr klein.

Beim Befüllen der Lippenstiftformen sollten diese in einem Tablett mit eiskaltem Wasser stehen und vorerst nur bis zu einem Viertel gefüllt werden, damit sich ein Pfropfen bildet. Erkaltet die Mischung nicht schnell genug, läuft sie unten aus der Form wieder heraus. Wird die Mischung fest, bevor alle Formen gefüllt sind, stellt man das Gefäß mit der Mixtur so lange in eine Schale mit heißem Wasser, bis das Gemisch wieder flüssiger geworden ist und man mit dem Befüllen fortfahren kann.

Inhaltsstoffe

15 g Bienenwachs

10 g Kakaobutter

5 Teelöffel (25 ml) Jojobaöl

(optional) 10 Tropfen ätherisches Pfefferminzöl oder eines Aromastoffs Ihrer Wahl

Zubehör

Wasserbad-Set

Metalllöffel

flache Schale oder Tablett mit Eiswasser

5 x 5 g Lippenstifthüllen

kleines Glaskännchen

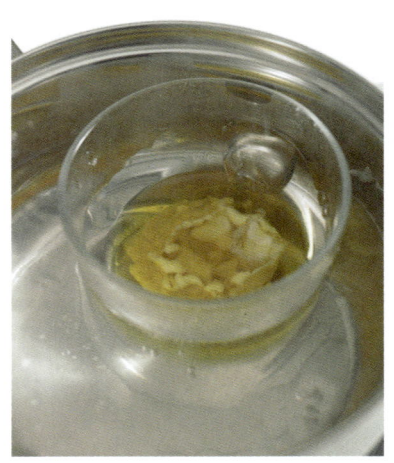

1 Bienenwachs und Kakaobutter im Wasserbad abschmelzen.

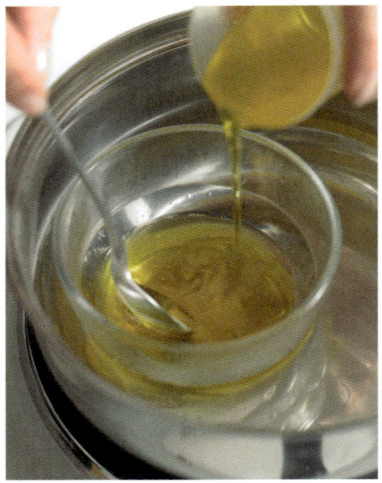

2 Jojobaöl dazugeben und rühren, bis sich alles verflüssigt hat.

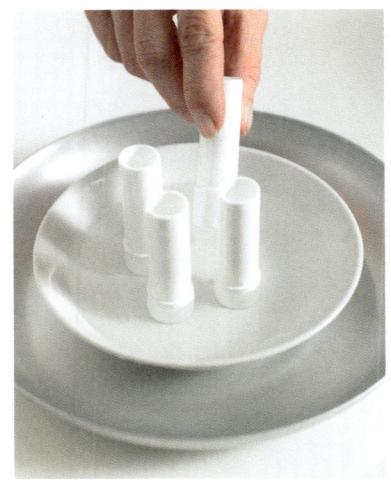

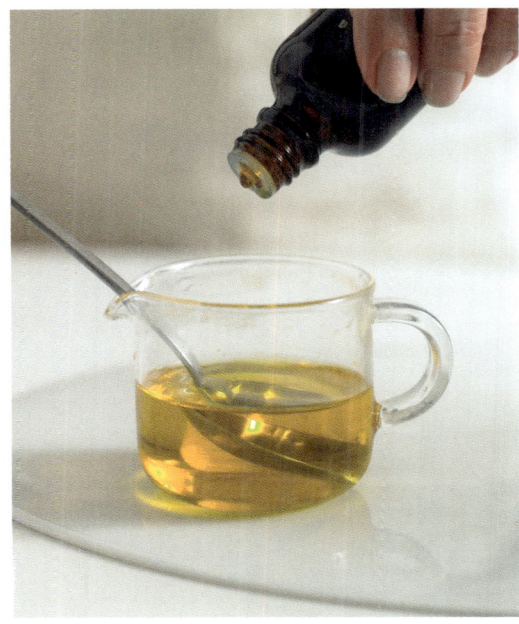

4 Die Öl-Wachs-Mischung in ein kleines Glaskännchen füllen und den Aromastoff oder das ätherische Öl einrühren.

3 Das Tablett mit kaltem Wasser aus dem Kühlschrank nehmen und die Lippenstiftformen ohne Hüllen ins Wasser stellen.

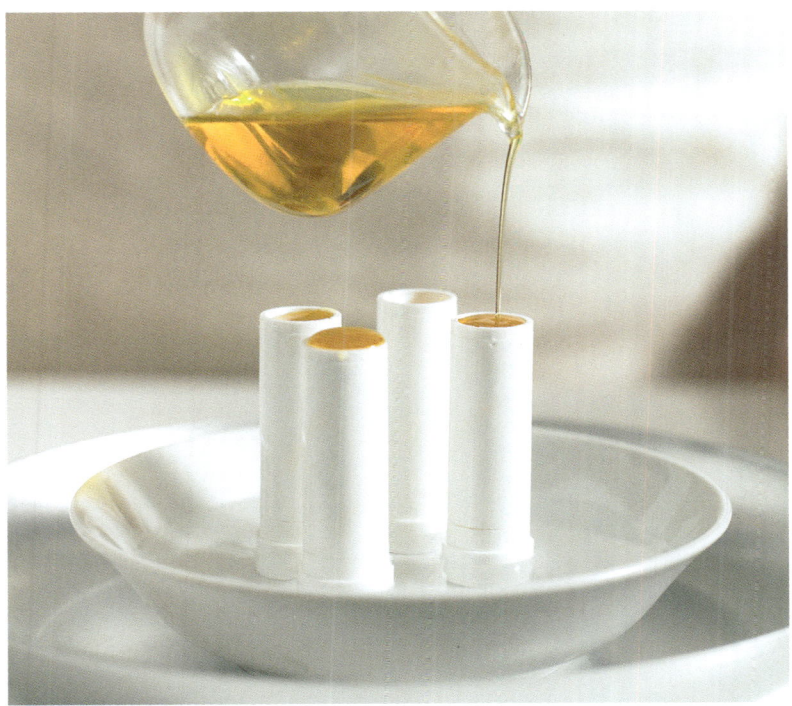

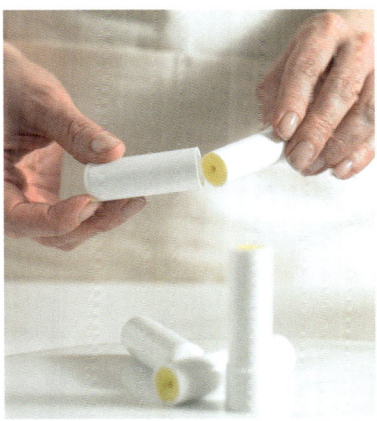

6 Zehn Minuten erhärten lasser, bevor der Stift in die Hülle geschoben wird. Dann in den Kühlschrank stellen, wo er aushärten kann.

ANWENDUNG
Direkt vom Stift auf die Lippen geben.

5 Die Mischung leicht auskühlen lassen (nicht zu stark, damit sie nicht im Kännchen fest wird), bevor man eine kleine Menge in jede Form gießt (ein Viertel). Lassen Sie diese in der Form leicht fest werden, dann weiter auffüllen.

Schokolade-Orange-Lippenbalsam

Dunkle biologische Kakaobutter verwende ich gern für Lippenbalsame, denn sie behält ihr herrliches Schokoaroma. Nachfolgende Rezeptur enthält pflanzliches Glycerin statt Honig, was je nach Wunsch durchaus austauschbar ist. Der Aromastoff ist ein Lippenbalsamgeschmack, der online angeboten wird. Man kann auch öllösliche Lebensmittelaromen benutzen, solange die Mengen angepasst werden. Die Grundrezeptur ist für Glas- oder Blechdöschen, die etwas festere Variante für Lippenstiftgießformen geeignet.

Inhaltsstoffe

10 g Bienenwachs

dunkle Kakaobutter

15 g Sheabutter

2 Esslöffel und 1 Teelöffel (35 ml) Mandelöl

1 Teelöffel (5 ml) Glycerin

5 Tropfen ätherisches Orangenöl

10 Tropfen Schokoladenaroma

Zubehör

Wasserbad-Set

Metalllöffel

Kleines Becherglas

5 x 15 ml-Blechdöschen oder Glastiegel

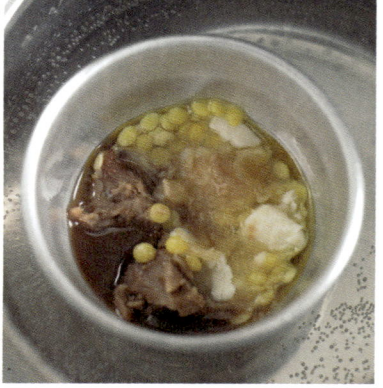

1 Bienenwachs, Kakaobutter und Sheabutter im Wasserbad abschmelzen.

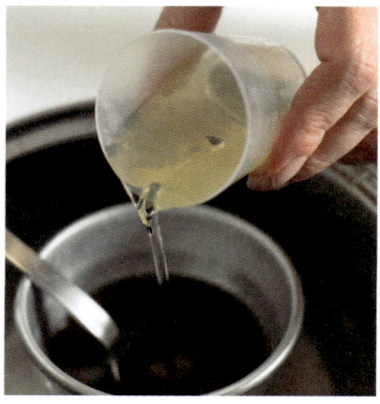

2 Mandelöl und Glycerin hinzufügen und sanft rühren, bis sich alles verflüssigt hat.

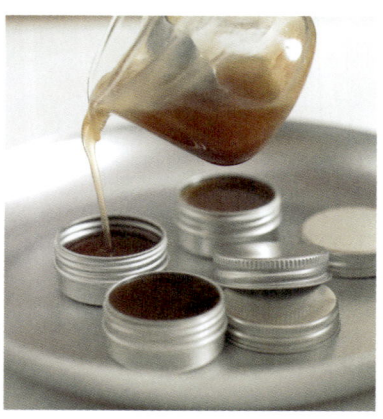

3 Von der Flamme nehmen und die heiße Mischung in das Becherglas füllen. Orangenöl und Schokoladenaroma zugeben und sanft rühren, bis die Mischung leicht abgekühlt, aber noch gießbar ist.

4 Die Mischung vorsichtig in die Döschen füllen und fest werden lassen.

Variante

Folgen Sie der Rezeptur für den Kakaobutter-Lippenbalsam auf S. 68 (ergibt ungefähr 5 x 5 g Gießformen)

15 g Bienenwachs

10 g Kakaobutter

10 g Mandelöl

15 g Jojobaöl

3 Tropfen Schokoladenaroma

2 Tropfen ätherisches Orangenöl

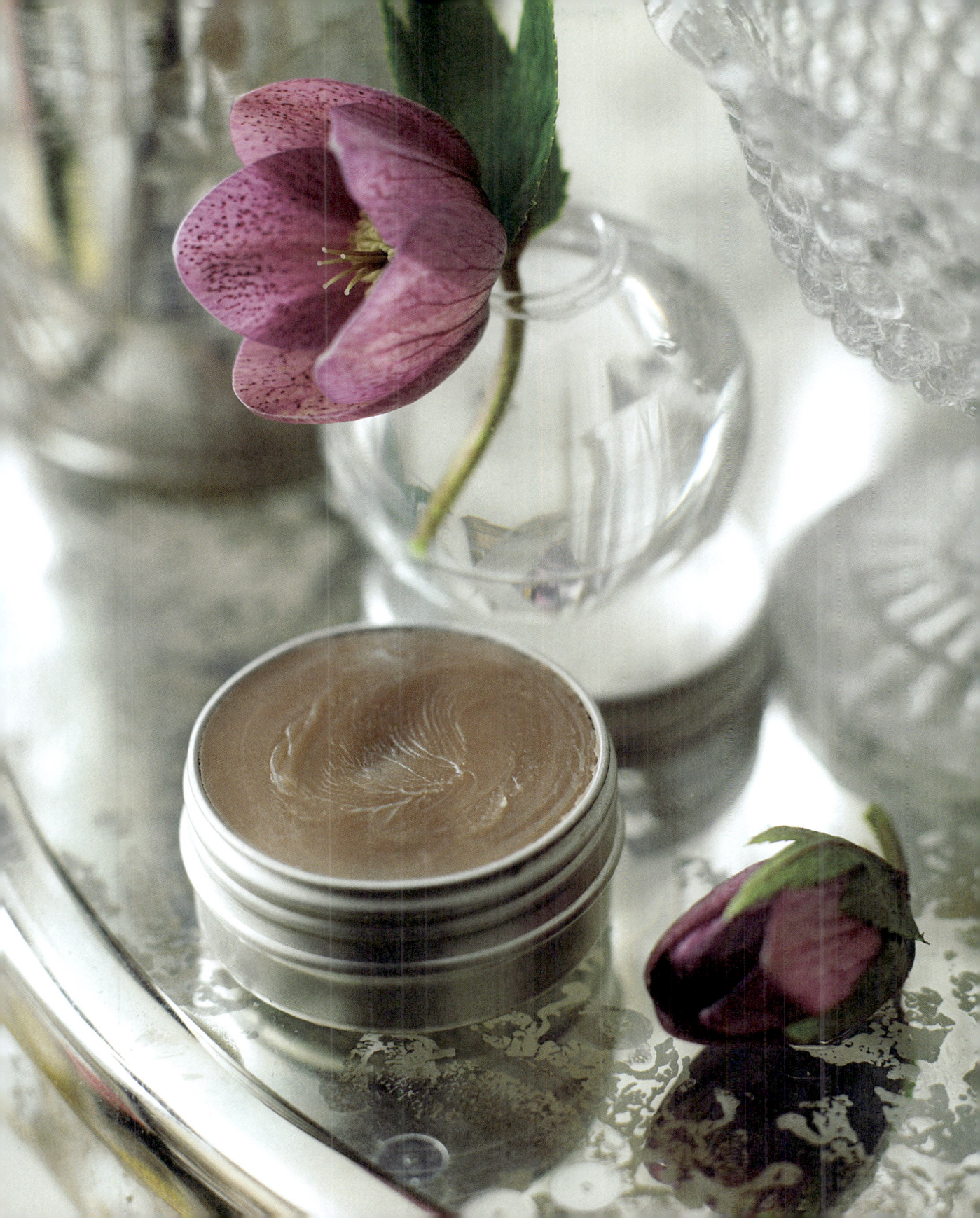

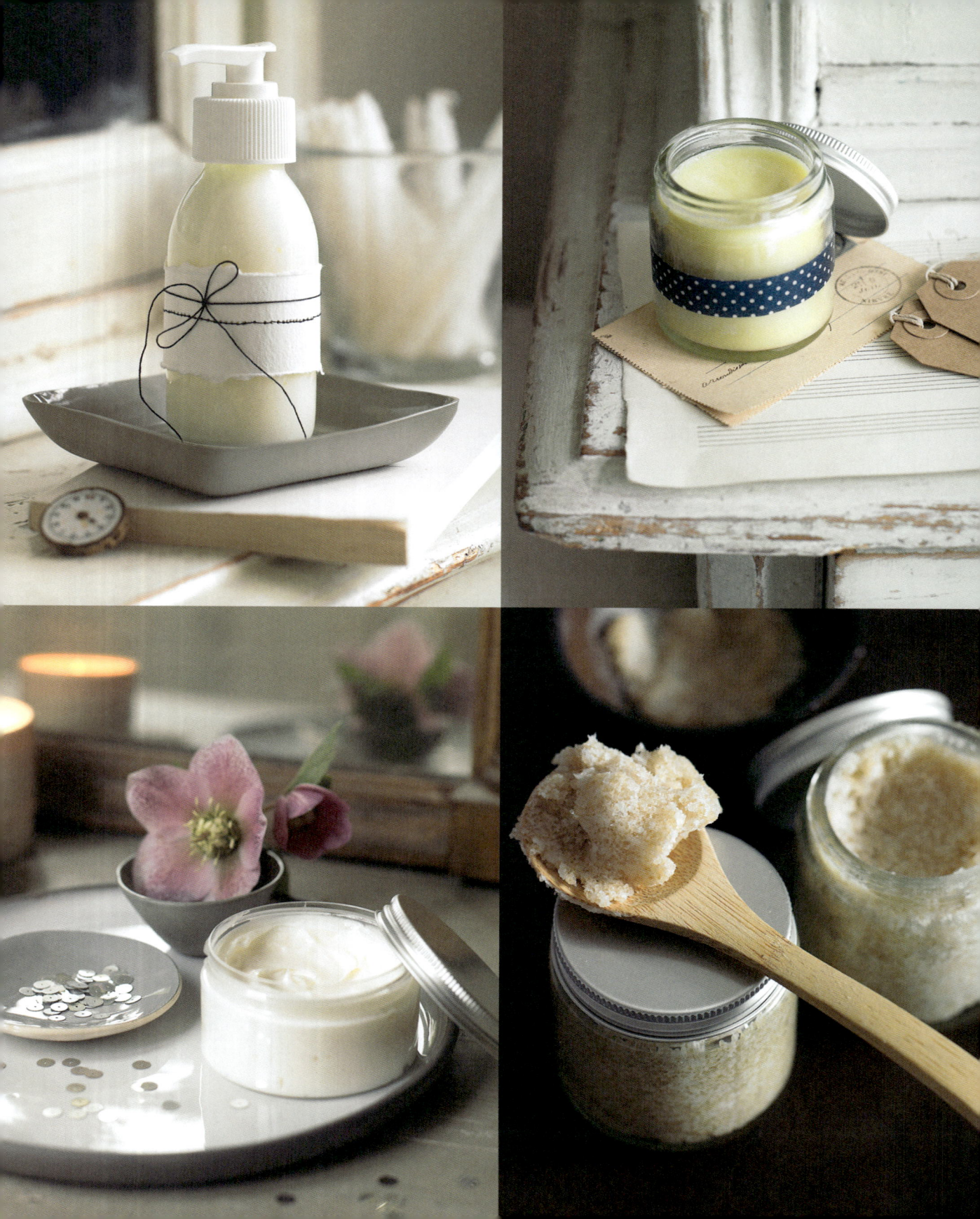

Kapitel 3

Körperpflege

Körperpflegeprodukte herzustellen bereitet mir großen Spaß, denn dabei geht es richtig zur Sache. Jeder kann seine beliebtesten Duftnoten mischen und sie an die Produkte für das Bad anpassen, um eine eigene Serie zu kreieren. Wir können problemlos einfache Balsame und Salben aus biologischen oder natürlichen Rohstoffen herstellen sowie unter Zusatz eines Emulgators oder Konservierungsmittels wunderbare, geschmeidige Cremes und leichte Lotionen für jeden Hauttyp zusammenstellen. Selbst gerührte Produkte für die Körperpflege sind außerdem beliebte Geschenke. Mit geschmackvollen Etiketten und Bändchen dekoriert, gewinnen diese Produkte einen sehr persönlichen Anstrich.

Weihrauch- & Orange-Körperlotion

Weihrauch! Dieser Inhaltsstoff allein könnte ein Buch füllen. Vom alten Ägypten bis in die Moderne fand und findet Weihrauch (*Olibanum*) sowohl als Luftreiniger und -verbesserer als auch wegen seiner heilenden sowie Anti-Aging-Wirkung Verwendung.

Ätherisches Weihrauchöl wird durch Destillation des Harzes des Weihrauchbaums der Arten *Boswellia sacra (syn. B. carterii)* und *Boswellia serrata (syn. B.thurifera)* gewonnen, der in Indien, am Horn von Afrika, Äthiopien und Somalia vorkommt. Das Harz wird geerntet, indem die Rinde an Stamm und Ästen des Baumes eingeschnitten wird. Das Harz tritt dadurch aus und bildet über der Wunde einen festen Harzblock. Weihrauch wurde auch zu kultischen Zwecken von den Babyloniern, Persern, Assyrern, Hebräern, Griechen und Römern genutzt. Die alten Ägypter verwendeten ihn zusätzlich zum Einbalsamieren und zur Herstellung des Rauchwerks Kyphi. Da Weihrauch kostbar war und als Geschenk der Götter galt, wurde er auf den Kopf eines Verstorbenen vor dem Begräbnis gelegt.

In der modernen Hautpflege wird Weihrauch aufgrund seiner hautregenerierenden Eigenschaft intensiv in Anti-Aging-Cremes verwendet.

Weihrauch

Der Duft von Weihrauch passt ausgezeichnet zum angenehm stimmungsaufhellenden Aroma des ätherischen Orangenöls. Orangenöl verströmt einen ausgesprochen wohltuenden Duft und löst bei mir stets Glücksgefühle aus. Genau diese Wirkungsweisen halte ich bei der Auswahl von ätherischen Ölen für die eigenen Pflegeprodukte für sehr wichtig.

Ätherische Öle haben nicht nur therapeutische Wirkung, sondern sollten meiner Meinung nach vom Benutzer auch als angenehm empfunden werden.

Inhaltsstoffe

Fettphase

5 g emulgierendes Wachs

3 Teelöffel (15 ml) Mandelöl

1 Teelöffel (5 ml) Aprikosenkernöl

Wasserphase

70 ml Orangenblütenwasser

1 Teelöffel (5 ml) Glycerin

Kühlphase

20 Tropfen Konservierungsmittel (oder nach Angaben des Herstellers)

20 Tropfen ätherisches Weihrauchöl und Orangenöl

Zubehör

Wasserbad-Set

Kleines Becherglas

Kleiner Stieltopf

Thermometer

Elektrischer (oder batteriebetriebener) Milchaufschäumer, Minimixer oder Stabmixer

Schüssel kaltes Wasser

100 ml Flasche mit Pumpspender

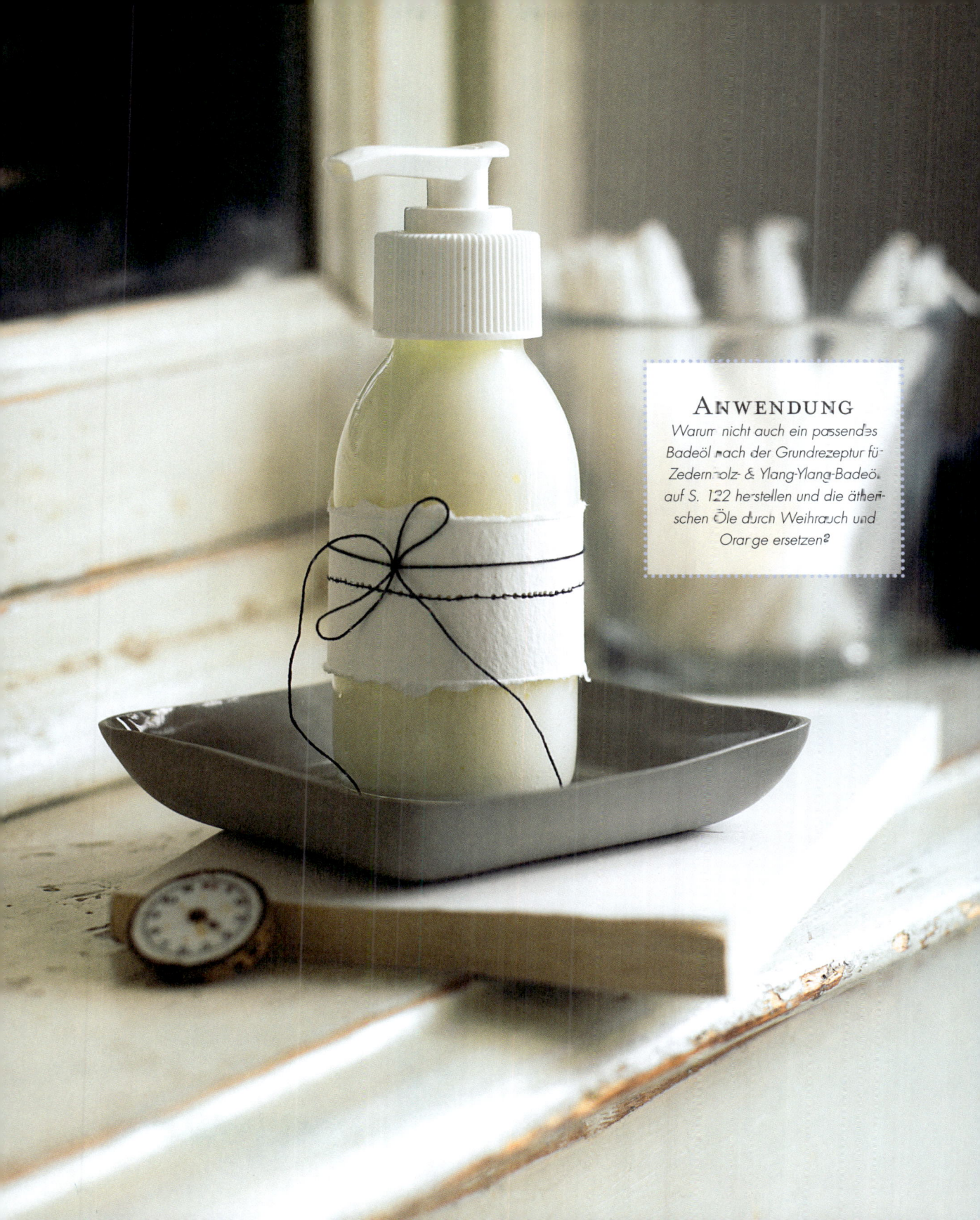

ANWENDUNG

Warum nicht auch ein passendes Badeöl nach der Grundrezeptur für Zedernholz- & Ylang-Ylang-Badeöl auf S. 122 herstellen und die ätherischen Öle durch Weihrauch und Orange ersetzen?

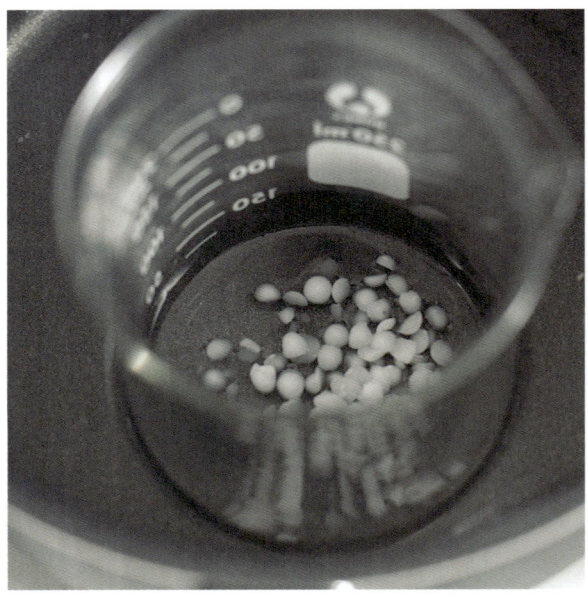

1 Fettphase: Das emulgierende Wachs im Wasserbad schmelzen.

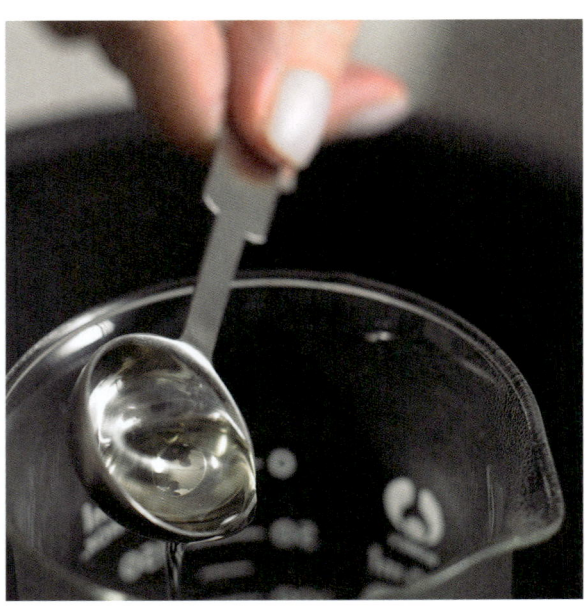

2 Mandelöl und Aprikosenkernöl hinzufügen und sanft erhitzen, bis sich alles verflüssigt hat.

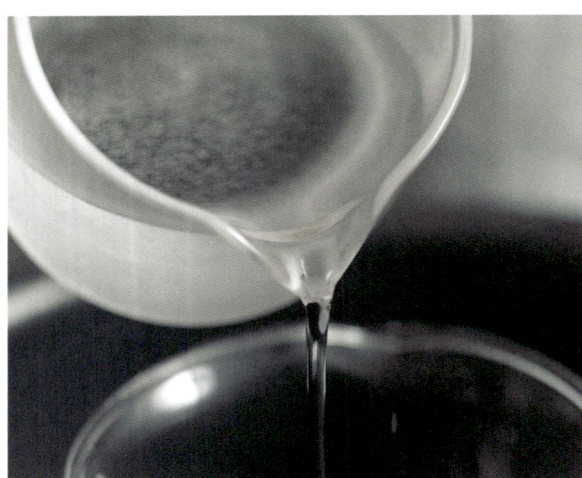

3 Wasserphase: Das Orangenblütenwasser und Glycerin in einem feuerfesten Becherglas erhitzen, das in einem Stieltopf mit heißem Wasser steht. Oder – wenn vorhanden – ein zweites Wasserbad-Set benutzen.

4 So lange erhitzen, bis die Bestandteile der Fettphase geschmolzen und die Mischungen der Fett- und der Wasserphase beide eine Temperatur von 75–80°C erreicht haben.

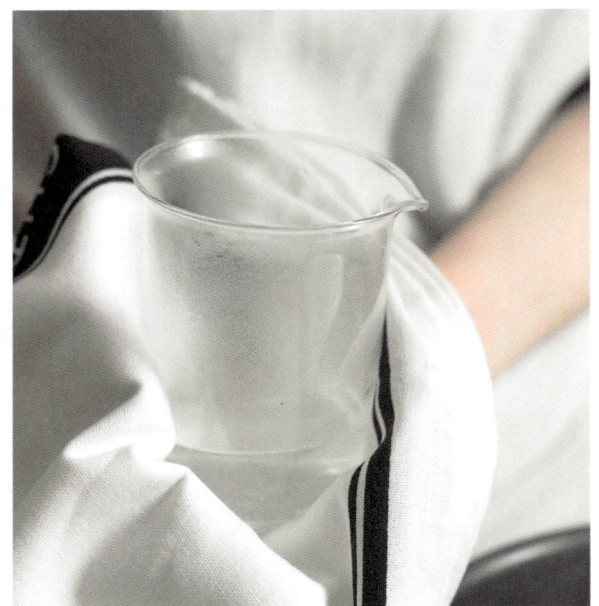

5 Die Wasserphase aus dem Stieltopf nehmen, ohne sich zu verbrennen. Benutzen Sie stets Topflappen oder ein festes Tuch.

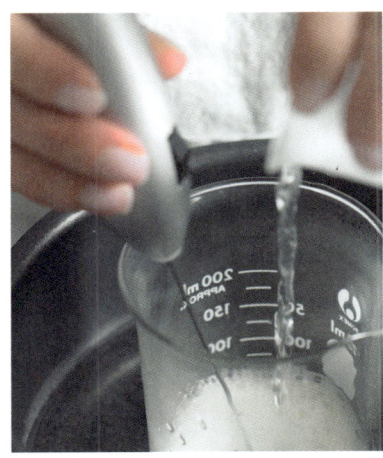

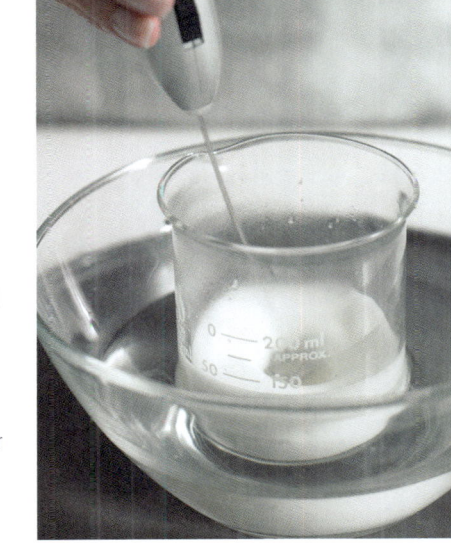

8 Das Becherglas mit der Lotion in die Schüssel mit kaltem Wasser stellen und weiterrühren, bis die Mischung leicht eindickt.

6 Milchaufschäumer oder Stabmixer in die Fettphase halten, die sich noch im Wasserbad befinden sollte. Auf niedrige Umdrehung schalten und den Aufschäumer in Kontakt mit dem Glasboden halten, sodass keine Luft in die Creme gelangen kann.

7 Die Wasserphase ohne abzusetzen und unter ständigem Rühren mit dem Aufschäumer in die Fettphase gießen. Das Rühren ungefähr eine Minute lang fortsetzen.

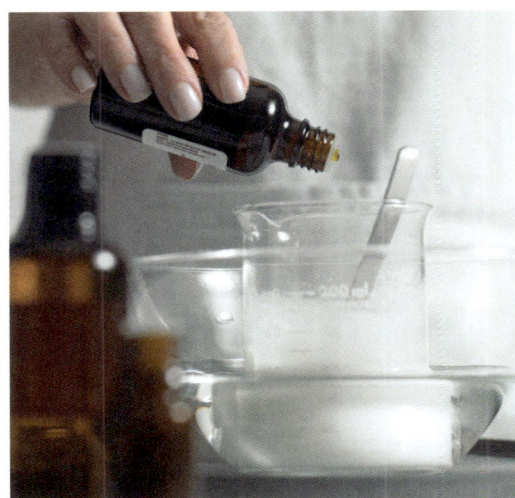

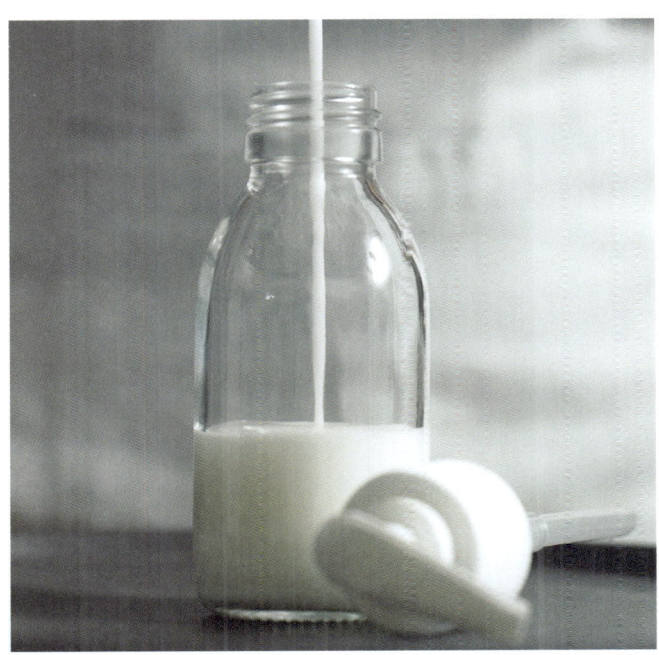

9 Ist die Mischung abgekühlt, das Konservierungsmittel und die ätherischen Öle einrühren.

10 In die Flasche mit dem Pumpdispenser gießen. Anschließend sorgfältig mit Herstellungsdatum und Inhaltsstoffen etikettieren.

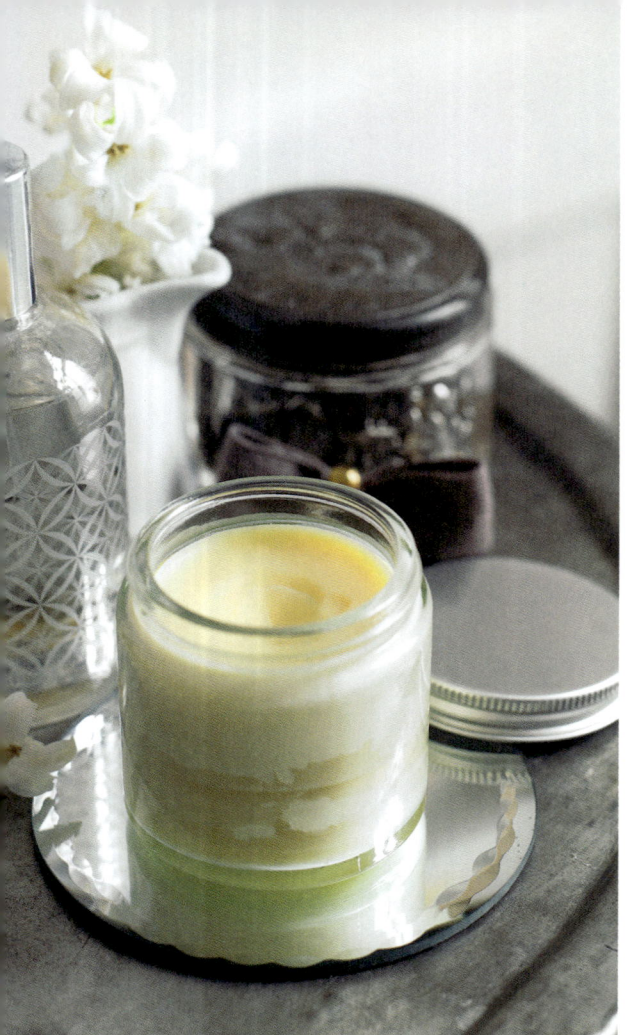

Mango- & Zitronen-Körperbutter

Die Kombination von Mango und Zitrone klingt recht appetitanregend. Allerdings kann diese weiche Körperbutter auch mit anderen Bestandteilen, einschließlich Macadamia, Aprikose, Olive, Avocado oder Mandel, hergestellt werden. Mangobutter wird aus dem Kern der Mangofrucht gepresst und in Hautpflegeprodukten aufgrund ihrer weichmachenden und feuchtigkeitsbindenden Eigenschaften geschätzt.

Die anderen beiden in dieser Rezeptur verwendeten Buttersorten haben eine festere Konsistenz, sodass ihr Ersatz durch andere Buttersorten die Textur des Balsams verändern würde. Kakaobutter und Sheabutter werden seit Jahrhunderten wegen ihrer glättenden und weichmachenden (rückfettenden) Eigenschaften für die Haut verwendet. Sie sind in sehr unterschiedlichen Qualitäten erhältlich.

Kakaobutter wird hauptsächlich in der Schokoladenherstellung verwendet und ist daher problemlos in Lebensmittelqualität und nativ zu erhalten. Die für die Kosmetik geeigneten Produkte sind häufig raffiniert und deodoriert, denn nicht jeder möchte ein Kakaobutter-Produkt, das nach Schokolade riecht. Ich allerdings liebe diesen Duft und neige zur Lebensmittelqualität oder der nativen Butter, die ein großartiger Bestandteil in Ölbädern und Lippenbalsamen mit Schokoaroma ist. Für die Körperpflege eignet sie sich aufgrund der Farbe weniger.

Es gibt viele Fairtrade-Anbieter von Sheabutter, die die (meistens) von Frauen betriebenen Sheabutter-Kooperativen unterstützen. Die unraffinierte/ungefilterte Sheabutter verdirbt schneller als die gefilterte Variante. Falls das Produkt länger als einen Monat halten soll, empfiehlt sich daher die gefilterte Sheabutter. Der Zusatz eines Antioxidans wie zum Beispiel Vitamin E verlängert die Haltbarkeit.

ANWENDUNG

Diese reichhaltige Körperbutter mit dem exotischen Duft trägt man am besten nach dem Baden oder Duschen auf und massiert sie in die leicht angefeuchtete Haut ein. Sie ist sehr gehaltvoll, daher sparsam zu verwenden – wobei leicht austrocknende Bereiche wie Ellbogen, Knie und Füße einer Extraportion bedürfen. Das Produkt ist ein ausgezeichneter Reisebegleiter und kann am Abend nach einem Sonnenbad seine Wirkung entfalten. Eine Alternative zur Mangobutter ist festes Kokosöl in (nicht deodorierter) nativer oder Lebensmittel-Qualität sowie eine Halb-und-Halb-Mischung von beiden, möchte man auf den tropischen Duft nicht verzichten.

Inhaltsstoffe

10 g Bienenwachs oder Jojobawachs

25 g Kakaobutter

30 g Sheabutter

25 g Mangobutter

1 Teelöffel (5 ml) Mandelöl

1 Teelöffel (5 ml) Vitamin E

10 Tropfen ätherisches Limonenöl

5 Tropfen ätherisches Orangenöl

5 Tropfen ätherisches Zitronenöl

Zubehör

Wasserbad-Set

Metalllöffel

Luftdicht verschließbarer
100 ml-Cremetiegel

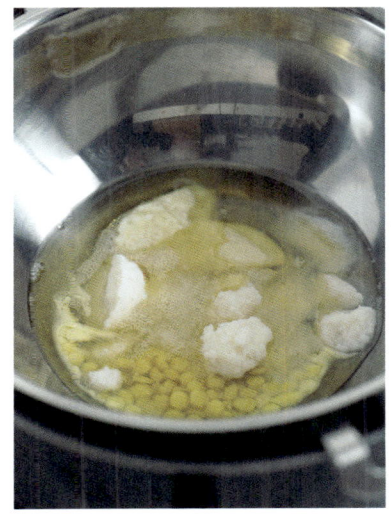

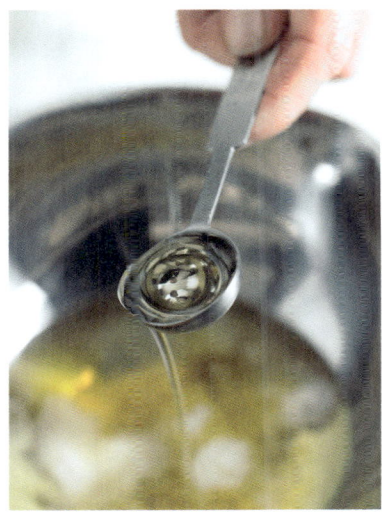

1 Bienenwachs, Kakaobutter, Shea- und Mangobutter im Wasserbad schmelzen. Mischung ungefähr 20 Minuten bei schwacher Hitze ruhen lassen, um eine griesige Konsistenz der Butter beim Abkühlen zu vermeiden.

2 Mandelöl und Vitamin E hinzufügen und einige Minuten erhitzen, bis sich alles verflüssigt hat.

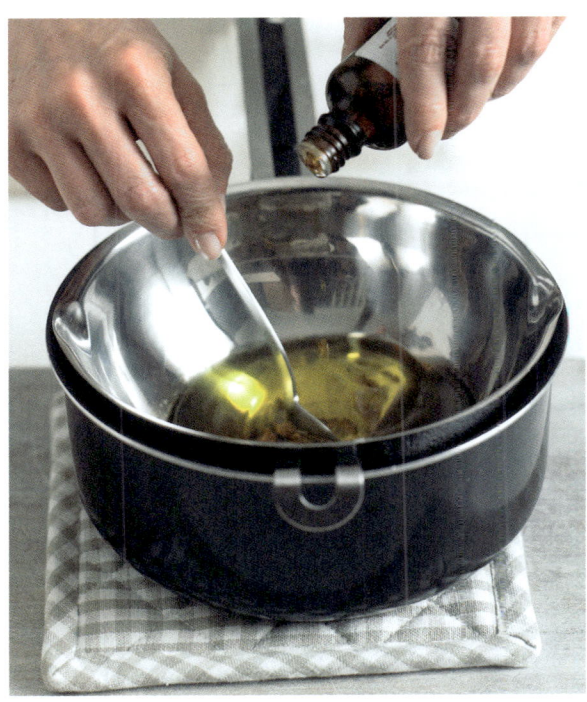

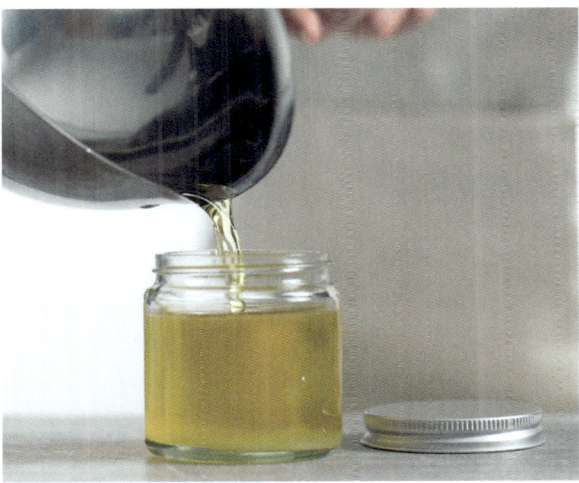

3 Vom Feuer nehmen und die ätherischen Öle sorgsam einrühren.

4 Die noch warme Mischung vorsichtig in einen Tiegel gießen und aushärten lassen.

Vetivergras- & Vanille-Körpercreme

Es gibt Zeiten, da wünscht man sich ein Pflegeprodukt, das sich wunderbar anfühlt und sensationell duftet. Nachfolgende Körpercreme ist ein solches Traummittel. Die Formulierung ist unkompliziert, doch die Kombination aus Kokosnuss, Vetivergras (*Vetiveria zizanioides*, ein Süßgras aus dem tropischen Asien) und Vanille ist schlicht himmlisch. Das Tüpfelchen auf dem „i" schließlich wäre die Zugabe von Rosenöl und Patchouli.

Strapazieren Rosenöl oder Rosen-Absolue das Budget zu sehr, ersetzen Sie das Quellwasser durch Rosenwasser. Außerdem können Sie Mandelöl verwenden, das mit Vanilleschoten statt mit Vanilleextrakt mazeriert wurde (für weitere Informationen siehe S. 122).

Vanille

Der Duft von Vanille-Absolue ist mit dem zuckrigen synthetischen Vanilleduftstoff, den man in kommerziellen Produkten für Bad und Körper findet, nicht zu vergleichen. Allerdings ist es schwierig zu verarbeiten, da es eine dicke, sirupartige Konsistenz besitzt und problematischerweise braun gefärbt ist. In Massenprodukten kommt es heutzutage kaum noch zur Anwendung, denn es verleiht weißen Cremes eine leichte Brauntönung, die die meisten Konsumenten nicht mögen.
Ich liebe den CO_2-Extrakt von Vanille, der zwar ebenfalls dicklich, aber dennoch cremiger als das Absolue ist. Allerdings ist die Körpercreme mit diesem immerhin natürlichen Extrakt nicht reinweiß, sondern cremeweiß und kann mit der Zeit nachdunkeln.

Inhaltsstoffe

Fettphase
10 g Kokosöl

5 g Sheabutter

7 g emulgierendes Wachs

2 Teelöffel (10 ml) Mandelöl

1 Teelöffel (5 ml) Macadamianussöl

Wasserphase
4 Teelöffel (60 ml) Quellwasser

½ Teelöffel (2,5 ml) Glycerin

Kühlphase
10 Tropfen Vitamin-E-Öl

20 Tropfen Konservierungsmittel (oder nach Dosierungsanleitung des Herstellers)

10 Tropfen Vanille-Absolue oder Vanille CO_2-Extrakt

5 Tropfen ätherisches Vetiveröl

5 Tropfen ätherisches Zedernholzöl

Zubehör
Wasserbad-Set

Kleines feuerfestes Becherglas

Kleiner Stieltopf

Thermometer

Elektrischer (oder batteriebetriebener) Milchaufschäumer, Minimixer oder Stabmixer

Schüssel kaltes Wasser

Metalllöffel

luftdicht verschließbarer 100 ml-Cremetiegel

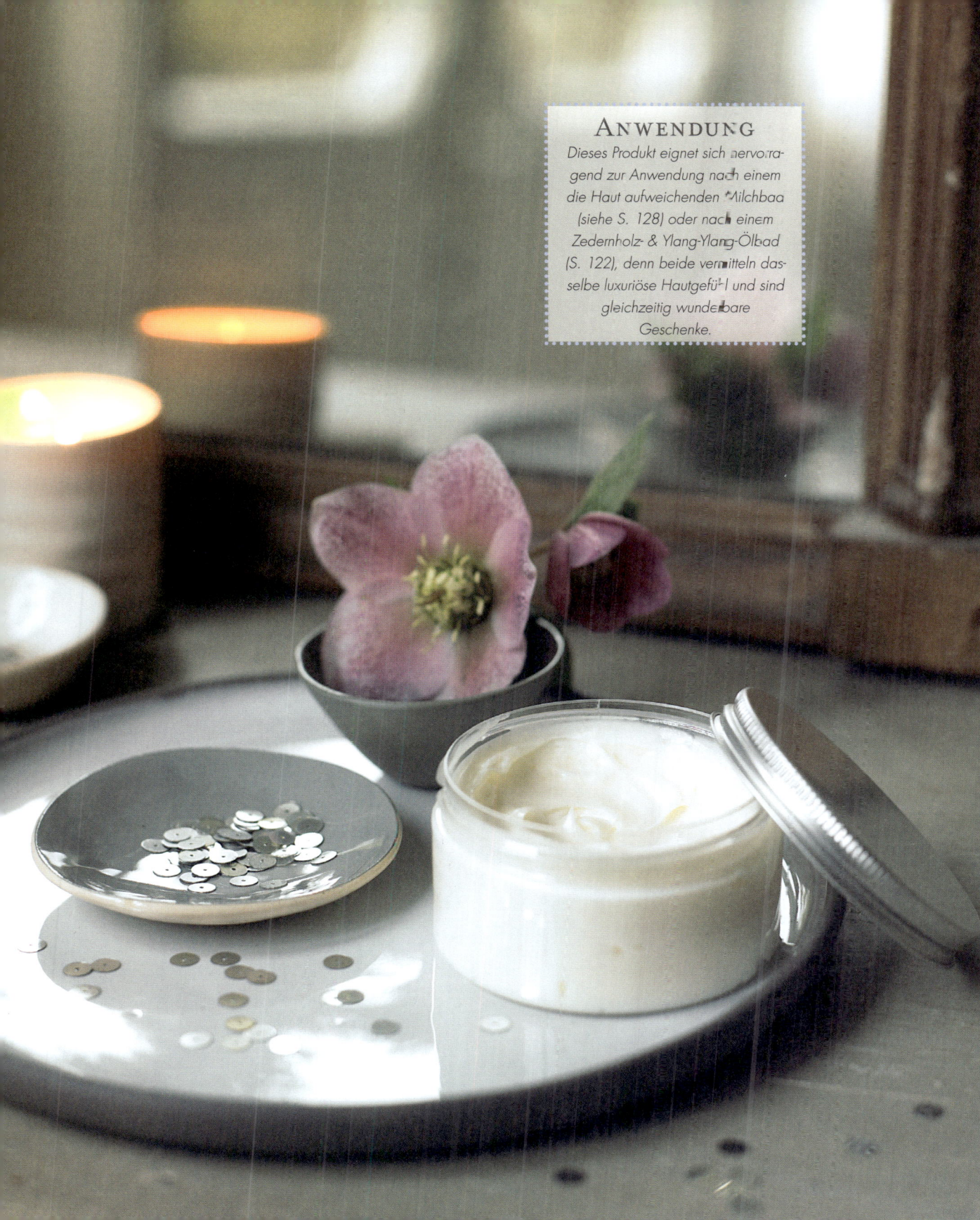

ANWENDUNG

Dieses Produkt eignet sich hervorragend zur Anwendung nach einem
die Haut aufweichenden Milchbad
(siehe S. 128) oder nach einem
Zedernholz- & Ylang-Ylang-Ölbad
(S. 122), denn beide vermitteln dasselbe luxuriöse Hautgefühl und sind
gleichzeitig wunderbare
Geschenke.

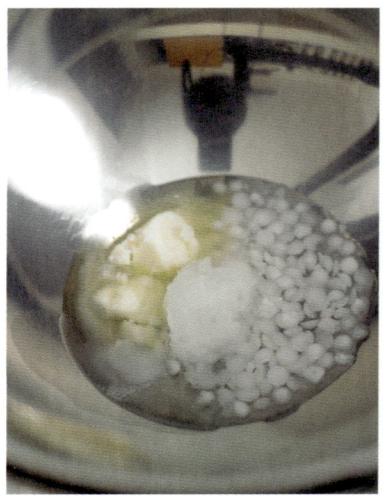

1 Fettphase: Das Kokosöl und die Sheabutter im Wasserbad zusammen mit dem emulgierenden Wachs schmelzen.

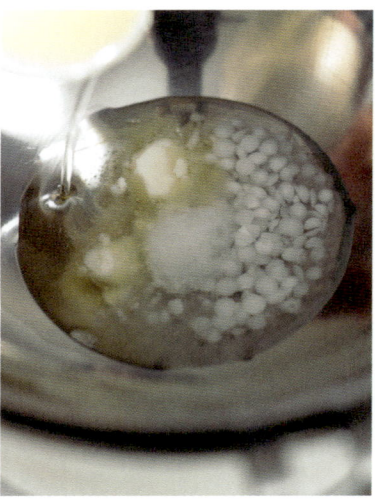

2 Mandel- und Macadamianussöl hinzufügen und erhitzen, bis sich alles verflüssigt hat.

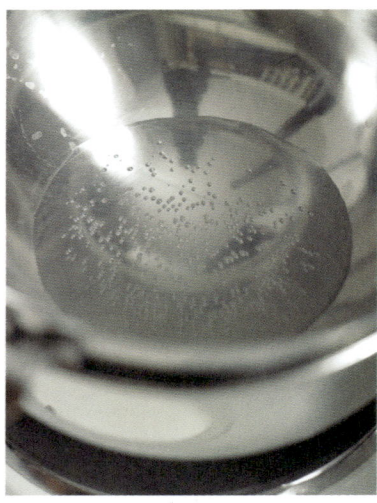

3 Wasserphase: Quellwasser und Glycerin in einem feuerfesten Becherglas erhitzen, das man in einen Stieltopf mit heißem Wasser stellt, wenn man kein zweites Wasserbad-Set zur Verfügung hat.

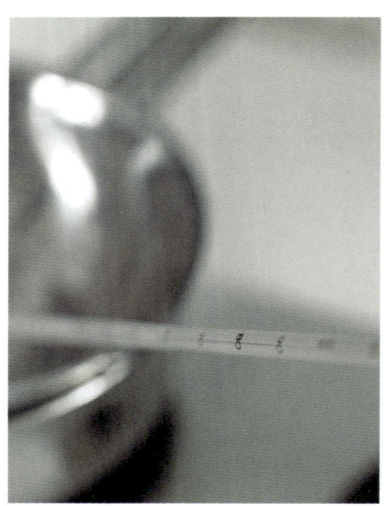

4 Erhitzen, bis die Bestandteile der Fettphase geschmolzen sind und die Fett sowie die Wasserphase eine Temperatur von 75–80°C erreicht haben.

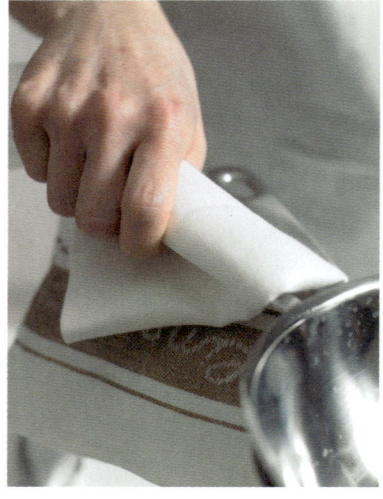

5 Die Wasserphase mithilfe eines Topflappens oder festen Tuches aus dem Stieltopf nehmen. Vorsicht Verbrennungsgefahr!

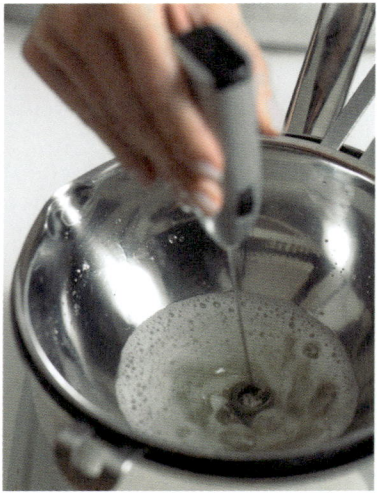

6 Milchaufschäumer oder Stabmixer in die Fettphase stellen, die im Wasserbad verbleibt. Eine niedrige Einstellung wählen und den Mixstab in Kontakt mit dem Boden des Gefäßes halten, damit nicht zu viel Luft in die Mischung gelangt.

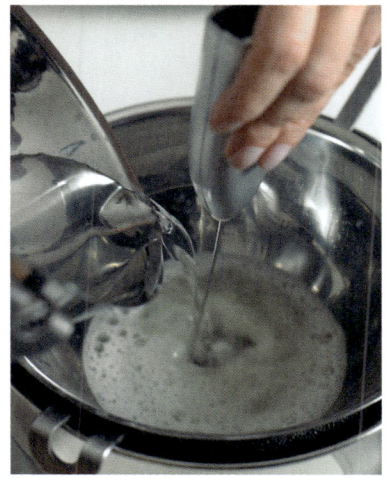

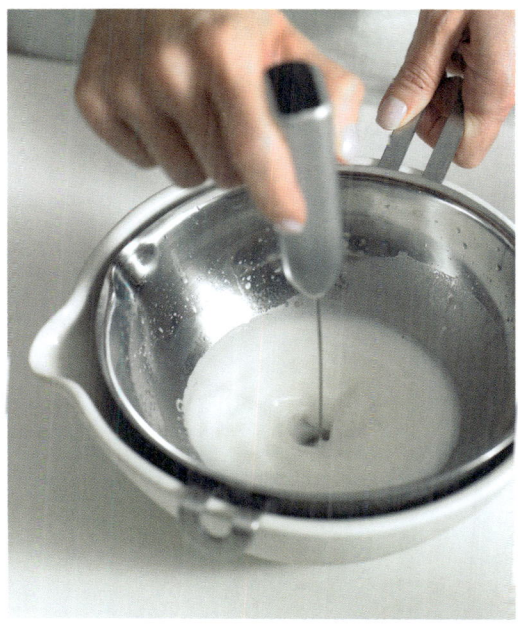

8 Den Topf mit der Lotion in die Schüssel kalten Wassers stellen und weiterrühren, bis die Mischung leicht andickt.

7 Unter ständigem Rühren mit dem Milchaufschäumer die Wasserphase gleichmäßig in die Fettphase gießen. Ungefähr eine Minute weiterrühren.

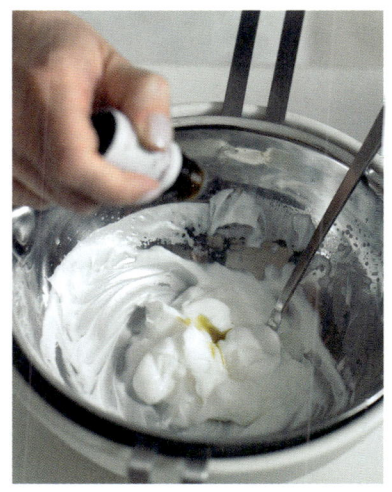

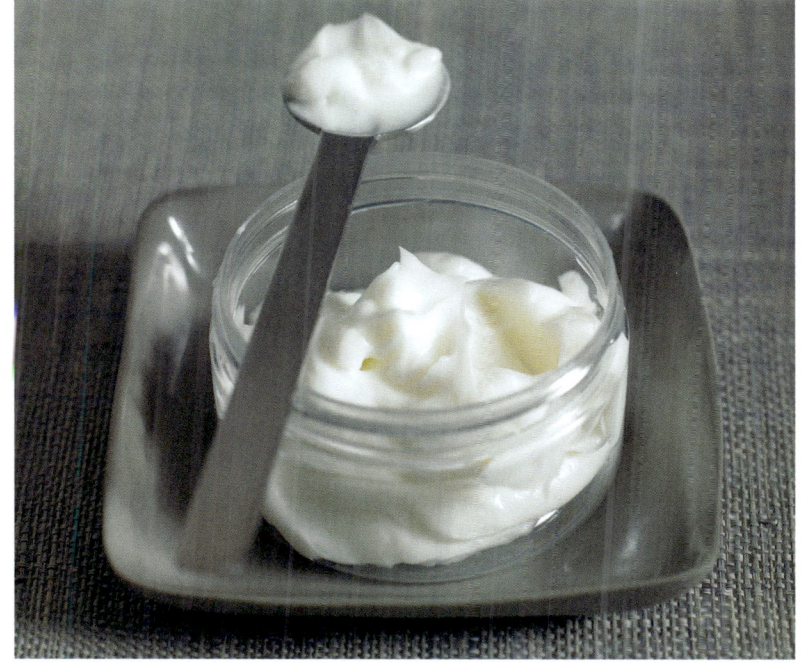

9 Ist die Mischung abgekühlt, Vitamin E, Konservierungsmittel und ätherische Öle einrühren.

10 In einen Tiegel geben. Das Gefäß sorgfältig mit Angaben über Herstellungsdatum und Inhaltsstoffe etikettieren.

„Auf nach Barbados"-Körperpeeling

Diese Rezeptur für ein Körperpeeling kam auf Anregung einer Freundin zustande, die sich das Ziel gesetzt hatte, sich ein Jahr lang für eine fiktive Reise nach Barbados fit zu machen. Anfänglich bedeutete das, ein paar Pfund abzunehmen und eine Grundgarderobe zusammenzustellen, die in wenigen Minuten gepackt ist, falls man kurzfristig eine Einladung nach Barbados erhält.

Im Verlauf jenes Jahres zog das Projekt immer weitere Kreise, sodass sich für seine Verwirklichung eine Gruppe von Freundinnen zusammenfand. Wir begannen, uns von Überflüssigem – physisch und mental – zu befreien. Gaben Kleidung, die wir nicht benötigten, an andere weiter, die sie nötig hatten, räumten nicht nur in unseren Kleiderschränken auf, sondern entschlackten unser Leben, schworen uns, keine nutzlosen Dinge mehr zu kaufen. Und was noch wichtiger war, wir nahmen Abstand, zogen Bilanz und beschlossen, mehr Sorgfalt auf uns selbst zu verwenden. Und an dieser Stelle kam dieses Peeling ins Spiel.

Ein einziges Peeling konnte all diese Erfordernisse natürlich nicht erfüllen. Zumindest jedoch gab es uns das Gefühl, für Barbados fit zu sein und wie ein tropischer Cocktail zu duften.

Kokosöl

Reines Kokosöl ist ein großartiger Feuchtigkeitsspender. Auch wenn es bei Raumtemperatur noch fest ist, kann es problemlos in die Haut einmassiert werden. Zusätzlich dient es vor einer Haarwäsche als Pflege für trockenes und geschädigtes Haar. Gelegentlich erscheint es auch unter der Bezeichnung Kokosbutter. Ich habe zusätzlich Macadamianussöl zugefügt, um das tropische, feuchtigkeitspflegende Thema zu betonen. Es kann jederzeit durch Mandelöl ersetzt werden. Zucker übernimmt in dieser Rezeptur die Peelingfunktion. Welche Zuckersorte Sie benutzen, bleibt Ihnen überlassen. Die feineren Zuckerqualitäten wirken sanfter, die mit größeren Kristallen härter. Für meinen Geschmack funktioniert Demerara-Rohrzucker am besten. Das sollte Sie aber nicht davon abhalten zu experimentieren.

Inhaltsstoffe

50 g Kokosöl (fest)

2 Teelöffel (10 ml) Macadamianussöl

10 Tropfen ätherisches Orangenöl

5 Tropfen ätherisches Zitronenöl

5 Tropfen ätherisches Limonenöl

60 g brauner Rohrzucker

Zubehör

Kleine Glasschüssel oder Becherglas

Teelöffel

Luftdicht verschließbares Gläschen mit Schraubdeckel

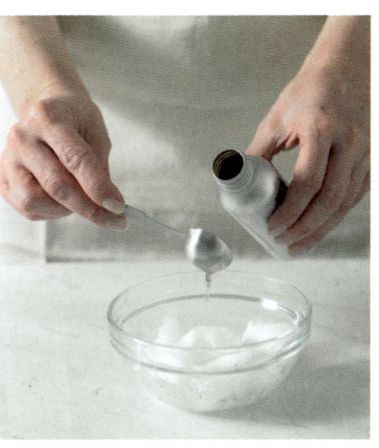

1 Kokosöl in eine Schüssel oder ein Becherglas geben.

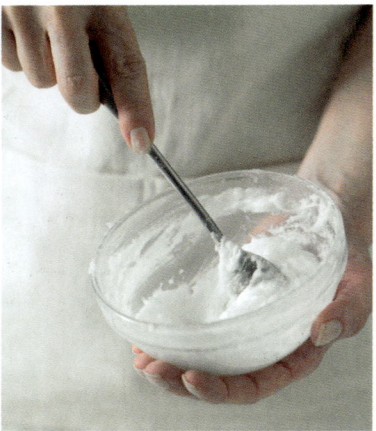

2 Macadamianussöl hinzufügen und die Mischung heftig mit einem Teelöffel aufschlagen, bis eine weiche, schaumige Masse entstanden ist.

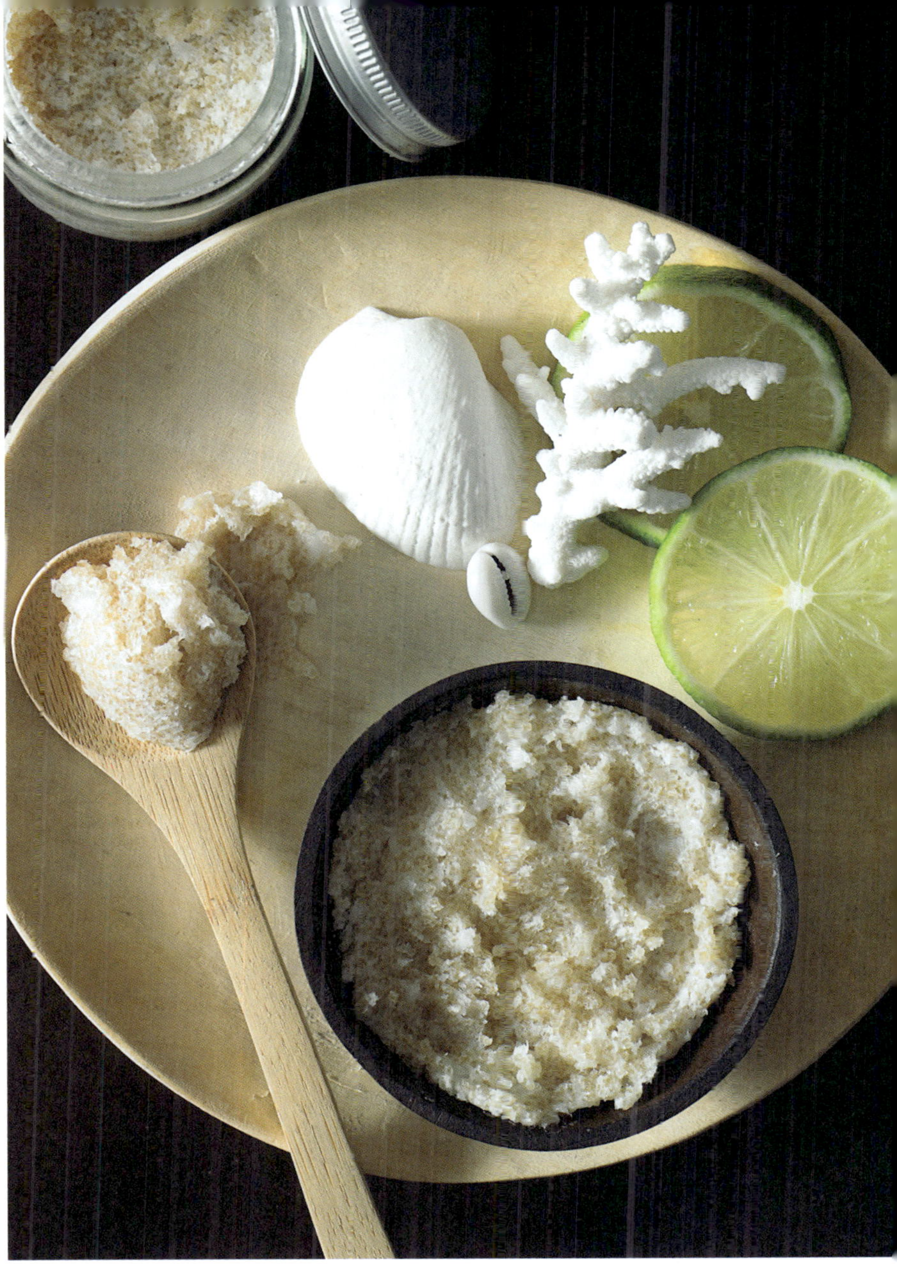

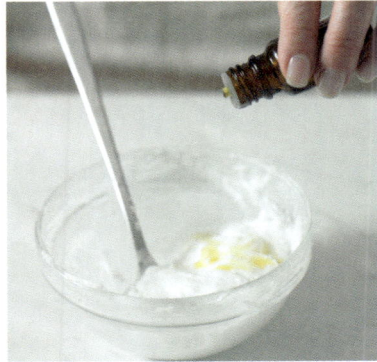

3 Ätherische Öle hinzugeben und einrühren, bis eine harmonische Mischung entsteht.

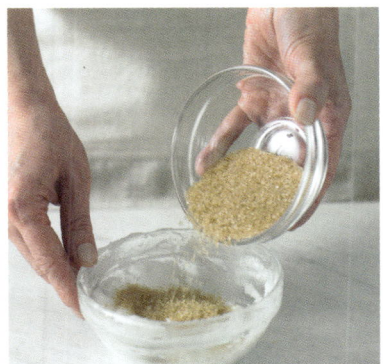

4 Rohrzucker portionsweise und unter Rühren in die Kokosmischung streuen, bis sich alles verbunden hat.

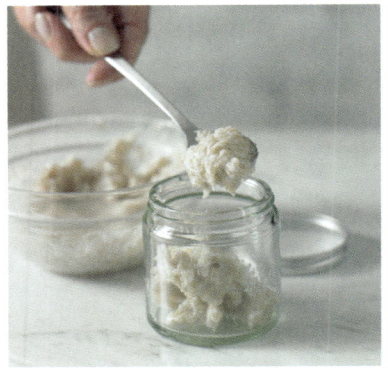

5 Vorsichtig mit dem Löffel in den Tiegel füllen.

ANWENDUNG

Unter der Dusche in die feuchte Haut einmassieren – unter besonderer Berücksichtigung von Knien und Ellbogen. Die empfindliche Haut an Brust und Schlüsselbein vorsichtig behandeln. Das Körperpeeling mit Wasser abspülen. Das Kokosöl bleibt wie ein Film auf der Haut zurück und kann in die Haut einmassiert werden. Es lässt sie samtig und glatt werden.

Beinwell- & Arnika-Massageöl

Das Massageöl hat eine ausgesprochen wohltuende Wirkung nach sportlichen Aktivitäten oder sonstiger körperlicher Anstrengung, denn es enthält mazerierte Öle, die Muskelkater, Schmerzen und Verstauchungen lindern helfen. Beinwell (*Symphytum officinale*) wirkt heilend bei Prellungen, Zerrungen und Verstauchungen sowie regenerierend bei empfindlicher oder schuppiger, geschädigter Haut.

Johanniskraut (*Hypericum*) besitzt entzündungshemmende, antivirale und adstringierende Inhaltsstoffe. Gegenwärtig wird es landläufig als Heilmittel bei Angstzuständen und Depressionen verwendet, hilft jedoch auch Schnitt- und Kratzwunden zu schließen und sensible oder juckende Haut zu beruhigen sowie bei Rheuma und Rückenschmerzen. Arnika ist ein bekanntes Heilmittel bei Prellungen, Muskelkater, Schmerzen und Sportverletzungen.

Fügen Sie Ihre persönliche Mischung an ätherischen Ölen in einer Höhe bis zu zwei Prozent der Gesamtmenge hinzu. Meine Rezeptur enthält zwei Vorschläge für Mischungen zum Ausprobieren.

Inhaltsstoffe

2 Teelöffel (10 ml) Beinwellöl

2 Teelöffel (10 ml) Arnikaöl

2 Teelöffel (10 ml) Johanniskrautöl

4 Teelöffel (20 ml) Avocadoöl

45 ml Mandelöl

1 Teelöffel (5 ml) Vitamin E

ungefähr 20–30 Tropfen ätherische Öle

Entspannungsmischung: 6 Tropfen Lavendel, 6 Tropfen Storchschnabel (*Geranium*), 4 Tropfen Muskateller-Salbei (*Salvia sclarea*), 4 Tropfen Bergamotte (*Citrus aurantium ssp. bergamia*)

Wärmende Sportmischung: 4 Tropfen Koriander (*Coriandrum sativum*), 2 Tropfen Ingwer (*Zingiber officinale*), 4 Tropfen Schwarzer Pfeffer (*Piper nigrum*), 6 Tropfen Orange, 4 Tropfen Zedernholz

Zubehör

Kleiner Glaskrug oder Becherglas

Metalllöffel

Luftdicht verschließbare Glasflasche

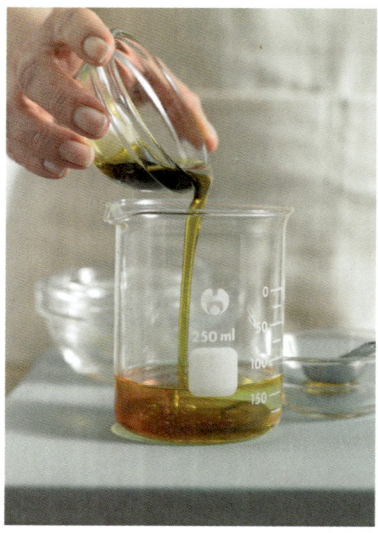 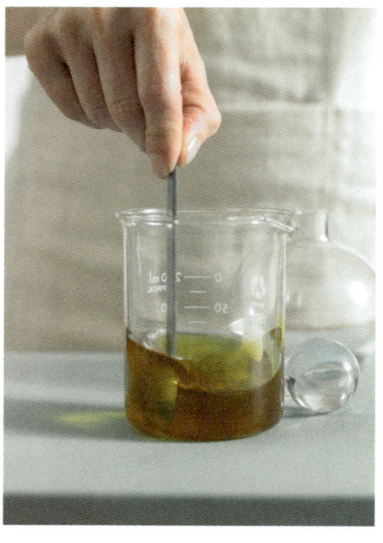

1 Nacheinander die Öle in das Glaskännchen geben und anschließend das Vitamin E hinzufügen.

2 Mit ätherischen Ölen auffüllen und gründlich vermischen. In die Glasflasche gießen.

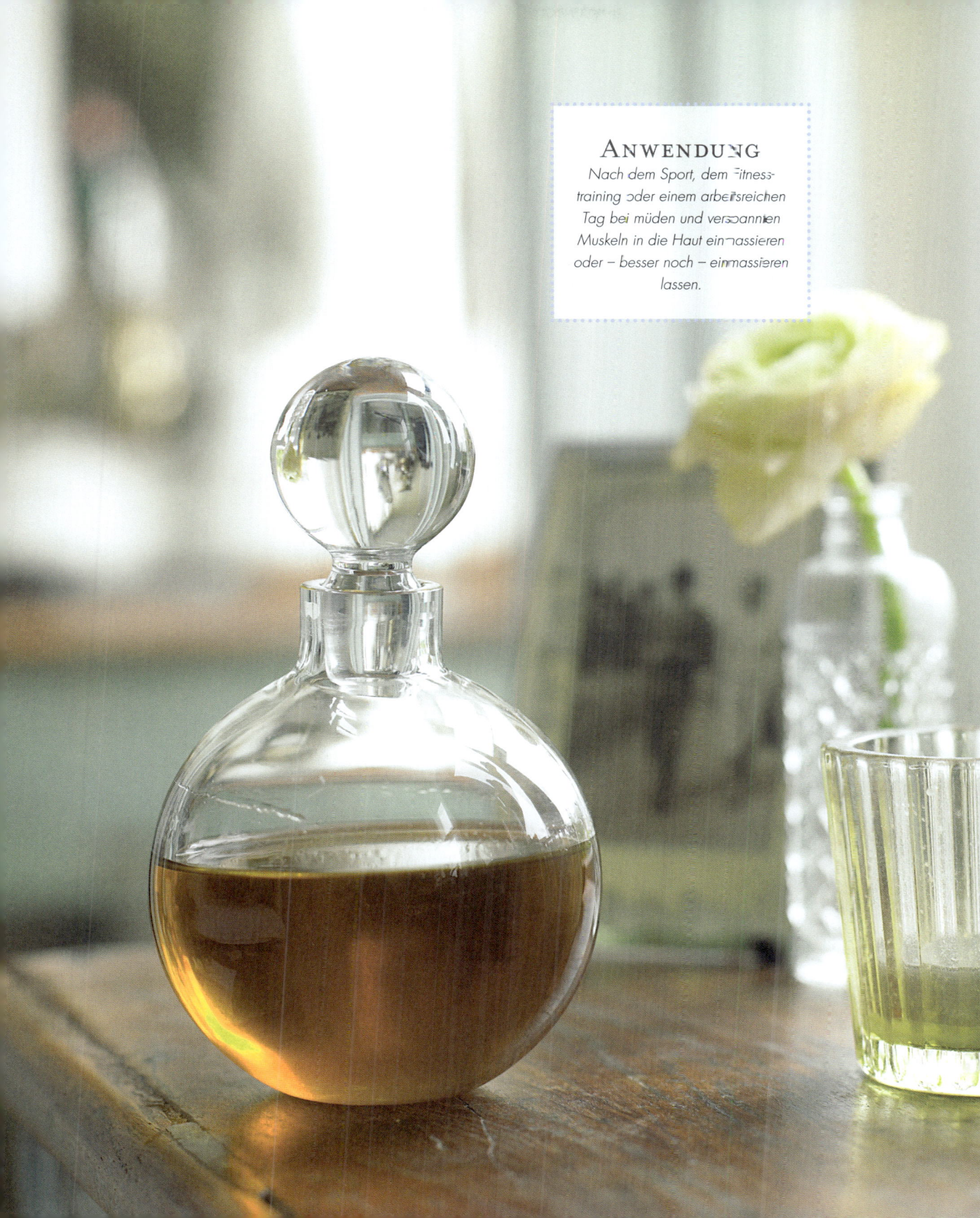

ANWENDUNG

Nach dem Sport, dem Fitness-
training oder einem arbeitsreichen
Tag bei müden und verspannten
Muskeln in die Haut einmassieren
oder – besser noch – einmassieren
lassen.

Lavendel- & Aloe-Vera-Körpergel

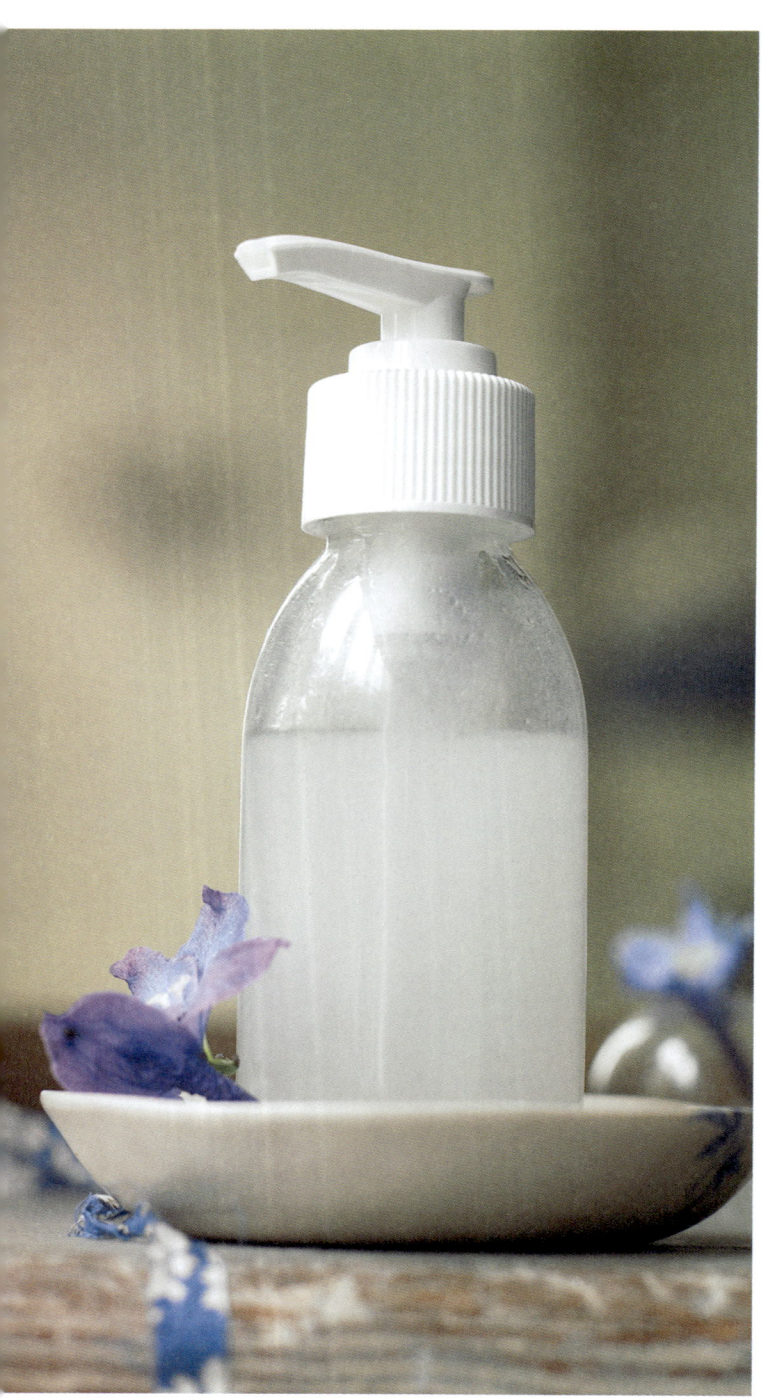

Aloe Vera, eine hübsche, einfach zu haltende Zimmerpflanze, besitzt mit die wirksamsten natürlichen, beruhigenden Inhaltsstoffe bei gereizter oder sonnenverbrannter Haut. Brechen Sie ein Blatt von der Pflanze, schälen Sie den äußeren, grünen Teil ab und legen Sie das innere, wässrige Mark des Blattes direkt auf die Haut. Allerdings lässt sich das frische Blattgel der Aloe Vera aufgrund seiner kurzen Haltbarkeit nur dann in Pflegeprodukte einarbeiten, wenn diese umgehend verwendet werden. Aloe Vera wird im Handel meistens als gefriergetrocknetes Pulver angeboten und mit Wasser verdünnt zusammen mit einem Konservierungsstoff zu einem Konzentrat (Blattgel) verarbeitet. Dieses wiederum kann in Cremes, Lotionen und selbst gerührte Gele eingearbeitet werden. Diese Gele sind unter Verwendung von natürlichen, als Lebensmittelzusatz geltenden Gelbildnern wie „Xanthan" oder dem selteneren Konjakmehl einfach herzustellen.

Konjakmehl

Konjakmehl wird aus der Wurzel (Knolle) der in ganz Südostasien verbreiteten Teufelszunge (*Amorphophallus konjac*) hergestellt und ist in Japan als Diätmittel in Pillen- oder Kapselform auf dem Markt. Aufgrund ihrer faserigen Struktur bildet es unter Wasserzusatz eine feste Gelstruktur und ist sehr hilfreich bei der Herstellung von Augen-, Gesichts-, Körper- und anderen Gelen. Ich ziehe es Xanthan vor, rate Ihnen jedoch, beide Stoffe auszuprobieren, um sich eine eigene Meinung zu bilden. Die Grundrezeptur für Gel kann angepasst und auch in Cremes und Lotionen nach der Kühlphase eingearbeitet werden, die damit eine angenehm leichte, schaumige Konsistenz annehmen.

Inhaltsstoffe

2 Teelöffel (19 ml) Aloe-Vera-Konzentrat

½ Teelöffel (2,5 ml) Ringelblumenöl

½ Teelöffel (2,5 ml) Hagebuttenkernöl

100 ml Basisgelmischung (siehe unten und rechts), abgekühlt

20 Tropfen ätherisches Lavendelöl

Basisrezeptur für Gel

½ Teelöffel (2,5 ml) Glycerin

20 Tropfen Konservierungsmittel (oder nach Dosierungsanleitung des Herstellers)

85 ml Quellwasser

1 g Konjakmehl oder Xanthan (granulierte Qualität/Gomme Xanthane grade transparent)

Zubehör

Kleines Glaskännchen

Metallkochlöffel

Schneebesen oder Stabmixer

100 ml-Flasche mit Pumpspender

Anleitung für die Basisrezeptur des Gels (ergibt 100 ml)

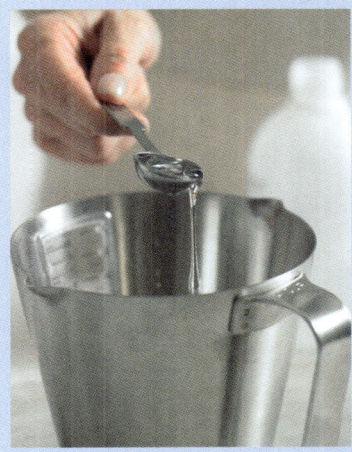

Glycerin und Konservierungsmittel in den Messbecher geben.

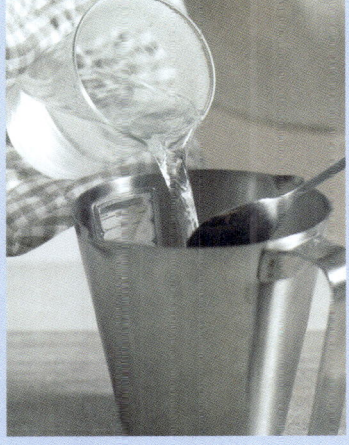

Wasser zum Kochen bringen, in den Messbecher gießen und rühren, bis sich die Zutaten gründlich vermischt haben.

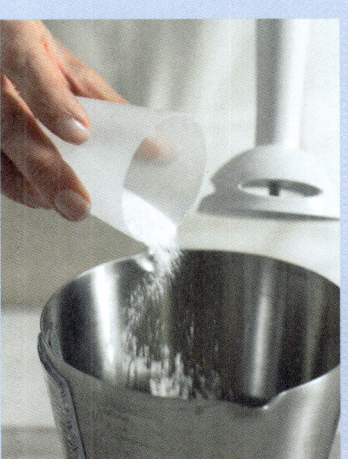

Konjakmehl in das heiße Wasser einstreuen.

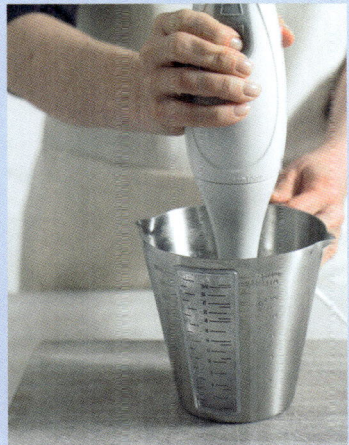

Gründlich durchrühren, bis keine Klumpenbildung mehr stattfindet. Vor der Weiterverwendung abkühlen lassen.

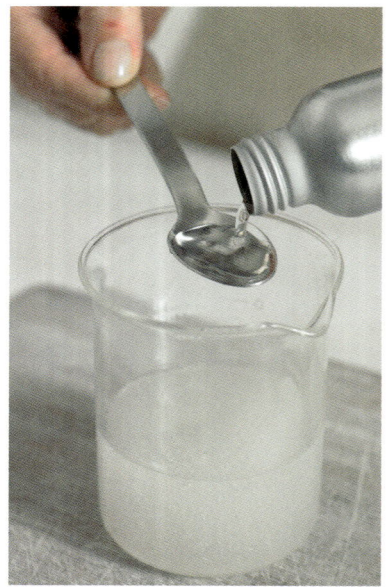

1 Das Aloe-Vera-Konzentrat, Ringelblumenöl und Hagebuttenkernöl sorgfältig in das erkaltete Basisgel einrühren.

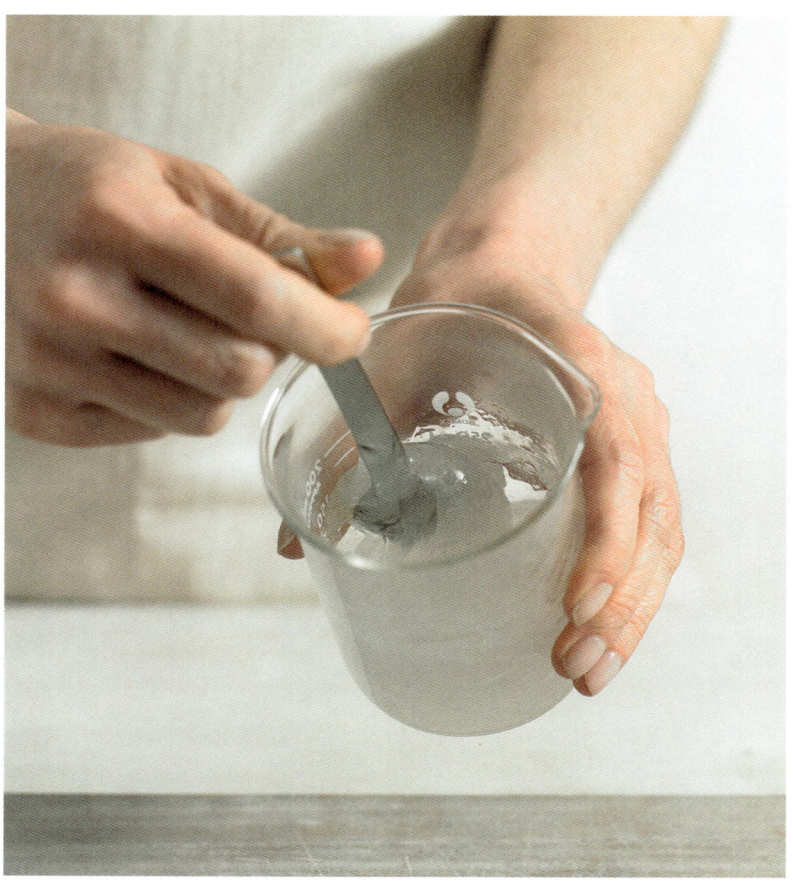

2 Lavendelöl hinzufügen und sanft
rühren, bis es sich vollkommen mit
der Mischung verbunden hat.

3 Die Mischung vor-
sichtig in die Flasche
füllen.

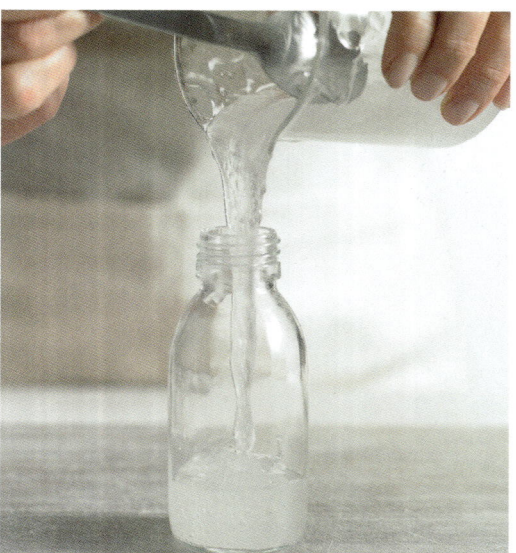

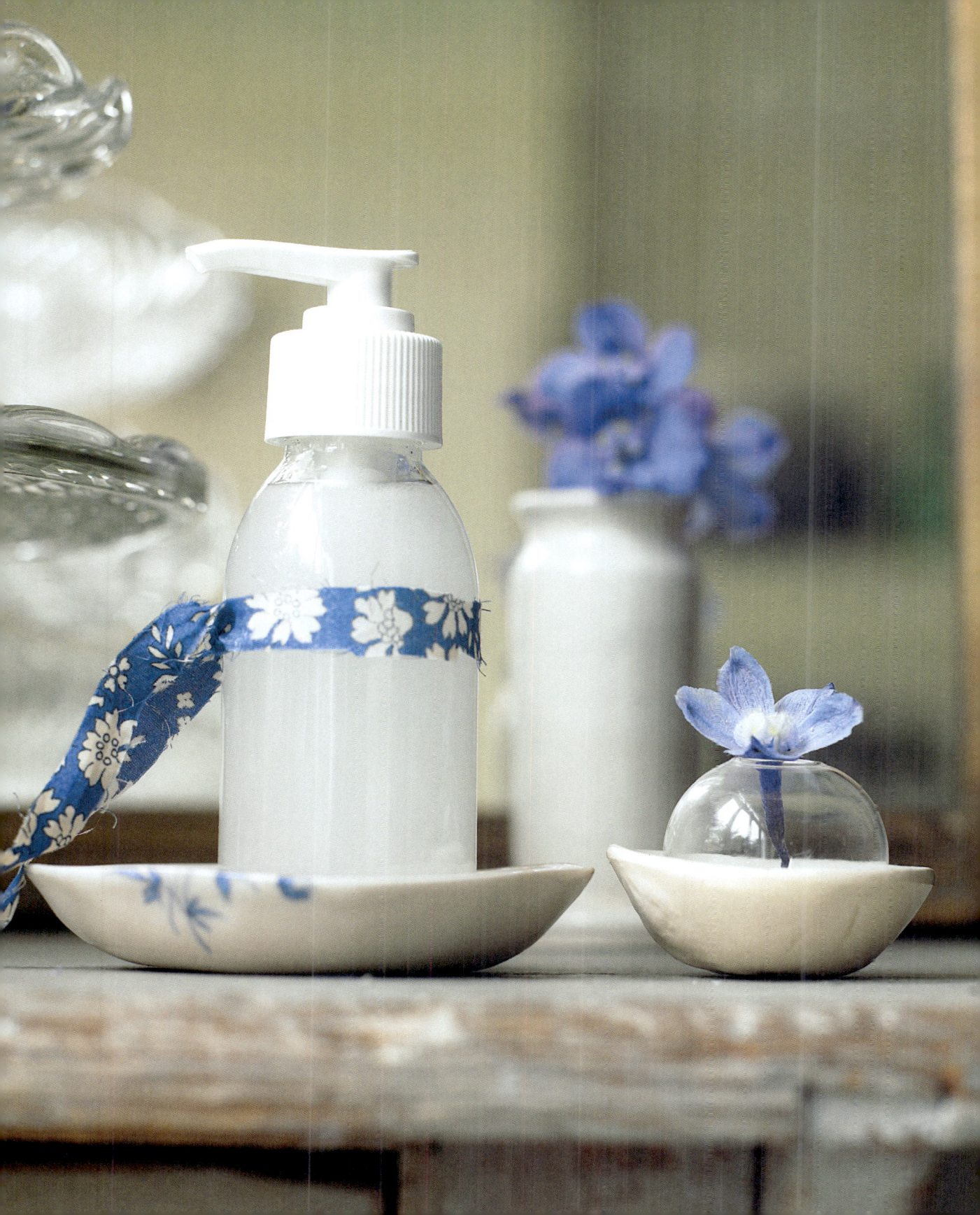

Sheabutter- & Zitronengras-Handcreme

Diese Handcreme duftet verführerisch nach Zitronengras. Ich liebe diesen Duft, denn er erinnert mich an Thailand und seine wunderbaren Wellnesseinrichtungen. Dort wird Zitronengras und sein süßlicher, zitroniger und wärmender Duft als Insektenabwehrmittel eingesetzt. Ich habe Zitronengras aufgrund seiner erfrischenden, deodorierenden und antiseptischen Eigenschaften in diese Rezeptur aufgenommen.

Da diese Creme Wasser enthält, sollte ein Konservierungsmittel verwendet werden, um Schimmel- und Bakterienbefall zu verhindern. Möchten Sie auf Konservierungsmittel verzichten, muss die Creme im Kühlschrank aufbewahrt werden. Sie hält sich auch dort höchstens eine Woche. Ich schlage daher vor, die Menge zu halbieren, die Creme schnell zu verbrauchen und einen kleinen, sauberen Löffel bei der Entnahme aus dem Tiegel zu benutzen, um die Kontaminierung durch Finger zu vermeiden.

Inhaltsstoffe

Fettphase
10 g Sheabutter

2 Teelöffel (10 ml) Mandelöl

6 g emulgierendes Wachs

6 g Cetearylalkohol

Wasserphase
55 ml Quellwasser

1 Teelöffel (5 ml) pflanzliches Glycerin

Kühlphase
1 Teelöffel (5 ml) Johanniskrautöl

20 Tropfen Konservierungsmittel (oder nach Dosierungsanleitung des Herstellers)

15 Tropfen ätherisches Zitronengrasöl

Zubehör
Wasserbad-Set

Kleines Becherglas

Kleiner Stieltopf

Elektrischer (oder batteriebetriebener) Milchaufschäumer oder Stabmixer

Schüssel kaltes Wasser

Metalllöffel

Luftdicht verschließbarer 100 ml-Cremetiegel

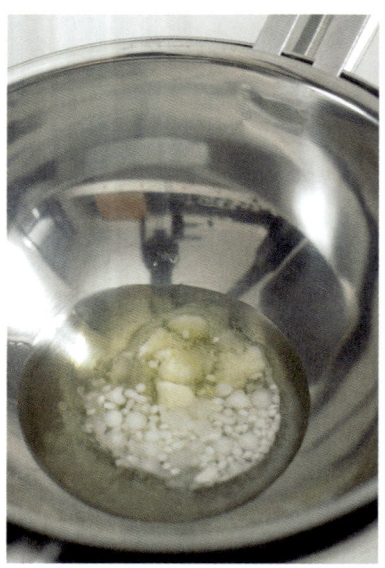

1 Fettphase: Sämtliche Zutaten im Wasserbad erhitzen, bis alles geschmolzen ist.

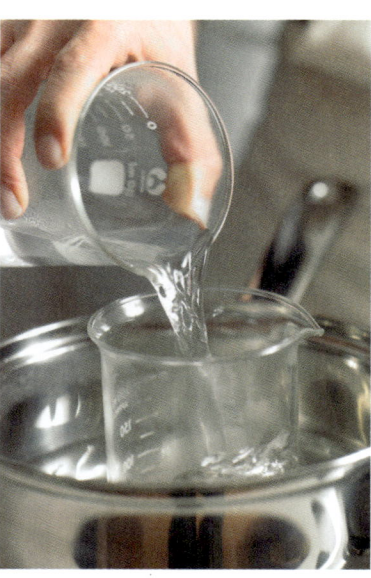

2 Wasserphase: Quellwasser und Glycerin in einem Becherglas in einem mit heißem Wasser gefüllten Stieltopf oder im zweiten Wasserbad-Set erhitzen.

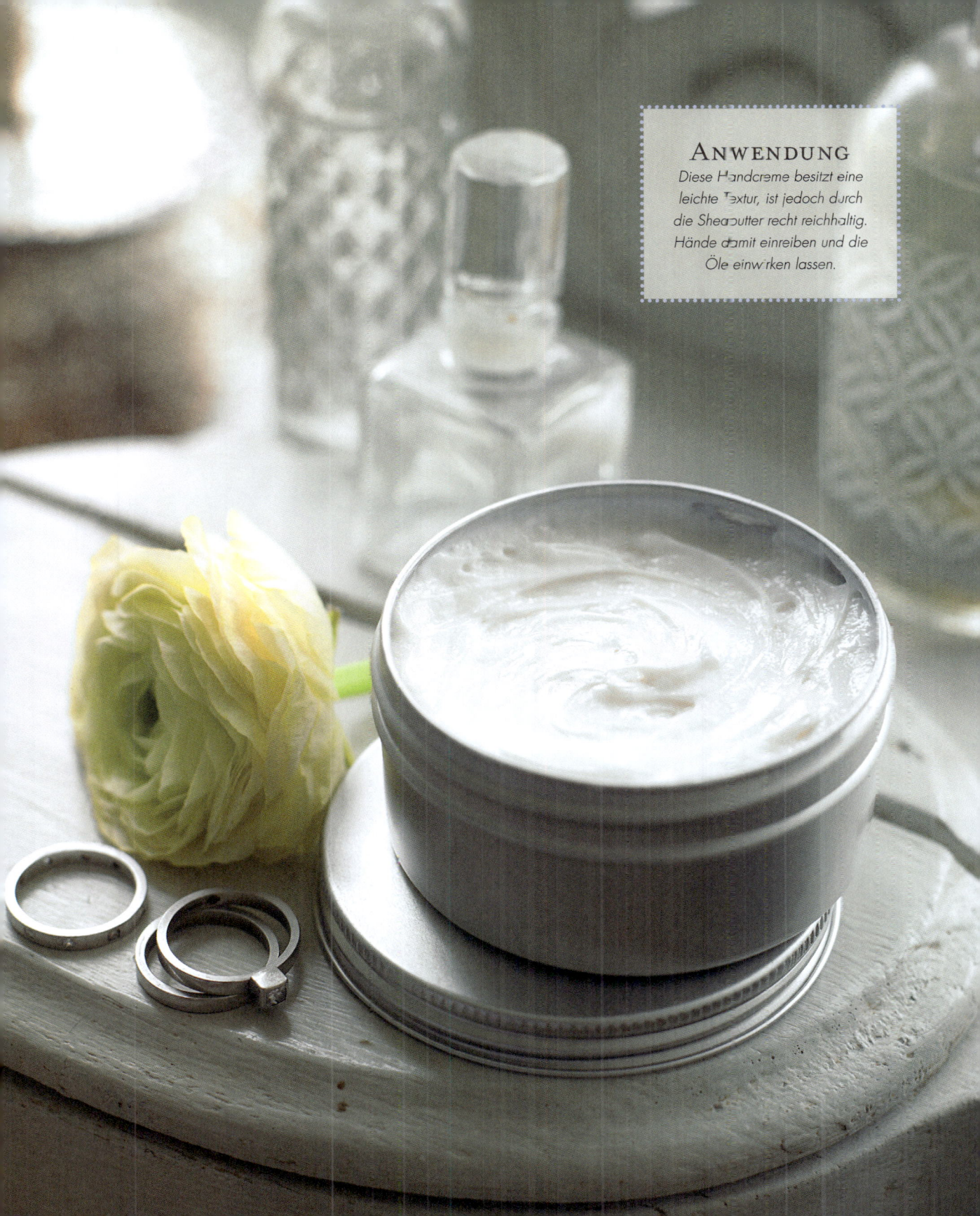

ANWENDUNG

Diese Handcreme besitzt eine leichte Textur, ist jedoch durch die Sheabutter recht reichhaltig. Hände damit einreiben und die Öle einwirken lassen.

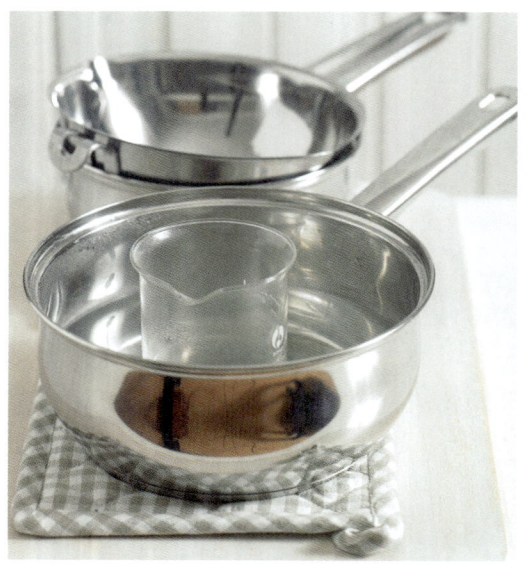

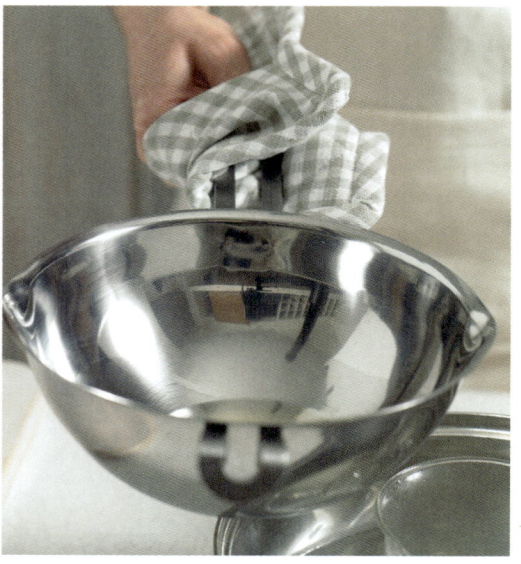

3 Haben Fett- und Wasserphase die Temperatur von 75–80 °C erreicht, beide vom Herd stellen.

4 Die Fettphase mit einem Tuch oder Topflappen aus dem Stieltopf mit Wasser nehmen, ohne sich zu verbrennen.

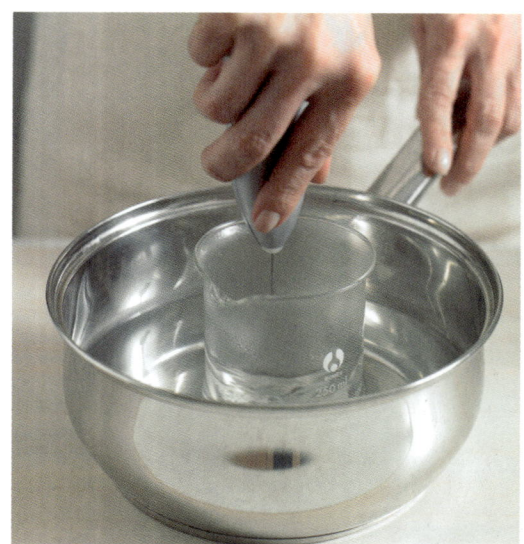

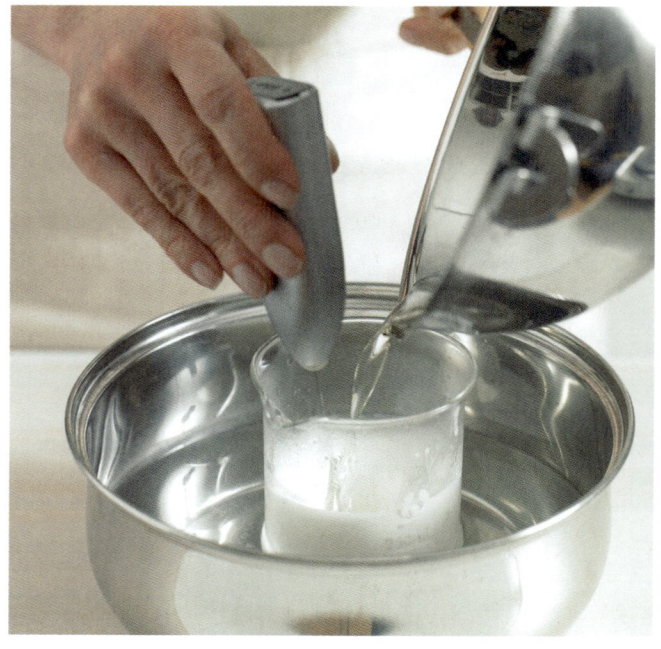

5 Den Milchaufschäumer oder Stabmixer in die Wasserphase stellen, die noch in dem Stieltopf mit heißem Wasser verbleibt. Auf unterster Stufe einstellen und das Rührgerät in Kontakt mit dem Boden des Becherglases halten, um keine Luft in die Mischung zu rühren.

6 Die Fettphase gleichmäßig und ohne Absetzen unter ständigem Rühren in die Wasserphase gießen. Noch eine Minute weiterrühren.

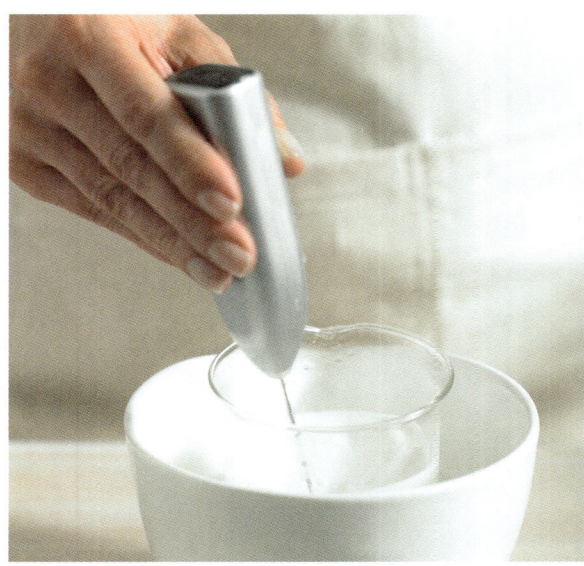

7 Das Becherglas mit der Creme in eine Schüssel mit kaltem Wasser stellen. Weiterrühren, bis die Mischung leicht eindickt.

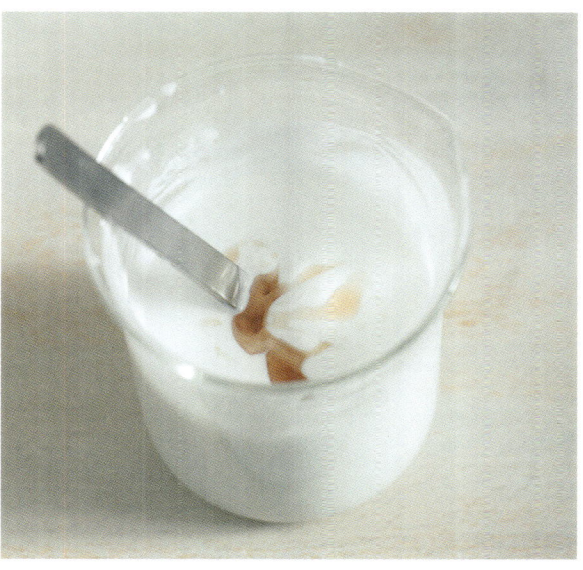

8 Ist die Mischung abgekühlt, Johanniskrautöl, Konservierungsmittel und die ätherischen Öle dazugeben.

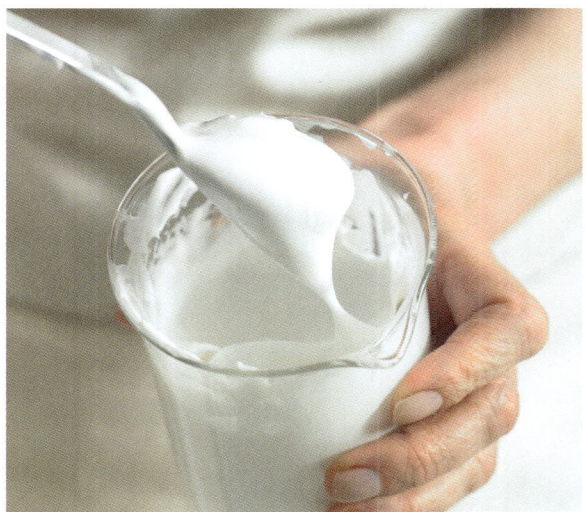

9 Um das Eindicken zu beschleunigen, die Mischung einige Minuten in den Kühlschrank stellen und anschließend durchrühren. Den Vorgang wiederholen, bis die Masse eingedickt ist.

10 Die Crememischung mit einem Löffel vorsichtig in den Cremetiegel geben und deutlich mit Herstellungsdatum und Inhaltsstoffen etikettieren.

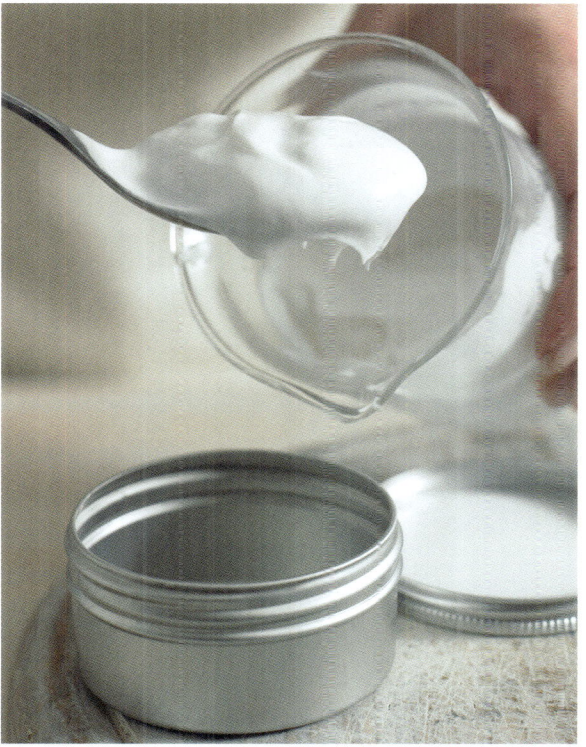

Rosmarin- & Zitronen-Handwaschmittel

Die ätherischen Öle sowohl von Rosmarin als auch von Zitrone enthalten antibakterielle Wirkstoffe und verströmen einen herrlich frischen Duft, der bestens geeignet ist, unangenehme Gerüche an den Händen zu maskieren. Die Grundrezeptur ist der Basismischung eines Duschgels sehr ähnlich (wie z.B. beim Bergamotte- & Grapefruit-Duschgel S. 132). Sie können daher eine größere Menge der Basisrezeptur herstellen und mit unterschiedlichen ätherischen Ölen und Zusätzen eine individuelle Mischung kreieren.

Ich habe passend zum Thema einen Rosmarinaufguss als Wasserbestandteil benutzt. Aber natürlich können Sie je nach Lust und Laune mit anderen Kräutern experimentieren. Ringelblume oder Kamille sowie Vogelmiere (*Cerastium arvense*) eignen sich ebenso als Aufgüsse für sensible, gereizte Haut wie zum Beispiel Lavendelblütenwasser. Als weiteres hautberuhigendes Element wurden Aloe Vera und etwas Glycerin aufgrund seiner feuchtigkeitsspendenden Eigenschaften hinzugefügt.

Rezeptur für den Aufguss

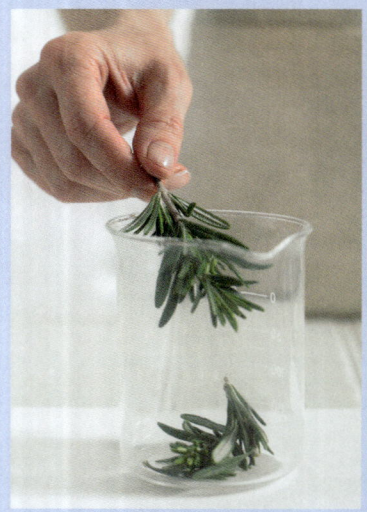 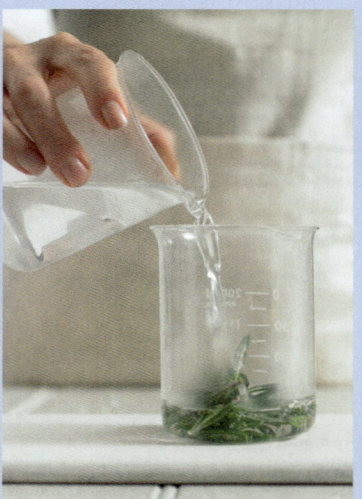 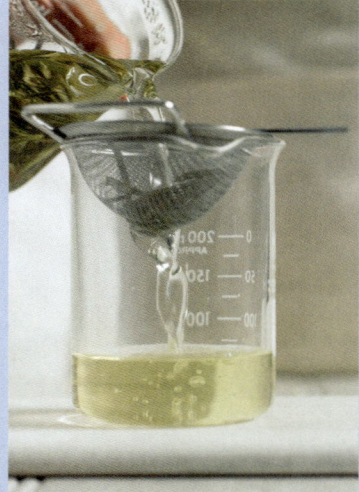

5 g frischen oder getrockneten Rosmarin in ein Becherglas oder Kännchen geben.

Mit 100 ml kochendem Quellwasser aufgießen und zugedeckt ungefähr 30 Minuten ziehen lassen.

Die Mischung durch ein Teesieb abgießen und die Kräuter entsorgen. Den Aufguss für die Rezeptur nutzen. Reste des Aufgusses können ein paar Tage im Kühlschrank aufbewahrt werden.

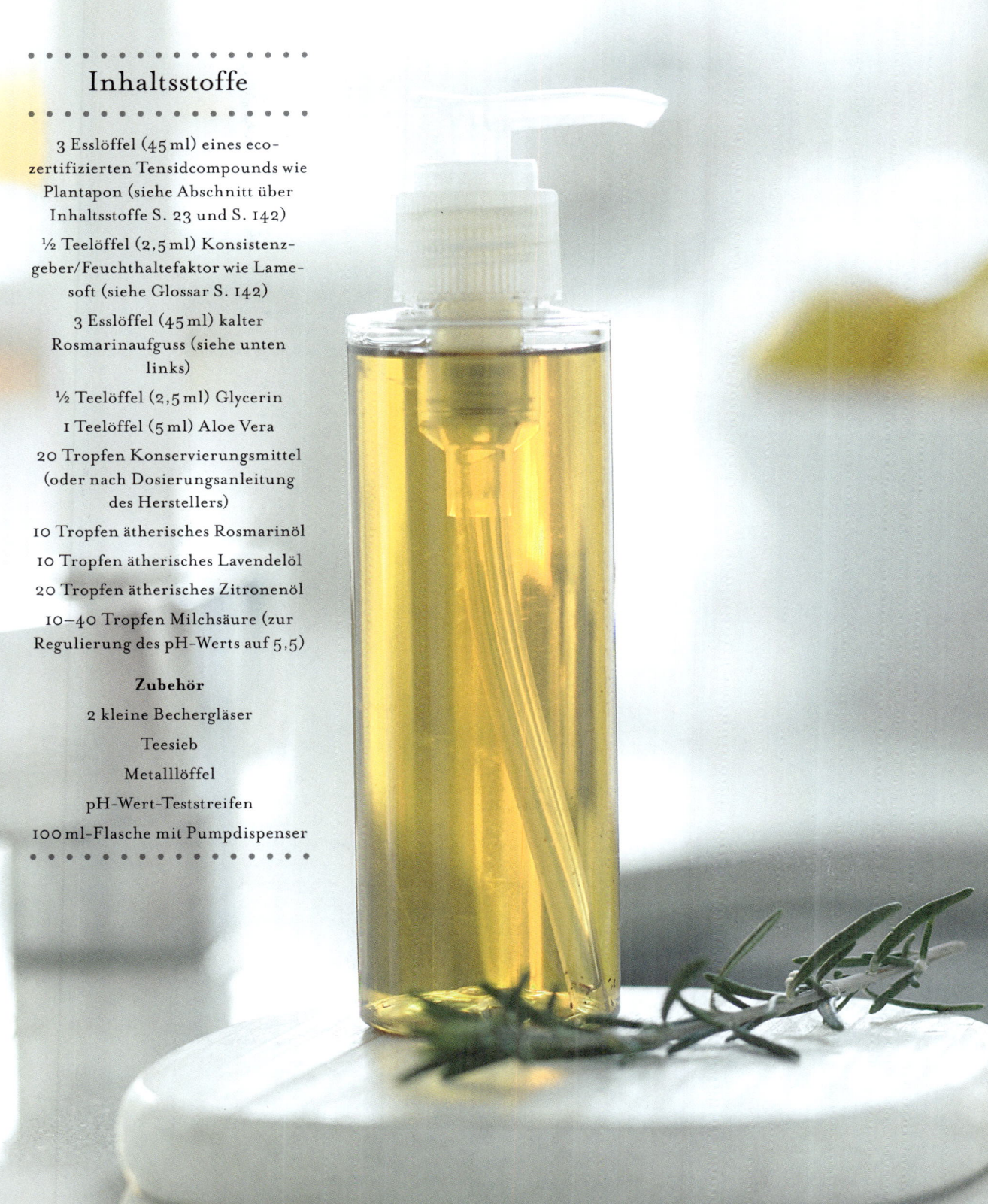

Inhaltsstoffe

3 Esslöffel (45 ml) eines eco-zertifizierten Tensidcompounds wie Plantapon (siehe Abschnitt über Inhaltsstoffe S. 23 und S. 142)

½ Teelöffel (2,5 ml) Konsistenz-geber/Feuchthaltefaktor wie Lame-soft (siehe Glossar S. 142)

3 Esslöffel (45 ml) kalter Rosmarinaufguss (siehe unten links)

½ Teelöffel (2,5 ml) Glycerin

1 Teelöffel (5 ml) Aloe Vera

20 Tropfen Konservierungsmittel (oder nach Dosierungsanleitung des Herstellers)

10 Tropfen ätherisches Rosmarinöl

10 Tropfen ätherisches Lavendelöl

20 Tropfen ätherisches Zitronenöl

10–40 Tropfen Milchsäure (zur Regulierung des pH-Werts auf 5,5)

Zubehör

2 kleine Bechergläser

Teesieb

Metalllöffel

pH-Wert-Teststreifen

100 ml-Flasche mit Pumpdispenser

1 Plantapon und Lamesoft in eines der
  Bechergläser füllen.

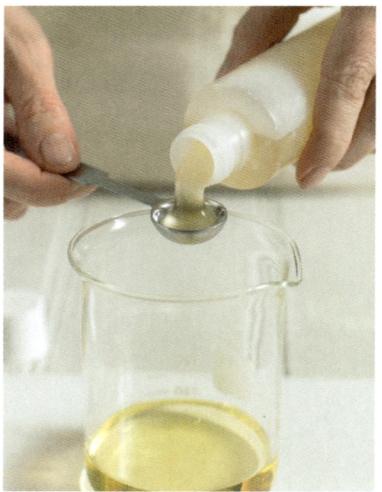 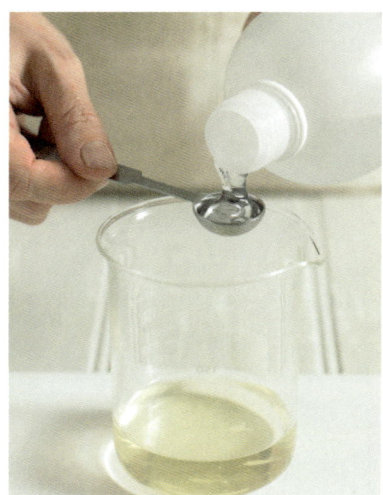

2 Den Rosmarinaufguss in das andere
  Becherglas gießen. Glycerin und
Aloe Vera dazugeben und mit dem
Metalllöffel verrühren.

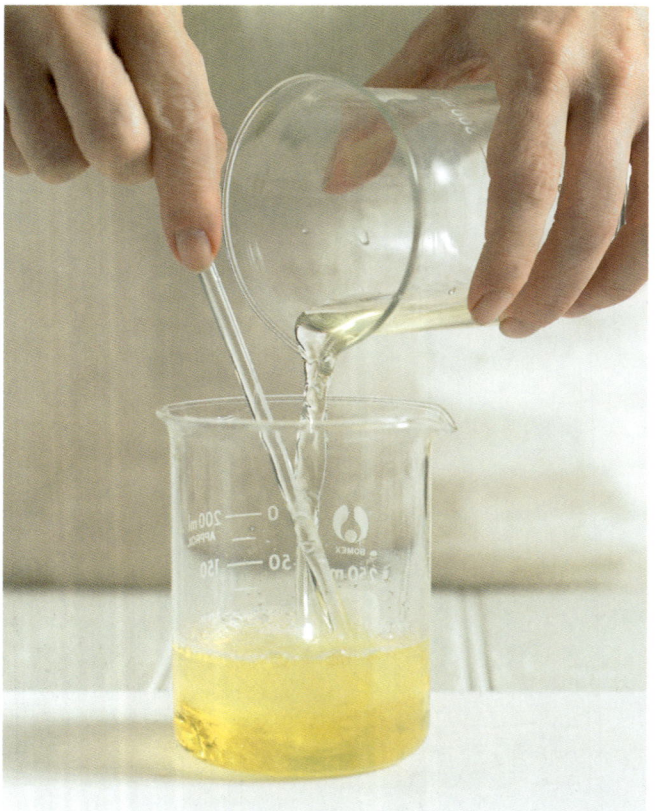

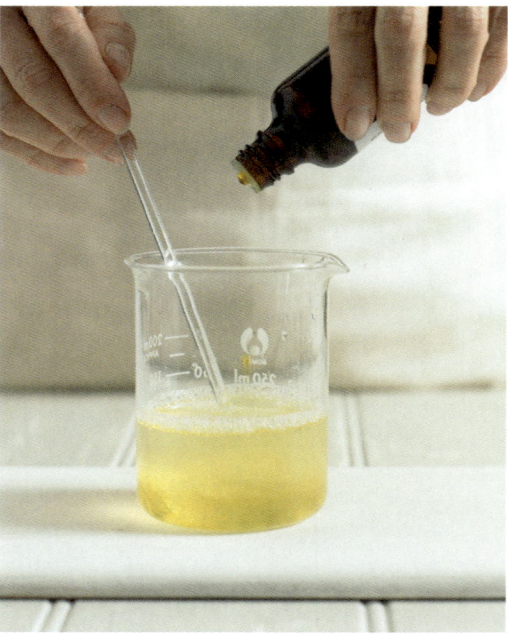

4 Konservierungsmittel und ätherische Öle vorsichtig
  und ohne Schaum zu erzeugen einrühren.

3 Die Rosmarinaufgussmixtur in die Plantapon/Lamesoft-Mischung
  gießen und sanft umrühren, bis sich alles gut vermischt hat. Dabei
die Flüssigkeit nicht schlagen, um keinen Schaum zu erzeugen.

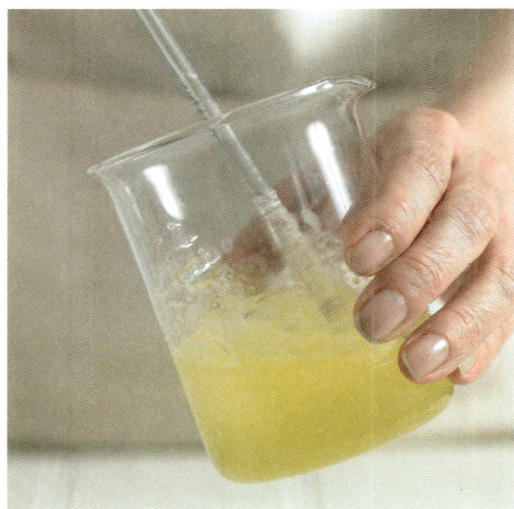

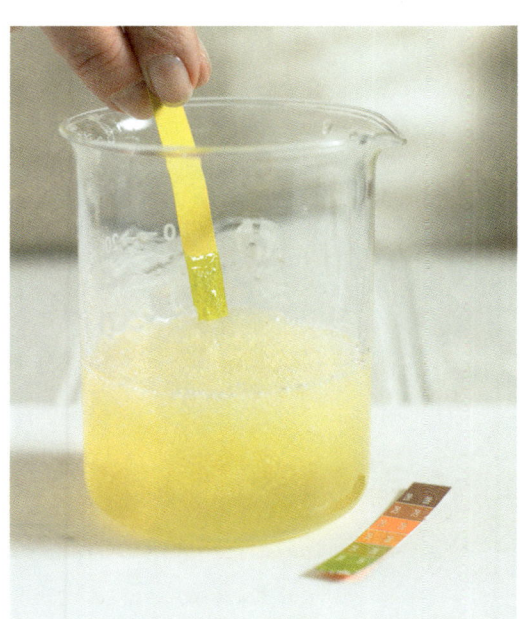

5 Einen pH-Wert-Teststreifen in die Mischung halten. Zeigt dieser einen pH-Wert über 5,5 an, mit einigen Tropfen Milchsäure regulieren.

6 Sobald das Gel eindickt, erneut testen und mehr Milchsäure tropfenweise hineingeben, bis die Mischung den korrekten pH-Wert aufweist.

7 In die Flasche füllen und exakt mit Herstellungsdatum und Inhaltsstoffen etikettieren.

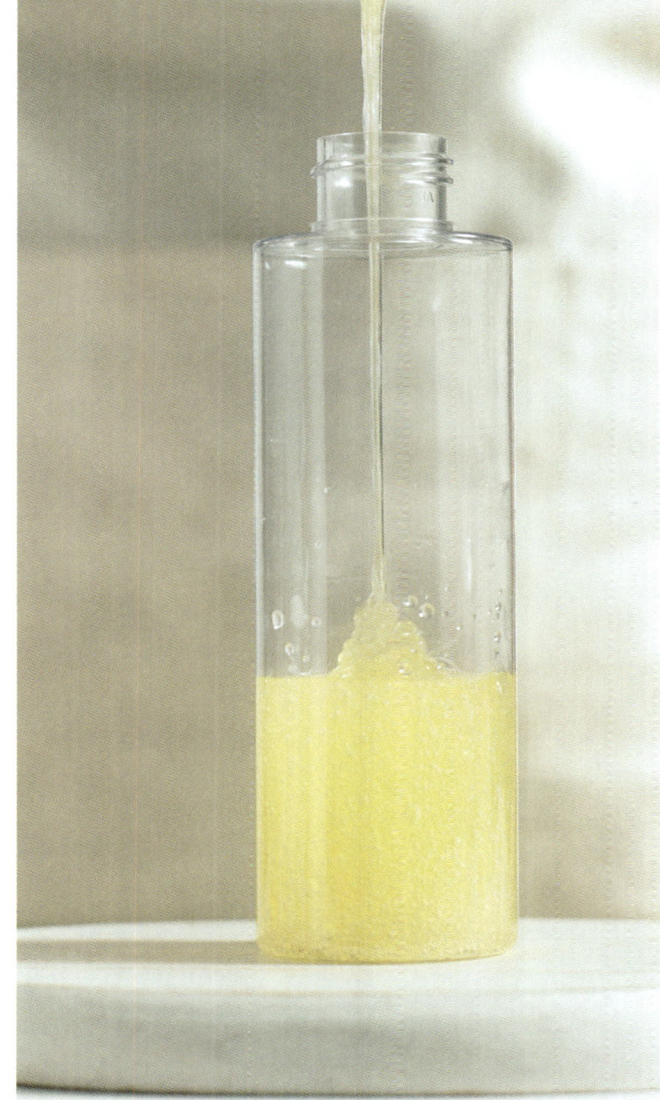

Bimsstein- & Pfefferminze-Fußpeeling

Unsere Füße sind vermutlich die am stärksten strapazierten Körperteile. Was die Pflege betrifft, werden sie jedoch häufig vernachlässigt. Die meisten von uns registrieren ihre Füße eigentlich erst bei Sommeranfang, wenn wir sie in offenem Schuhwerk in ihrer ganzen trockenen, schuppigen Pracht präsentieren müssen und nur hastig die Fußnägel lackieren, um von den rissigen, verhornten Fersen abzulenken. Mit einer regelmäßigen Pflege während der Wintermonate ist der Einstieg in den Sommer perfekt vorbereitet.

Dafür kann man ganz sorglos zu einer reichhaltigen, auf emulgierendem Wachs basierenden Creme greifen, da sich diese problemlos abspülen lässt. Allerdings ist dazu ein Emulgator nötig, denn Bimsstein in einem Öl-Bienenwachsbalsam ist schwierig abzuwaschen. Alternativ kann man etwas Bimsstein- oder Aprikosenkernpulver unter eine leicht abspülbare Gelbasis mischen. Kleine Mengen sind in jedem Fall ratsam, da sich Bimsstein in Mischungen rasch auf dem Tiegelboden absetzt.

Inhaltsstoffe

Fettphase

5 g Kakaobutter

5 g Sheabutter

7 g emulgierendes Wachs

2 Teelöffel (10 ml) Mandelöl

2 Teelöffel (10 ml) Rizinusöl

Wasserphase

3 Esslöffel und 1 Teelöffel (50 ml) Quell- oder Blütenwasser (Hydrolat) nach Wahl

1 Teelöffel (5 ml) Glycerin

Kühlphase

20 Tropfen Konservierungsmittel (oder entsprechend der Dosierungsanleitung des Herstellers)

10 Tropfen ätherisches Pfefferminzöl

10 g Bimssteinpulver

Zubehör

Wasserbad-Set

Metalllöffel

Kleines Becherglas

Kleiner Stieltopf

Thermometer

Elektrischer (oder batteriebetriebener) Milchaufschäumer oder Stabmixer

Schüssel kaltes Wasser

luftdicht verschließbare 100 ml-Flasche mit Pumpdispenser

Bimsstein

Bimsstein ist ein poröses, glasiges, natürlich vorkommendes Vulkangestein. Er wird schon seit Jahrhunderten wegen seiner abschleifenden Eigenschaften geschätzt. Im Gesicht oder am Körper ist er viel zu aggressiv. Zum Abschleifen der Hornhaut an den Füßen allerdings eignet er sich hervorragend. Er ist daher häufiger Bestandteil von Handreinigungsmitteln mit starker Reinigungskraft. Ätherisches Pfefferminzöl wirkt sowohl kühlend als auch erfrischend – genau das Richtige für strapazierte Füße nach einem langen, harten Arbeitstag. Bereits wenige Tropfen zeigen spürbar Wirkung.

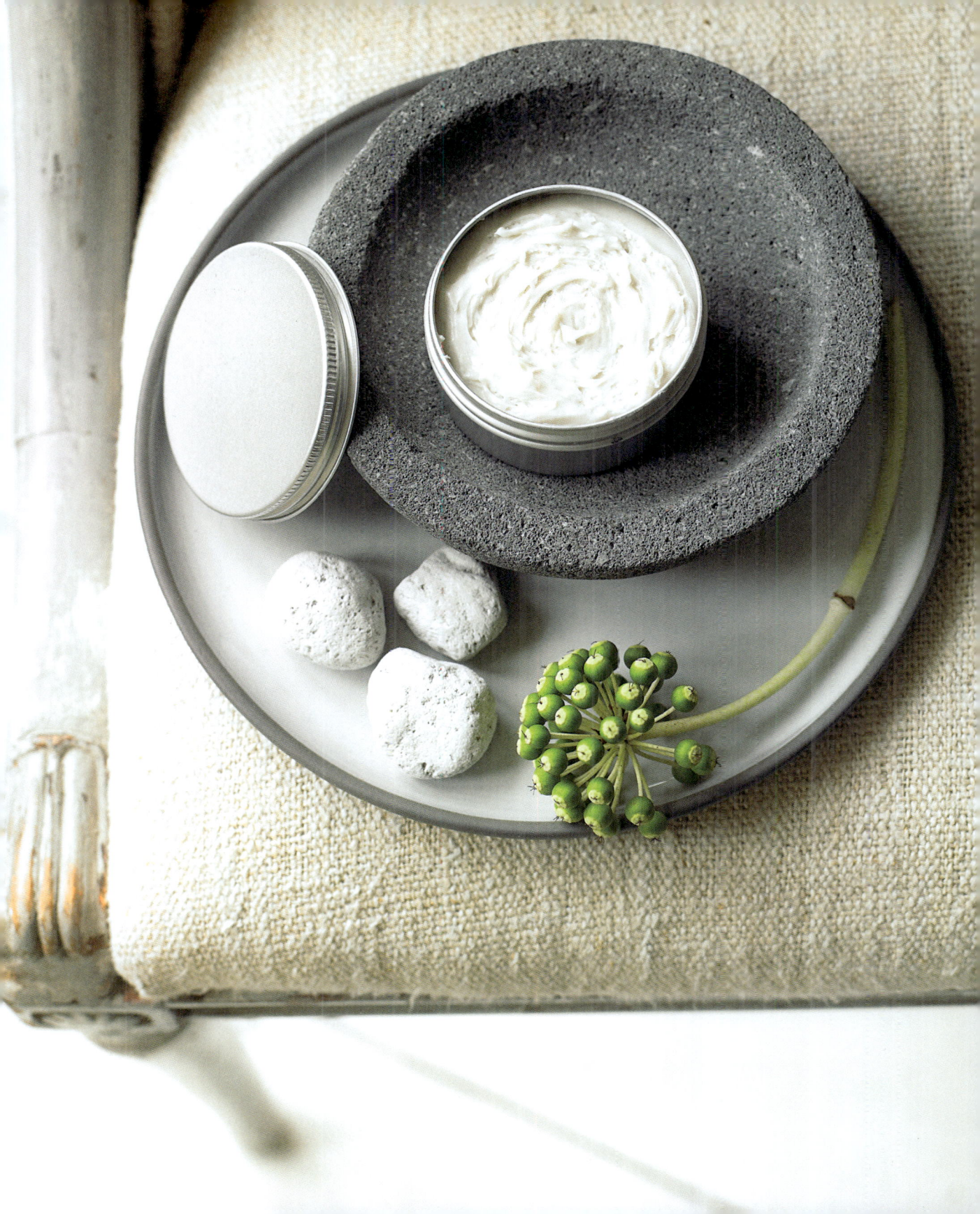

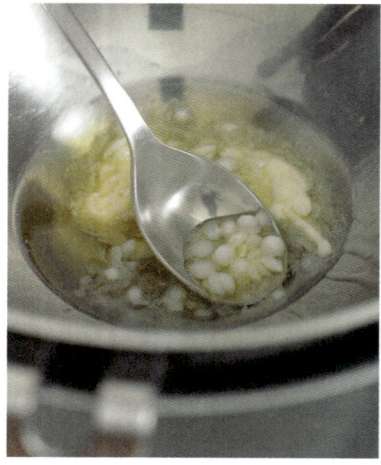

1 Fettphase: Kakao- und Sheabutter im Wasserbad zusammen mit dem emulgierenden Wachs schmelzen.

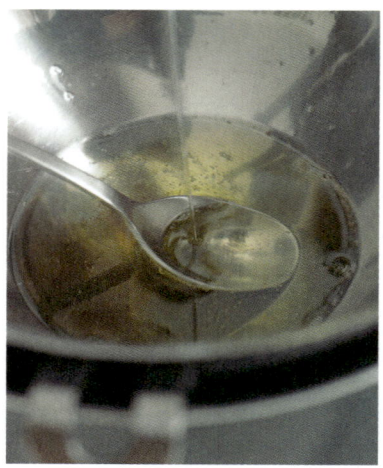

2 Mandel- und Rizinusöl hinzufügen und erhitzen, bis sich alles verflüssigt hat.

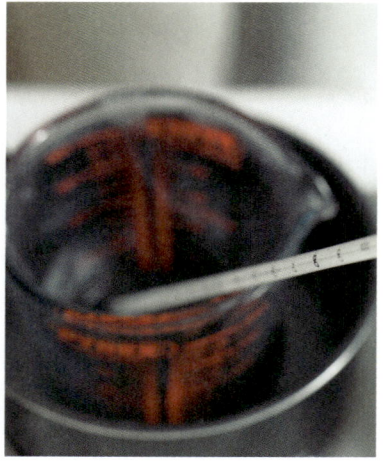

3 Wasserphase: Quellwasser und Glycerin in einem Becherglas in einem Stieltopf mit heißem Wasser oder einem zweiten Wasserbad-Set zum Kochen bringen. Weiter erhitzen, bis Fett- und Wasserphase jeweils eine Temperatur von 75–80 °C erreicht haben.

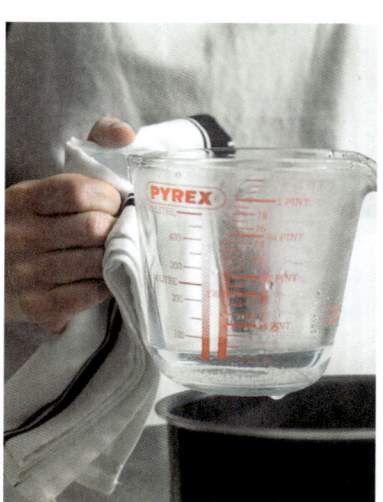

4 Fettphase aus dem Stieltopf nehmen. Vorsicht! Tuch oder Topflappen benutzen, da Verbrennungsgefahr besteht!

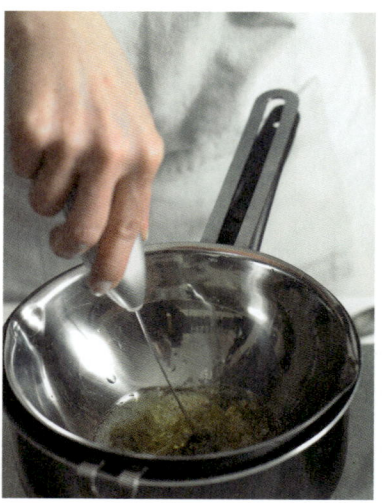

5 Milchaufschäumer oder Stabmixer in die Wasserphase stellen, die im Wasserbad verbleibt. Auf niedriger Einstellung und mit Kontakt zum Topfboden rühren, damit keine Luft in die Mischung gelangt.

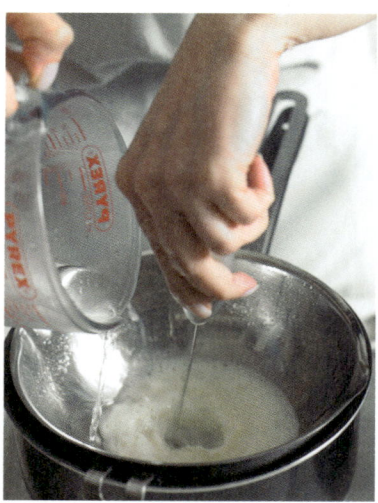

6 Die Fettphase gleichmäßig ohne Absetzen und unter ständigem Rühren in die Wasserphase gießen. Eine Minute weiterrühren.

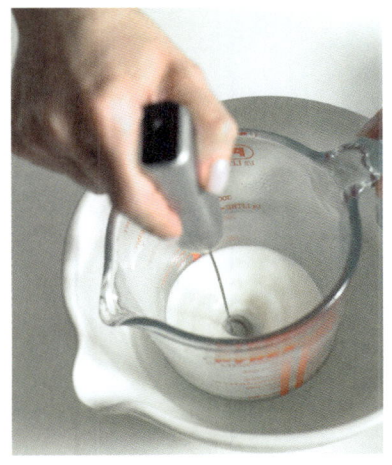

7 Das Becherglas mit der Lotion in die Schüssel mit kaltem Wasser stellen und mit dem Aufschäumer weiterrühren, bis die Mischung leicht andickt.

8 Ist die Mischung abgekühlt, Konservierungsmittel, ätherisches Pfefferminzöl und Bimssteinpulver langsam untermischen, damit sich die Bestandteile gleichmäßig in der Creme verteilen. Haben Sie das Gefühl, dass die Mischung nicht scharf genug ist, so lange Bimssteinpulver hinzufügen, bis die gewünschte Konsistenz erreicht ist.

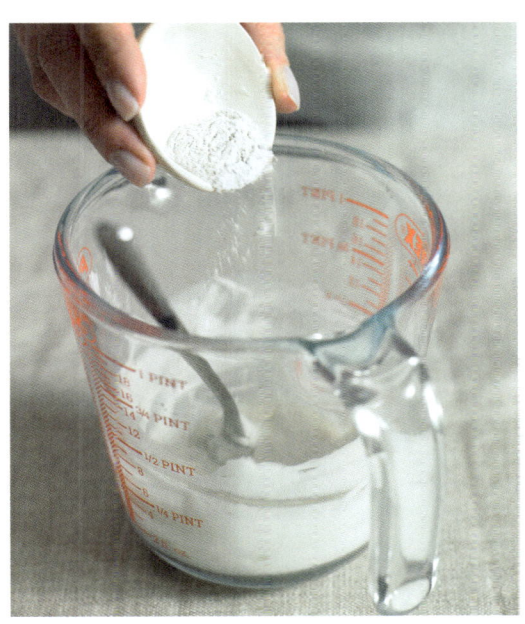

9 In einen Tiegel oder eine Flasche löffeln und mit exaktem Herstellungsdatum und einer Liste der Inhaltsstoffe etikettieren.

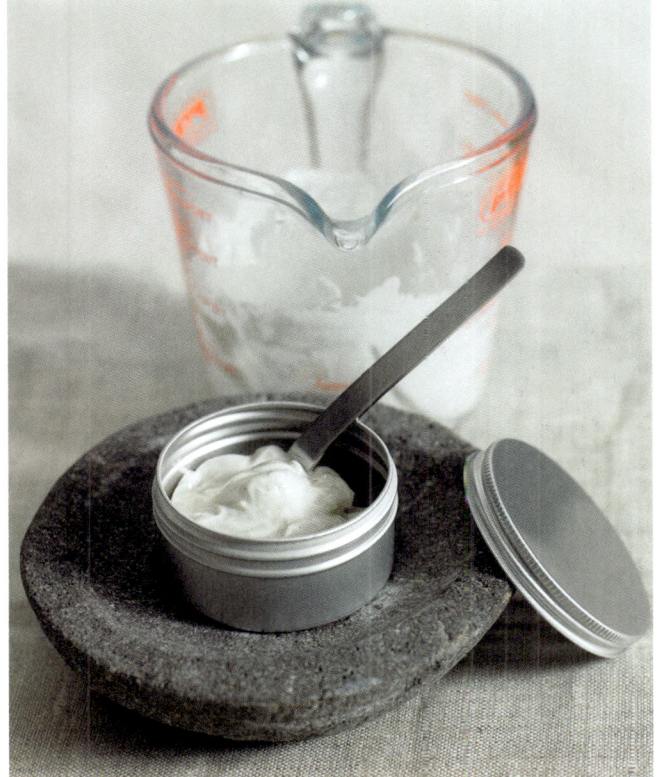

ANWENDUNG

Dieses Peeling verwendet man im Rahmen einer Pediküre, die mit einem entspannenden Fußbad beginnen sollte. Das Peeling sanft in Sohlen und Fersen sowie in die Zehenspitzen einmassieren, die ebenfalls zur Hornhautbildung neigen können. Gründlich abspülen, sämtliche Bimssteinreste entfernen und mit einem warmen, weichen Handtuch trocknen. Anschließend mit Zitronen- & Teebaum-Fußbalsam (siehe S. 104) oder Kokumbutter-Fußcreme (siehe S. 106) einreiben.

Zitronen- & Teebaum-Fußbalsam

Die Bestandteile dieses Balsams können je nach therapeutischem Ansatz variieren. Tatsächlich handelt es sich hier um eine sehr reichhaltige, rückfettende Fußpflege für trockene, spröde Haut. Ich benutze hierfür Kokumbutter, denn diese erzeugt bei sehr trockener Haut besonders im Fußbereich ein samtig-weiches Hautgefühl. Allerdings kann Kokumbutter problemlos durch Sheabutter ersetzt werden, denn Erstere ist nicht überall erhältlich. Die ätherischen Öle sind beide antibakteriell und riechen gut.

Pfefferminze wirkt kühlend und erfrischend. Sie können auch Minze statt Teebaumöl mit dem Zitronenöl mischen. Echter Beinwell (*Symphytum officinale*), der früher auch Wallwurz (in Bezug auf das „Wallen", das Zuheilen von Knochenbrüchen und Wunden) genannt wude, fördert in diesem Rezept die Heilung von rissiger, spröder Haut. Der Echte Beinwell enthält das Stoffwechselprodukt Allantoin, das zellgenerierend wirkt und Hautirritationen beruhigt und lindert.

Inhaltsstoffe

15 g Bienenwachs

20 g Kakaobutter

2 Esslöffel (30 ml) Mandelöl

10 g Kokos-/Niemöl

2 Teelöffel (10 ml) Beinwellöl

10 g Kokumbutter (oder Sheabutter)

1 Teelöffel (5 ml) Vitamin E

10 Tropfen Zitronenöl

10 Tropfen Teebaumöl

Zubehör

Wasserbad-Set

Metalllöffel

Luftdicht verschließbarer
100 ml-Cremetiegel

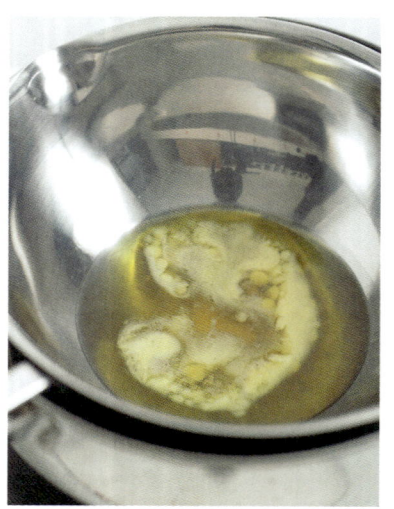

1 Bienenwachs und Kakaobutter im Wasserbad schmelzen.

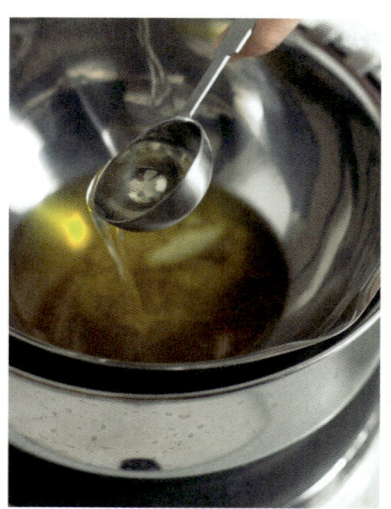

2 Mandelöl und Kokosöl (oder Niemöl) hinzufügen und sanft mit dem Löffel rühren, bis sich alles verflüssigt hat.

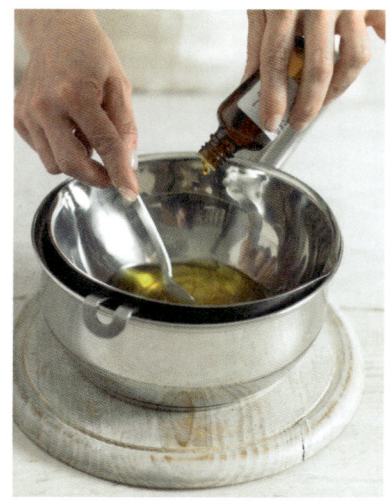

3 Vom Feuer nehmen und die übrigen Bestandteile unter Rühren dazugeben, bis eine harmonische Mischung entsteht.

ANWENDUNG

Aufgrund des hohen Fettanteils in diesem Balsam ist eine Anwendung abends vor dem Schlafengehen ratsam. Waschen Sie Ihre Füße oder baden Sie diese in einer Schüssel mit Epsom-Salz (Bittersalz) und trocknen Sie sie gründlich ab. Nehmen Sie sich die Zeit, den Balsam gründlich in die Füße und besonders in die Versen und Zehenzwischenräume einzumassieren. Möchten Sie eine zusätzliche feuchtigkeitsspendende Behandlung, verwenden Sie eine größere Menge des Balsams und ziehen Sie zum Schlafen Socken an.

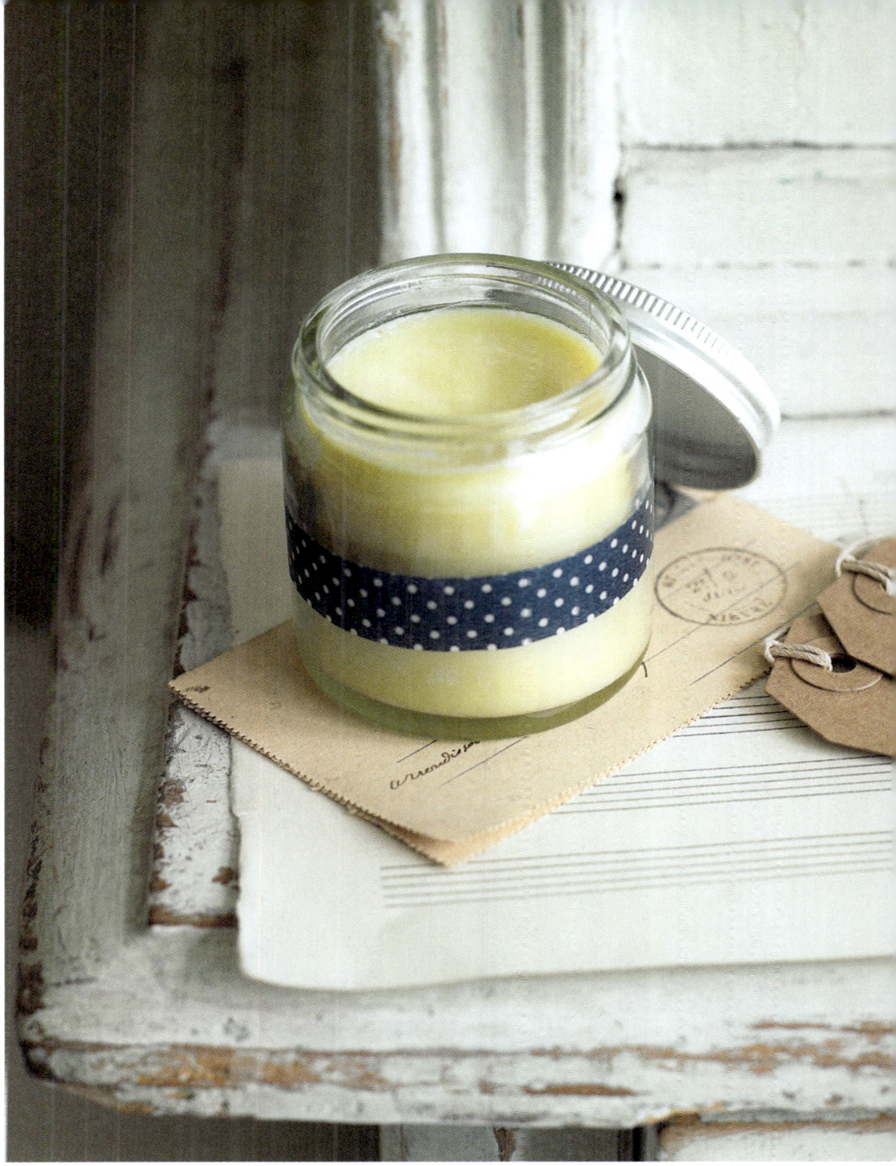

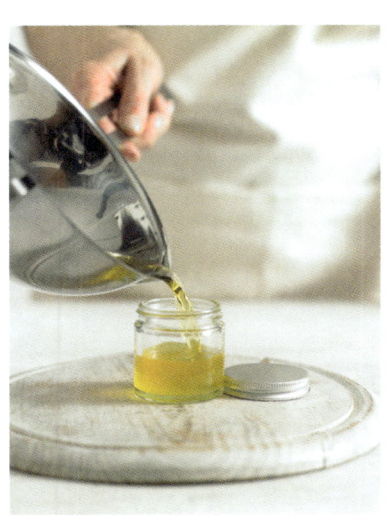

4 Die Mischung sorgfältig in den Glastiegel füllen und fest werden lassen.

Variante

Leiden Sie an Fußpilz, fügen Sie der Mischung 5 Tropfen ätherisches Myrrhenöl hinzu und ersetzen das Kokosöl durch Niemöl. Das Niemöl ist ein erstaunliches antibakterielles und pilztötendes (antimykotisches) Mittel, besitzt jedoch einen starken Eigengeruch, den manche als unangenehm empfinden. Dennoch sollte man diesen der guten Wirkungsweise zuliebe in Kauf nehmen, wobei der kräftige Duft von Teebaum, Zitrone und Myrrhe diesen Eigengeruch maskieren sollten.

Kokumbutter-Fußcreme

Kokumbutter ist für mich eine noch junge Entdeckung. Ich habe sie statt Kakaobutter in einer Körpercreme ausprobiert und damit eine erstaunliche Textur erreicht, die, wenn auch für meinen Hauttyp als Körpercreme zu reichhaltig, perfekt als Hand- oder Fußcreme wirkt.

Kokumbutter wird in Indien traditionell aufgrund ihrer Heilwirkung bei trockener, rissiger und schwieliger Haut und ihrer zellgenerierenden Wirkung verwendet. Sie soll helfen, die Elastizität und Flexibilität der Haut wiederherzustellen und gegen trockene Haut und Faltenbildung vorbeugen. Kokumbutter ist etwas weicher und flockiger als Kakaobutter. Falls Sie daher keine Kokumbutter bekommen und stattdessen Kakaobutter verwenden, erhält die Creme eine festere Konsistenz. Dennoch ist Kakaobutter in jedem Fall eine gute Alternative.

Für die Wasserphase der Creme verwende ich entweder Pfefferminz- oder Teebaum-Blütenwasser (Hydrolat). Es steht jedoch jedem frei, auf andere Blütenwässer oder Aufgüsse zurückzugreifen. Für einen Pfefferminzaufguss gibt man einfach einen Pfefferminzteebeutel in kochendes Wasser. Dabei sollte man nur darauf achten, dass der Tee keine Zusatzstoffe enthält.

Inhaltsstoffe

Fettphase

5 g Sheabutter

10 g Kokumbutter

6 g emulgierendes Wachs

2 Teelöffel (10 ml) Mandelöl

Wasserphase

4 Esslöffel (60 ml) Teebaum- oder Pfefferminzhydrolat (Sie können auch einen Pfefferminzaufguss herstellen oder reines Quellwasser benutzen.)

1 Teelöffel (5 ml) Glycerin

Kühlphase

20 Tropfen Vitamin-E-Öl

20 Tropfen Konservierungsmittel (oder entsprechend der Dosierungsanleitung des Herstellers)

10 Tropfen ätherisches Zitronenöl

10 Tropfen ätherisches Teebaum- oder Pfefferminzöl

Zubehör

Wasserbad-Set

Kleines Becherglas

Kleiner Stieltopf

Thermometer

Elektrischer (oder batteriebetriebener) Milchaufschäumer oder Stabmixer

Schüssel kaltes Wasser

Metalllöffel

Luftdicht verschließbarer 100 ml-Cremetiegel

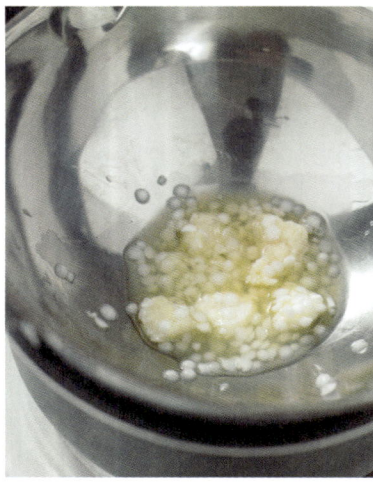

1 Fettphase: Shea- und Kokumbutter im Wasserbad zusammen mit dem emulgierenden Wachs schmelzen.

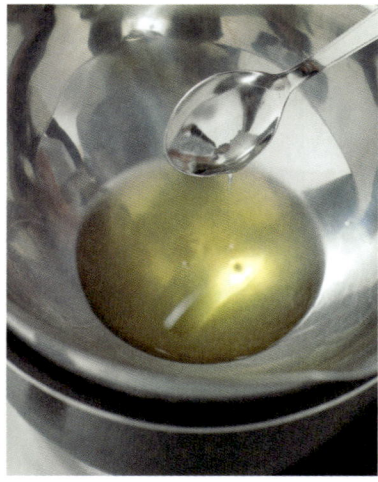

2 Mandelöl zugeben und erhitzen, bis sich alles verflüssigt hat.

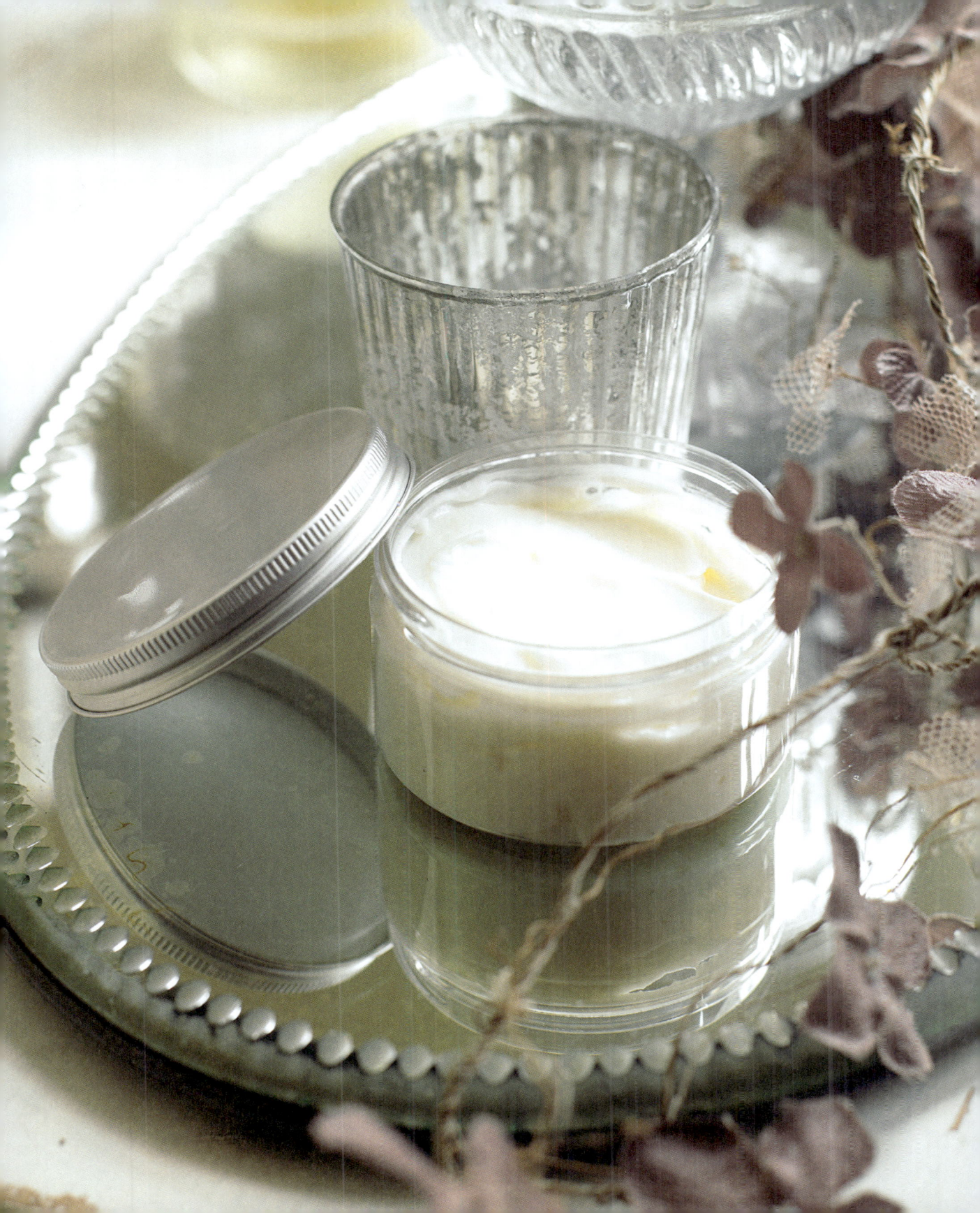

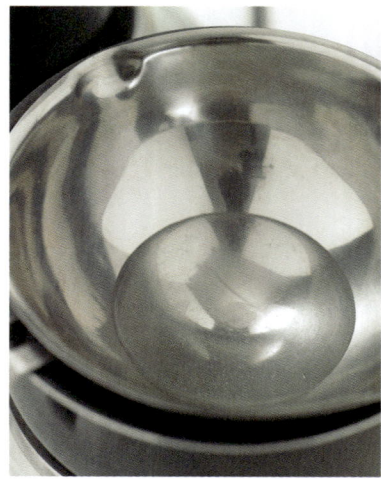 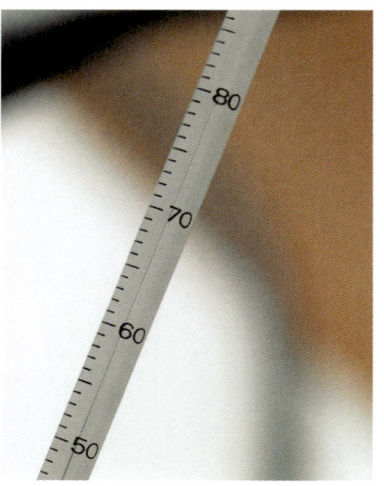 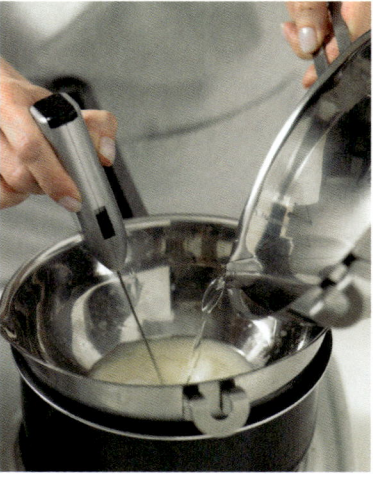

3 Wasserphase: Teebaum- oder Pfefferminzhydrolat und Glycerin in einem Becherglas in einem mit heißem Wasser gefüllten Stieltopf oder einem zweiten Wasserbad-Set erhitzen.

4 Erhitzen, bis die Bestandteile der Fettphase geschmolzen sind und Fett- und Wasserphase jeweils eine Temperatur von 75–80 °C erreicht haben. Wasserphase mit einem Tuch aus dem Wasserbad nehmen. Vorsicht! Verbrennungsgefahr!

5 Den Milchaufschäumer oder Stabmixer in die Fettphase stellen, die im Wasserbad verbleibt. Bei niedriger Einstellung das Rührgerät in Kontakt mit dem Boden des Gefäßes halten, damit keine Luft in die Creme gerät.

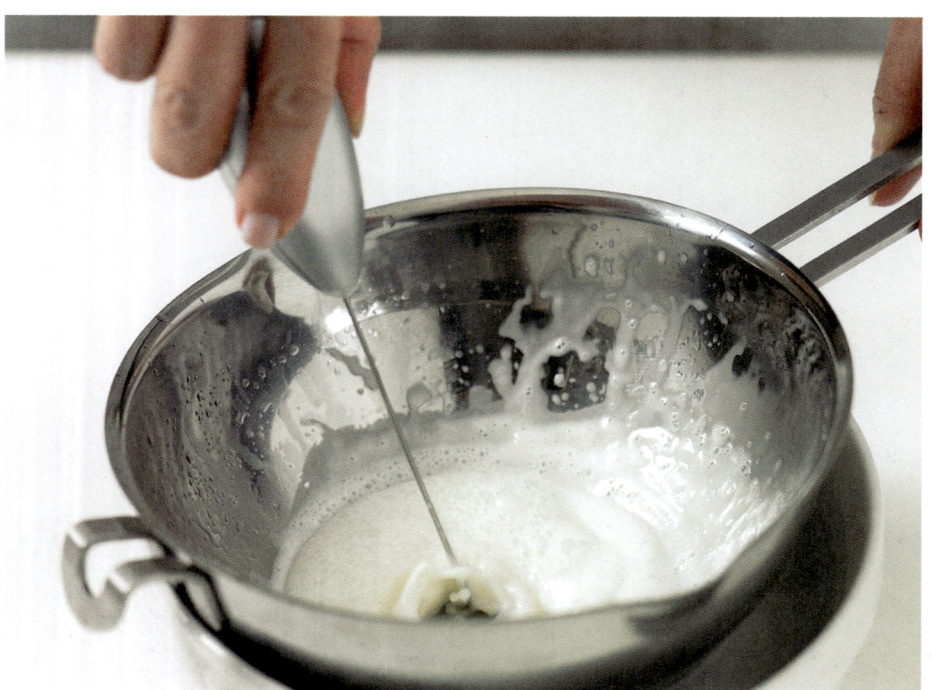

6 Die Wasserphase gleichmäßig und ohne abzusetzen unter ständigem Rühren mit dem Milchaufschäumer oder Stabmixer in die Fettphase gießen. Ungefähr eine Minute weiterrühren.

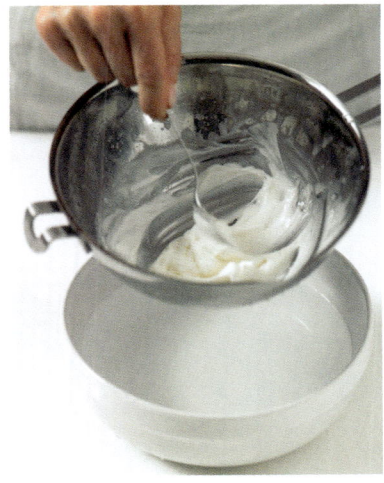

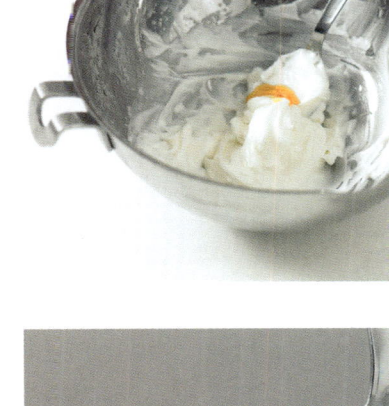

8 Ist die Mischung abgekühlt, Vitamin-E-Öl, Konservierungsmittel und ätherische Öle ein rühren.

7 Das Gefäß mit der Lotion in die Schüssel mit kaltem Wasser stellen und weiterrühren, bis die Mischung leicht andickt.

9 Die Mischung in den Tiegel gießen oder löffeln. Sorgfältig mit Angaben über Herstellungsdatum und Inhaltsstoffe etikettieren.

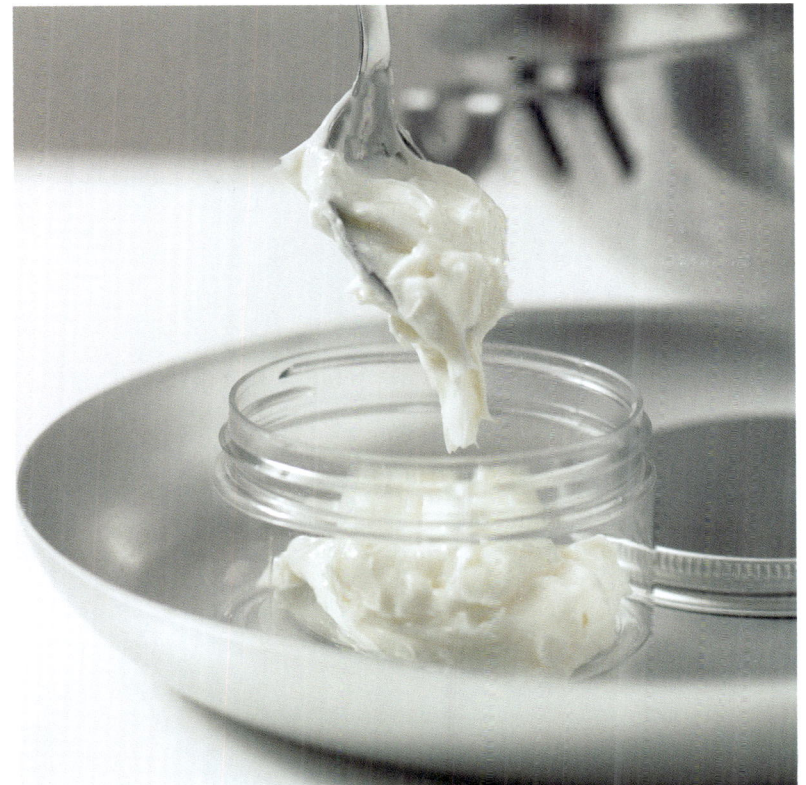

ANWENDUNG

In trockene, rissige Haut an Händen, Füßen und Ellbogen einmassieren. Blütenwässer und ätherische Öle können entsprechend persönlicher Vorlieben variieren. Zitrone, Pfefferminze und Teebaum sind für eine Fußbehandlung ideal. Für die Hände sind vielleicht sanftere, weniger geruchsintensive Bestandteile vorzuziehen.

Storchschnabel- & Orange-Massagebars

Im Prinzip ist ein Massagebar die feste Version eines Massageöls und sehr umweltfreundlich, da hierfür keine Verpackung nötig ist. Dennoch ist es ratsam, sie in Folie eingeschlagen im Kühlschrank aufzubewahren, denn sie neigen dazu, bei wärmeren Temperaturen zu schmelzen oder ohne schützende Hülle Staub anzuziehen.

Die Grundrezeptur ist sehr einfach. Und falls Kakaobutter der Hauptbestandteil bleibt, kommt man ohne Bienenwachs als Binder aus. Kakaobutter ist ein wunderbarer Inhaltstoff, der bei Hautkontakt schmilzt und wirksam gegen Schwangerschaftsstreifen vorbeugt.

Vorliegende Rezeptur ergibt zwei Bars à 50 g. Die Mengen können jedoch beliebig erhöht werden. Massagebars sind beliebte Geschenke. Allerdings müssen die Mengen dem meist unterschiedlichen Fassungsvermögen der gewünschten Förmchen angepasst werden.

Inhaltsstoffe

70 g Kakaobutter

30 g Sheabutter

10 Tropfen ätherisches Orangenöl

10 Tropfen ätherisches Storch-schnabelöl (Geranium)

Zubehör

Wasserbad-Set

Seifenformen aus Plastik oder

Muffinformen aus Silikon

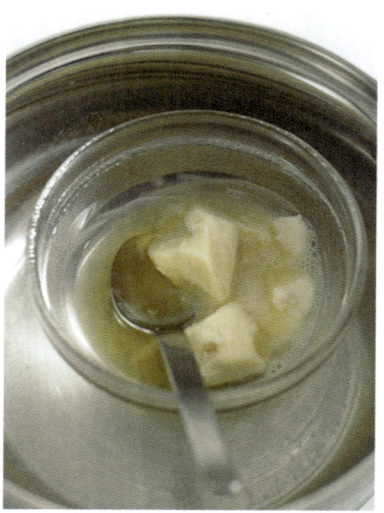

1 Kakaobutter und Sheabutter im Wasserbad-Set oder in einer Schüssel über einem Topf mit kochendem Wasser schmelzen.

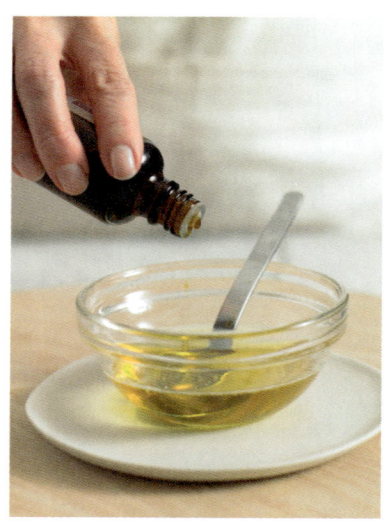

2 Vom Feuer nehmen und die ätherischen Öle zugeben.

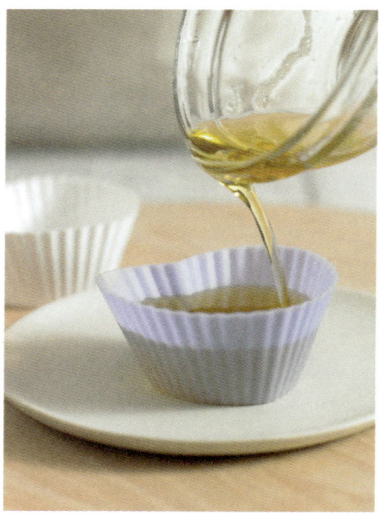

3 Mischung in Formen gießen und im Kühlschrank aushärten lassen.

ANWENDUNG
Als Feuchtigkeitsspender nach Bad oder Dusche in die Haut einmassieren.

Formenwahl

Diese Bars sind willkommene Geschenke, und was die Wahl der Formen betrifft, können Sie Ihrer Phantasie freien Lauf lassen. Stellen Sie kleine Stücke in Eiswürfeltabletts her oder sehen Sie sich in Küchenläden nach Schokoladenformen oder Mini-Eierformern um.

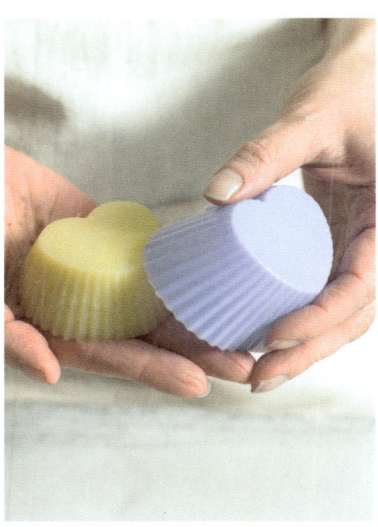

4 Ist ein Stück fest geworden, aus der Form nehmen und zur Aufbewahrung als Schutz vor Staub und Schmutz in Folie oder fettdichtes Papier einschlagen.

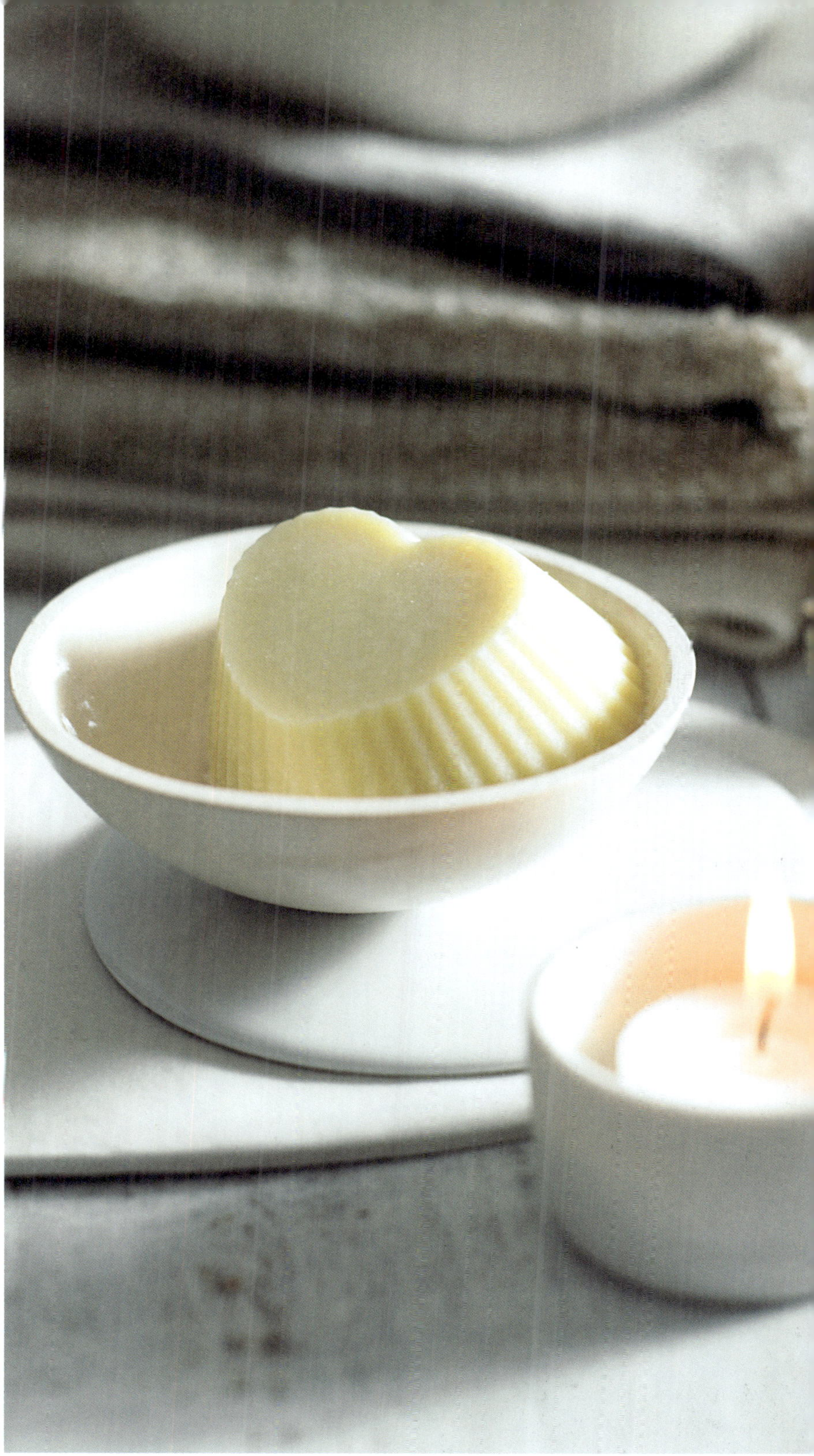

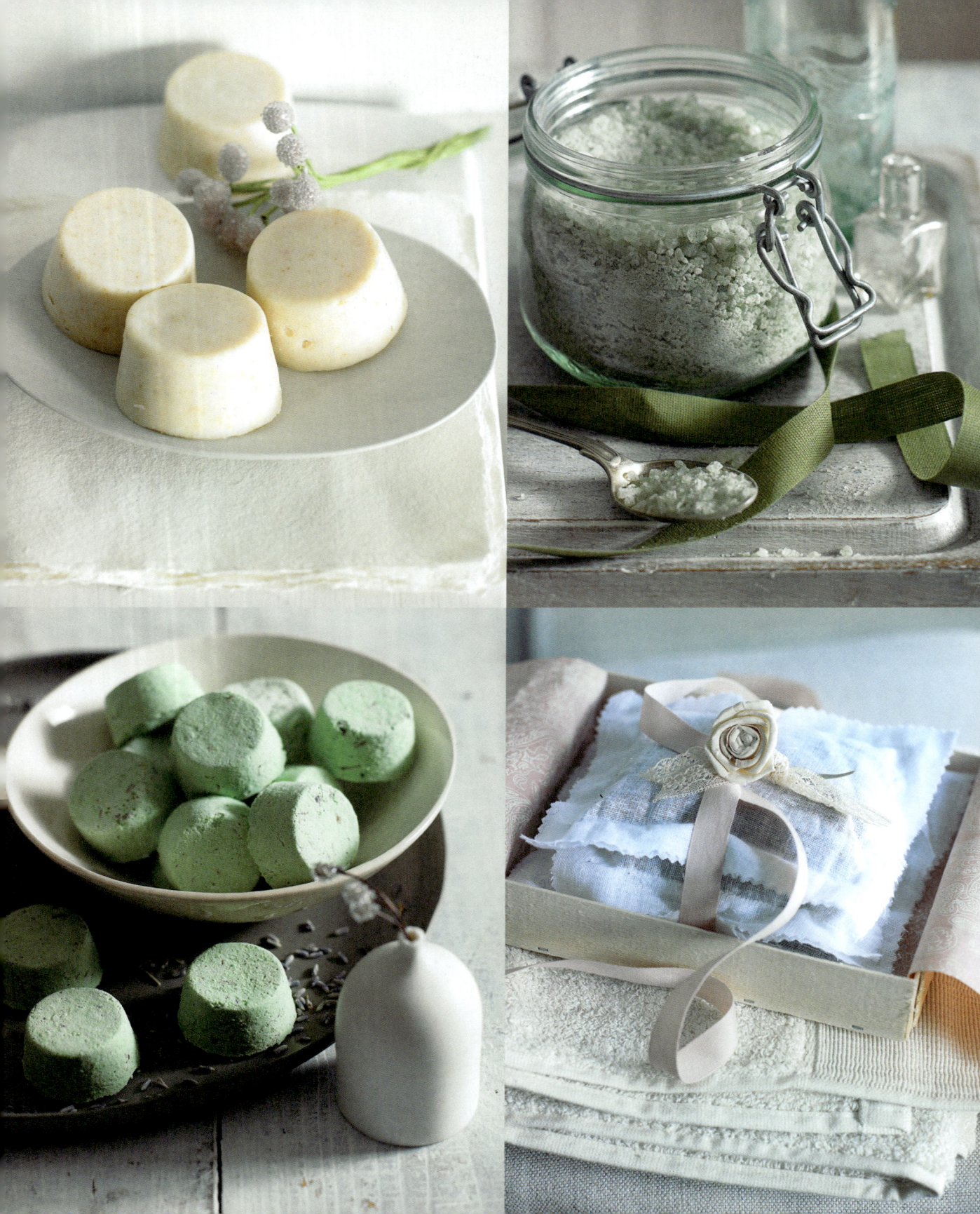

Kapitel 4

Bad und Dusche

Für ein langes, herrlich entspannendes, heißes Vollbad nehmen wir uns viel zu selten Zeit. Ich rate daher, die Anregungen dieses Kapitels zum Anlass zu nehmen, mehr für sich zu tun und sich ein wenig zu verwöhnen. Gönnen Sie sich eine kleine Auszeit und kreieren Sie Ihre eigenen, köstlich duftenden Badeprodukte — sie sind einfach herzustellen und enthalten sogar für all diejenigen, die keine Zeit für ein Entspannungs-Bad haben, die Rezeptur für ein Duschgel. Bevorzugen Sie ein eher klassisches Badevergnügen, sollten Sie Ihre eigene Seife herstellen, vorausgesetzt, Sie beachten die Sicherheitsregeln und haben nichts dagegen, mehrere Wochen zu warten, bis die Produkte ausgehärtet sind.
Das Resultat allerdings ist die Wartezeit wert!

Minze-Schoko-Badepralinés

Ölbäder können mit normaler Kakaobutter hergestellt werden, doch wenn Sie die biologische, unraffinierte Qualität benutzen, sehen die Produkte wie Schokolade aus und ergeben großartige, kalorienarme Geschenke. Vergessen Sie auf keinen Fall, einen Zettel mit der Warnung „nicht zum Verzehr geeignet" beizulegen, denn sie duften und sehen aus wie echte Pralinen. Experimentieren Sie mit Kombinationen wie Storchschnabel-Orange oder Rosenöl für einen Duft nach der türkischen Süßigkeit Lokum (Türkischer Honig). Diese Mischungen gießt man in kleine Gästeseifen- oder Schokoladenformen, in Eiswürfeltabletts aus Silikon in unterschiedlichen Variationen oder in Mini-Fondantformen.

Inhaltsstoffe

100 g dunkle Kakaobutter

3 Esslöffel und 1 Teelöffel (50 ml) Mandelöl

20 Tropfen ätherisches Pfefferminzöl

Zubehör

Wasserbad-Set

Schokoladenformen oder Eiswürfelbehälter

Küchenfolie oder luftdicht verschließbares Schraubglas

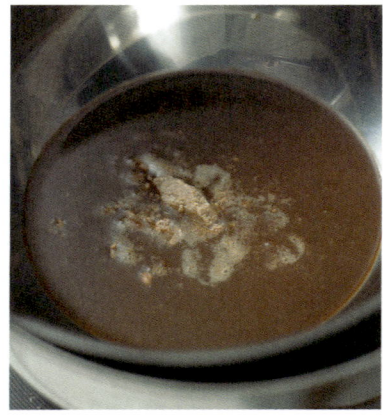

1 Kakaobutter im Wasserbad-Set oder in einer Schüssel über einem Topf mit kochendem Wasser schmelzen.

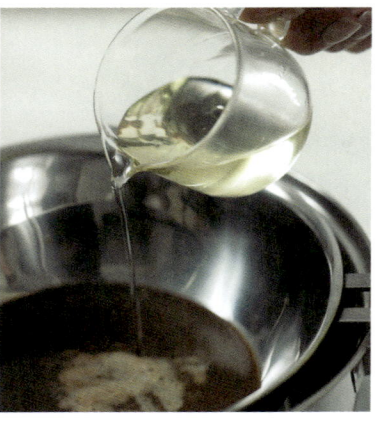

2 Vom Feuer nehmen und das Mandelöl und die ätherischen Öle dazugeben.

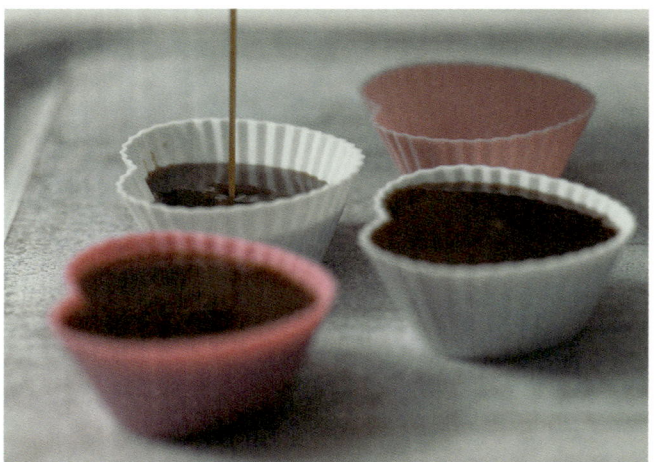

3 In die Formen gießen und abkühlen lassen. Anschließend zum Aushärten in den Kühlschrank stellen. Ist die Mischung fest geworden, aus den Formen nehmen. Entweder in Folie einwickeln oder in einem Glas mit Schraubdeckel aufbewahren.

ANWENDUNG
Ein oder zwei Badepralinés einfach in ein heißes Bad geben.

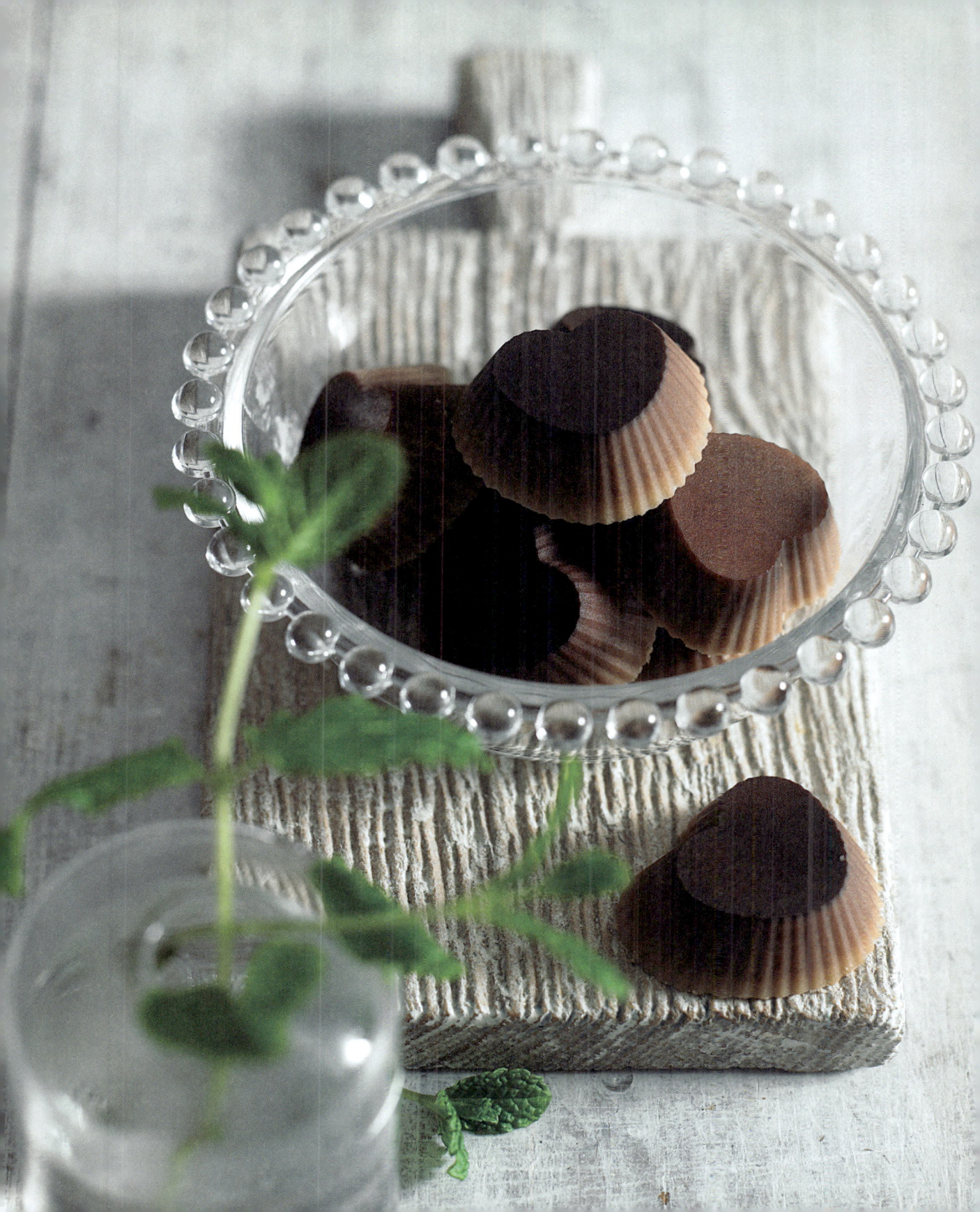

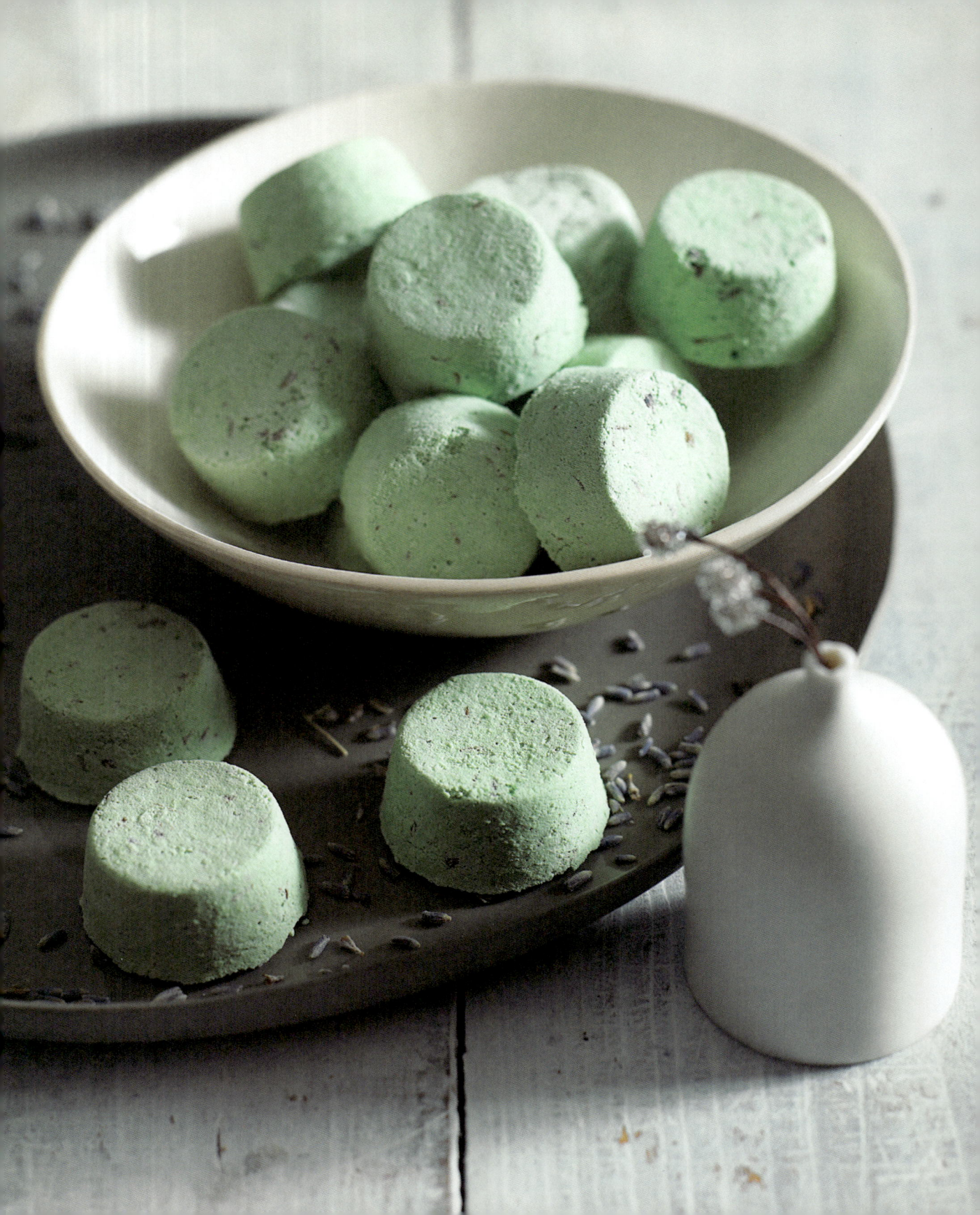

Lavendel- & Muskateller-Salbei-Brausetabletten

Eine meiner Lieblingsingredienzien für entspannende Badezusätze sind Lavendel und Muskateller-Salbei. Wenn man diese Badezusätze in fließendes Wasser gibt, erfüllen sie das Badezimmer mit herrlichem Kräuterduft.

Lavendel ist für seine heilenden und entspannenden Wirkstoffe bekannt. Viele benutzen Lavendel vorrangig bei Verbrennungen, Schnitt- und Kratzwunden sowie Unreinheiten. Außerdem finden wir ihn in zahlreichen kommerziellen Körperpflegemitteln.

Muskateller-Salbei (*Salvia sclarea*) dagegen kommt weitaus seltener zur Anwendung, ist jedoch ein hochwirksames Mittel zur Beruhigung der Nerven und zur Entspannung, das, vor dem Schlafengehen angewendet, einen tiefen und festen Schlaf garantiert. Außerdem lindert dieser Salbei als Badezusatz oder in einer Pflanzenölbasis gelöst als Einreibungsmittel Menstruationsschmerzen. Muskateller-Salbei sollte aufgrund seiner einschläfernden Wirkung weder während der Schwangerschaft noch in Verbindung mit Alkohol verwendet werden.

Inhaltsstoffe

150 g Natriumhydrogenkarbonat
(Backsoda, Bullrichsalz)

75 g Zitronensäure

25 g Maisstärke

½ Teelöffel Lebensmittel-Pulverfarbe
oder 2 Tropfen flüssige Lebensmittelfarbe (optional)

10 Tropfen ätherisches Muskateller-Salbeiöl

15 Tropfen ätherisches Lavendelöl

1 Esslöffel getrocknete Lavendelblüten

Sprühflasche Hamamelis oder Wasser

Zubehör

Sieb

Rührschüssel

Muffinformen aus Silikon

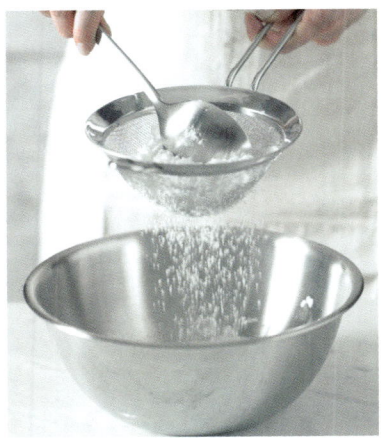

1 Natriumhydrogenkarbonat, Zitronensäure und Maisstärke in eine Schüssel sieben und gründlich durchmischen.

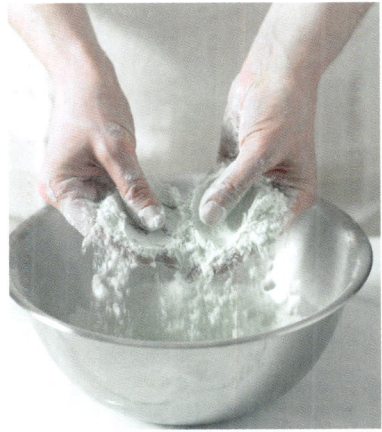

2 Den Farbstoff als Pulver oder Flüssigkeit hinzugeben und mischen, bis keine Klümpchen mehr bestehen. Das geschieht am besten mit den Händen. Reiben sie die Mischung zwischen Daumen und Fingern wie bei der Zubereitung eines Teigs.

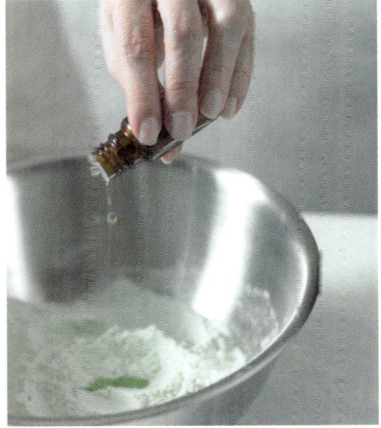

3 Die ätherischen Öle untermischen, bis sich alles harmonisch verbunden hat. Sie können Handschuhe tragen, um die Haut vor den ätherischen Ölen zu schützen. Falls gewünscht, die Lavendelblüten dazugeben.

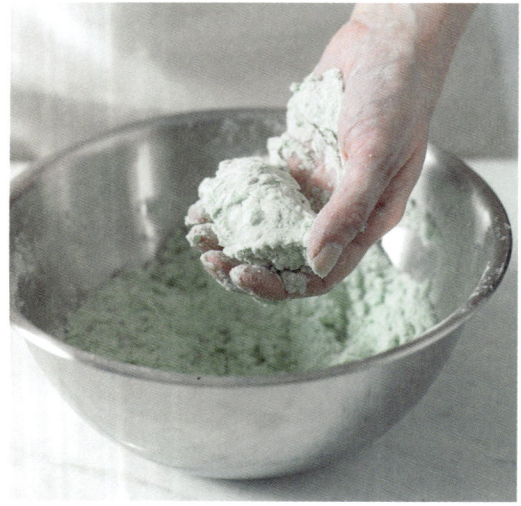

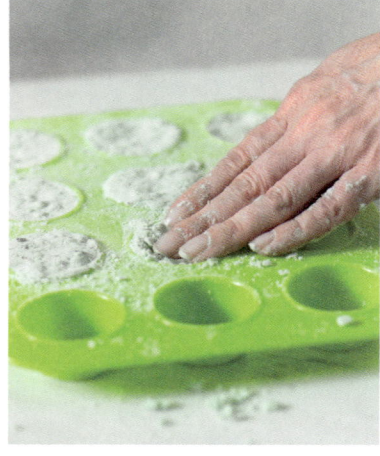

5 Eine Handvoll der Mischung dicht in jede Form füllen und so fest wie möglich andrücken. Je dichter die Form gefüllt ist, desto besser das Resultat. Den Vorgang wiederholen, bis alle Formen aufgebraucht sind.

4 Mit der Hamamelis-Sprühflasche die Mixtur mehrfach befeuchten und weitermischen, bis die Mischung die Konsistenz von feuchtem Sand aufweist. Geduld ist gefragt. Hamameliswasser nur allmählich aufsprühen und nach jedem Sprühvorgang eine Handvoll der Mischung zusammendrücken und in die Schüssel zurückfallen lassen. Sobald die Mixtur ihre Form behält, kann sie in die Formen gegeben werden.

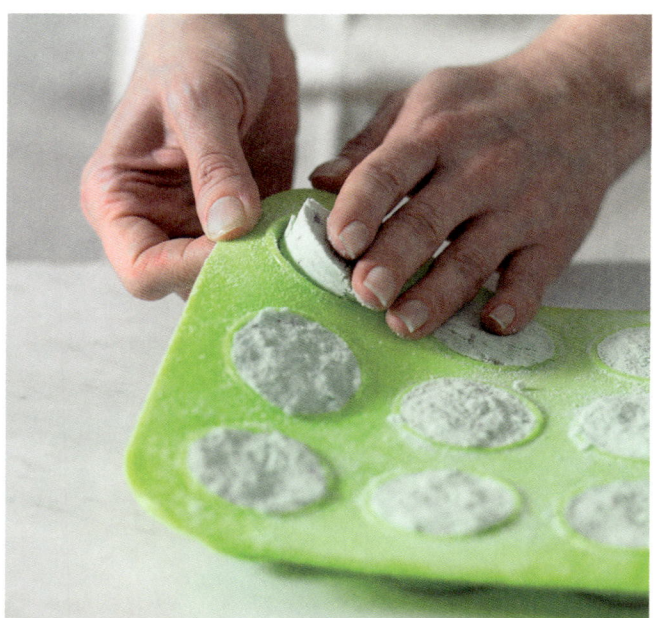

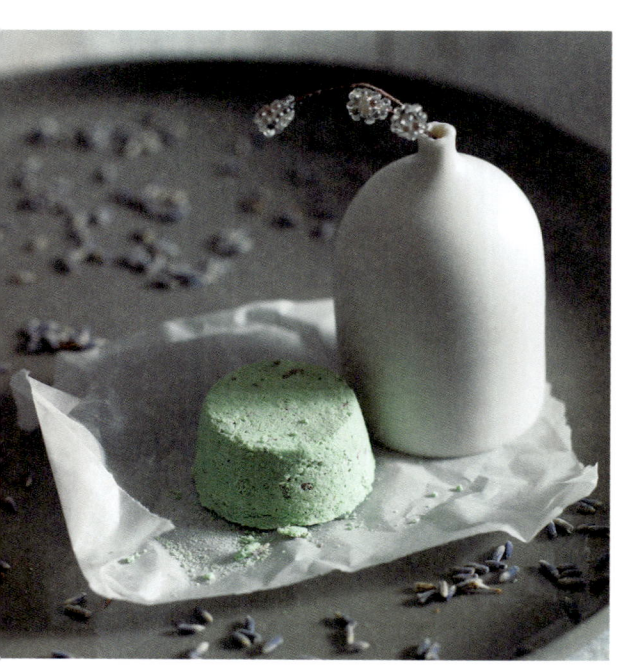

6 Die Brausetabletten über Nacht an einem trockenen, warmen Ort aushärten lassen und anschließend aus der Form nehmen.

ANWENDUNG
Je nach Größe der Formen ein oder zwei dieser Zusätze im einfließenden Badewasser auflösen und im Bad entspannen.

Variation: Badekugeln

Haben Sie Lust auf ein kleines Abenteuer und möchten Sie Badekugeln herstellen, benötigen Sie besondere, zweiteilige Formen. Sie werden überall online angeboten (siehe Lieferanten S. 143). Badekugeln sind in der Herstellung etwas komplizierter, aber Übung macht den Meister. Folgen Sie den Anleitungen für Brausetabletten und verfahren Sie dann wie folgt:

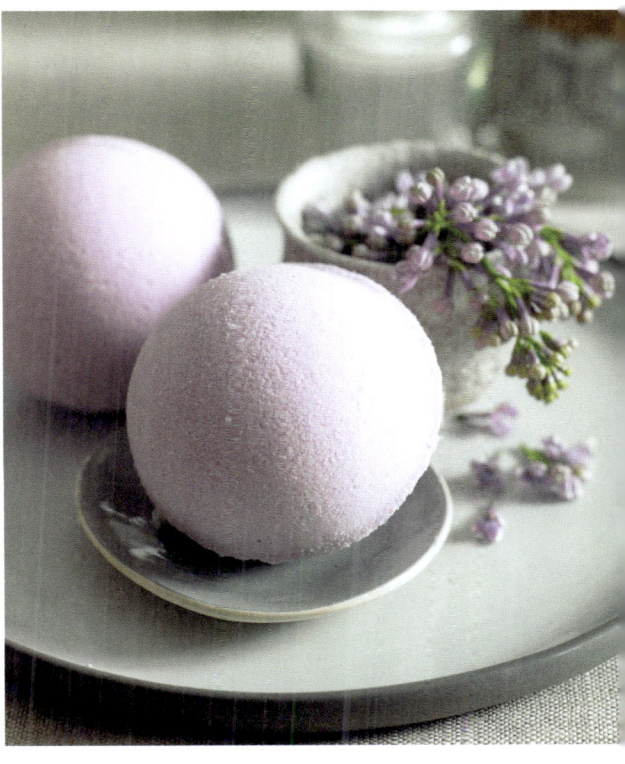

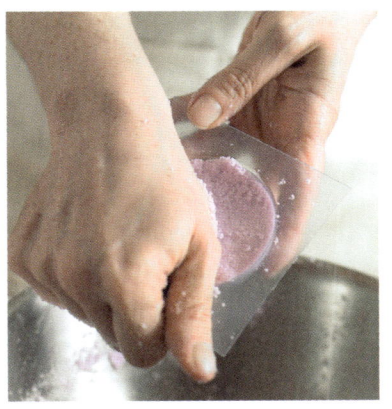

1 Eine Handvoll der Mischung dicht in jede Hälfte der Form pressen und dabei einen Teil etwas über den Rand hinaus füllen.

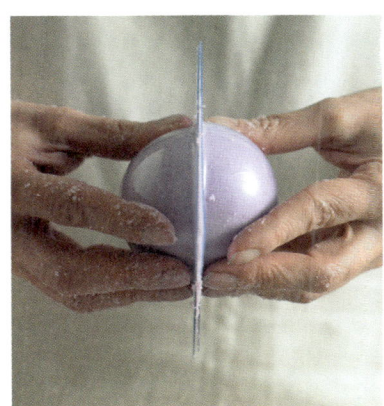

2 Die beiden Hälften passgenau aufeinanderdrücken und 20 Sekunden gedrückt halten. Dann die obere Hälfte der Form entfernen. Die überschüssige Mischung in die Schüssel zurückstreichen und die Badekugel fest werden lassen.

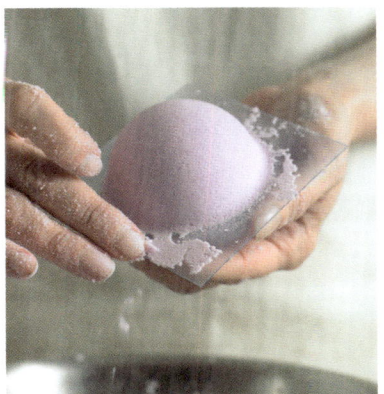

3 Den Vorgang wiederholen, bis sämtliche Formen gefüllt sind. Dabei schnell arbeiten, damit die Mischung nicht austrocknet.

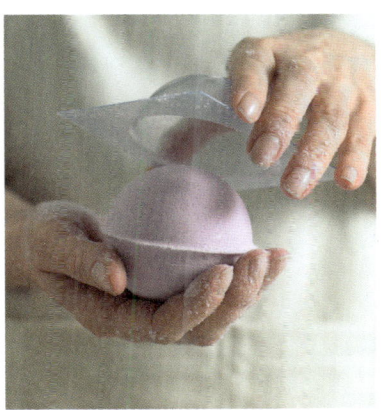

4 Jede Badekugel vorsichtig aus der zweiten Hälfte der Form nehmen und an einem warmen, trockenen Ort aushärten lassen. Zur Anwendung in fließendes Wasser geben.

Totes-Meer-Detox-Badesalz

Angesichts unseres hektischen Lebensstils reicht unsere Zeit vermutlich häufig nicht für ein entspannendes Bad aus, das uns als Luxus und nicht als Notwendigkeit gilt. Für die persönliche Hygiene nehmen die meisten von uns eine hastige Dusche, bevor sie ihr Tagwerk beginnen. Nur wenige, so stelle ich mir vor, haben die Muße für ein Bad, um über den vor ihnen liegenden Tag nachzudenken.

Für die Römer und alten Ägypter allerdings war das anders: Das Bad galt als Medizin sowie Schönheitsmittel und diente nicht ausschließlich der Sauberkeit. Das war der Grund für die Beliebtheit von Heilbädern und Heilquellen. Kleopatra zum Beispiel soll die erste Tagesklinik am Rand des Toten Meeres errichtet haben, nachdem sie von den darin enthaltenen schönheitsförderlichen Mineralstoffen erfahren hatte.

Inhaltsstoffe

175 g Totes-Meer-Salz

175 g Epsom-Salz (Bittersalz, grob-kristallines Salz aus dem Himalaja)

150 g Meersalz

60 g Natriumhydrogenkarbonat (Backsoda, Bullrichsalz)

60 g Braunalgen-Asche oder grüne Tonerde

30 Tropfen ätherisches Wacholderöl

20 Tropfen ätherisches Fenchelöl

20 Tropfen ätherisches Zitronenöl

30 Tropfen ätherisches Grapefruitöl

Zubehör

Rührschüssel

Metalllöffel

Luftdicht verschließbares Vorratsglas

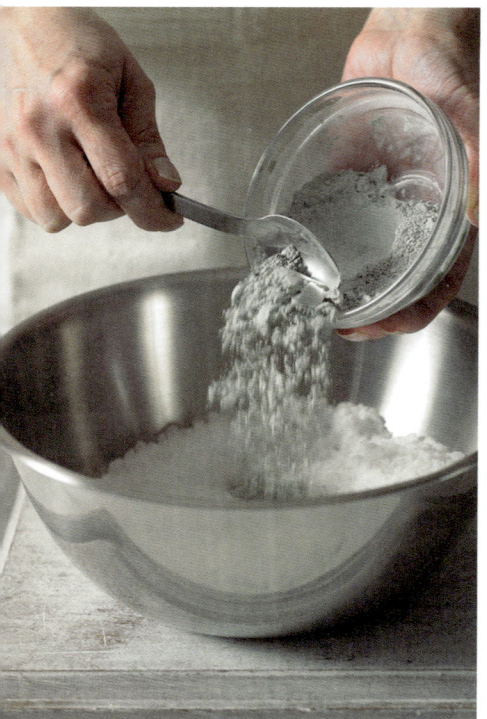

1 Alle Bestandteile in die Rührschüssel geben.

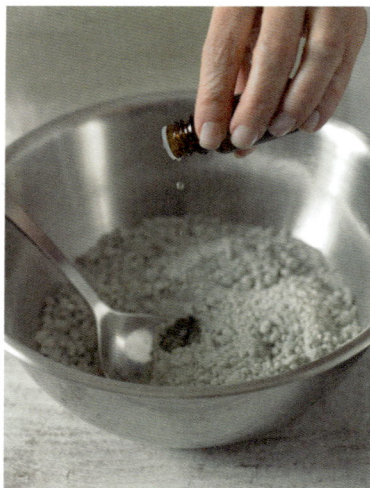

2 Gründlich vermischen, damit die Salze und die Braunalgen-Asche oder grüne Tonerde gleichmäßig verteilt werden. Die ätherischen Öle unter gründlichem Rühren dazugeben.

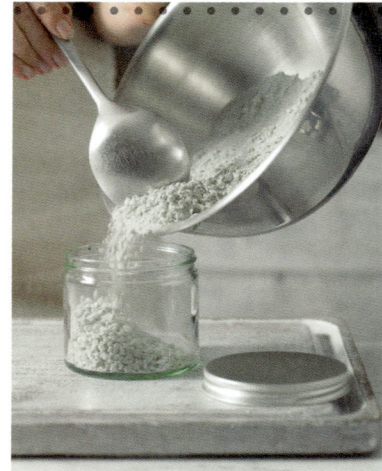

3 Alles in das Vorratsglas füllen und über Nacht setzen lassen, damit die ätherischen Öle die Mischung wirksam durchdringen.

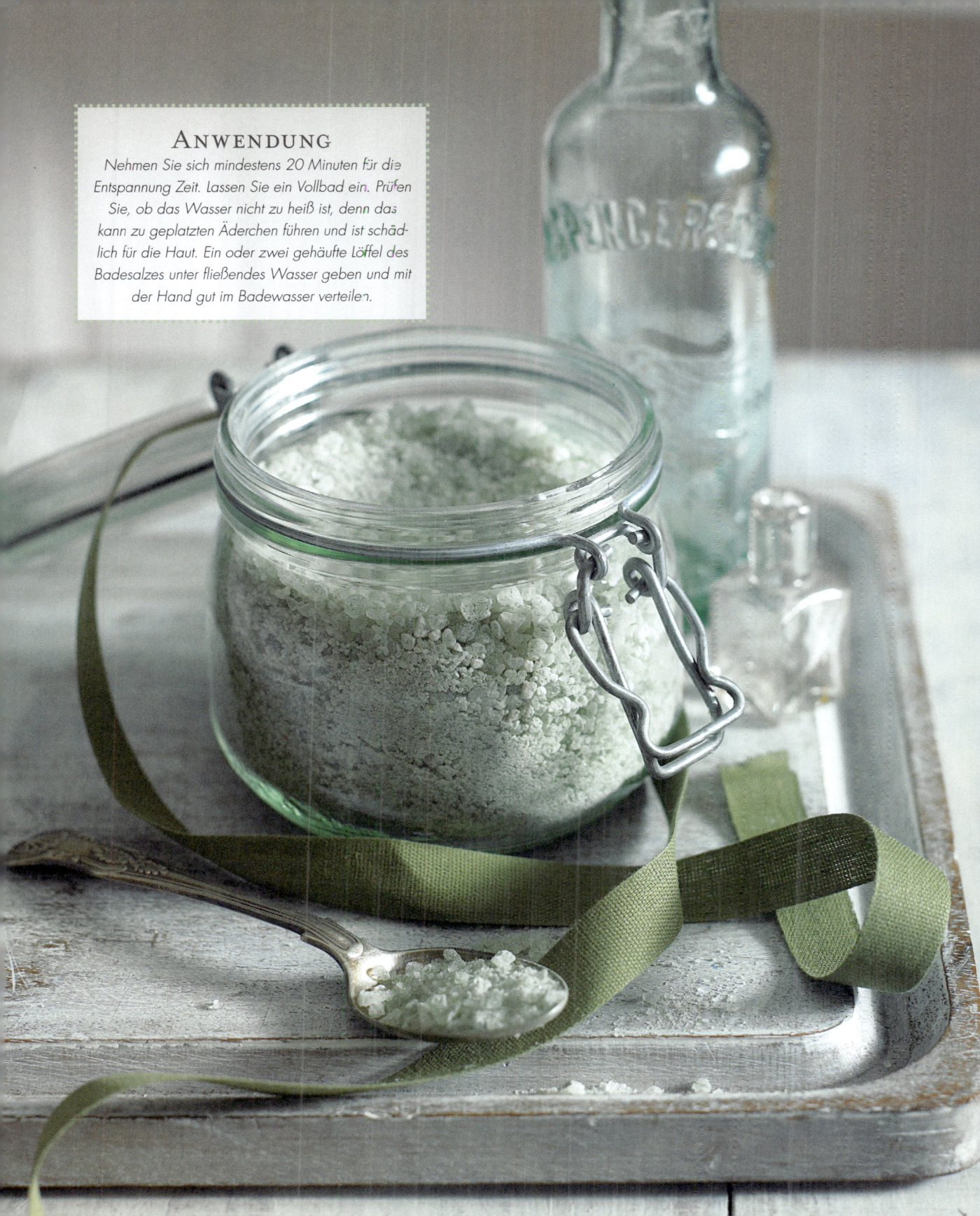

ANWENDUNG

Nehmen Sie sich mindestens 20 Minuten für die Entspannung Zeit. Lassen Sie ein Vollbad ein. Prüfen Sie, ob das Wasser nicht zu heiß ist, denn das kann zu geplatzten Äderchen führen und ist schädlich für die Haut. Ein oder zwei gehäufte Löffel des Badesalzes unter fließendes Wasser geben und mit der Hand gut im Badewasser verteilen.

Zedernholz- & Ylang-Ylang-Badeöl

Kriterien für die Auswahl der ätherischen Öle dieses Badeöls waren betörende, sinnliche und exotische Duftnoten und entspannende Wirkstoffe. Vanille-Absolue oder Vanille CO_2-Extrakt erfüllen alle Erwartungen, sind jedoch sehr teuer. Alternativ kann man das eigene nach Vanille duftende Öl herstellen, indem eine Vanilleschote für einige Wochen in etwas Mandel- oder Jojobaöl eingeweicht wird. Anschließend nutzt man es als Basis für das eigene Parfümöl oder gibt es in Bade- und Körperöl-Mischungen (wobei die Schote vor dem Gebrauch entfernt wird).

Ylang-Ylang-Öl findet bei indonesischen Hochzeitszeremonien aufgrund seiner Wirkung als Aphrodisiakum und in der Aromatherapie wegen seiner beruhigenden, sedierenden Wirkung Verwendung. Sein süßlicher, betörender Duft kann in größeren Mengen etwas zu intensiv sein. Daher sollte es in kleinen Dosen und in der Mischung mit anderen Ölen verwendet werden.

Inhaltsstoffe

⅓ Tasse (80 ml) Süßmandelöl

4 Teelöffel (20 ml) Aprikosen-kernöl

7 Tropfen Ylang-Ylang-Öl

6 Tropfen Zedernöl

3 Tropfen Storchschnabelöl

4 Tropfen Orangenöl

2 Tropfen Vanille-Absolue oder CO_2-Extrakt (oder 2 TL/10 ml mit Vanille aromatisiertes Öl)

Zubehör

Kleines Becherglas oder Schüssel

Metalllöffel

Luftdicht verschließbare 100 ml-Glasflasche

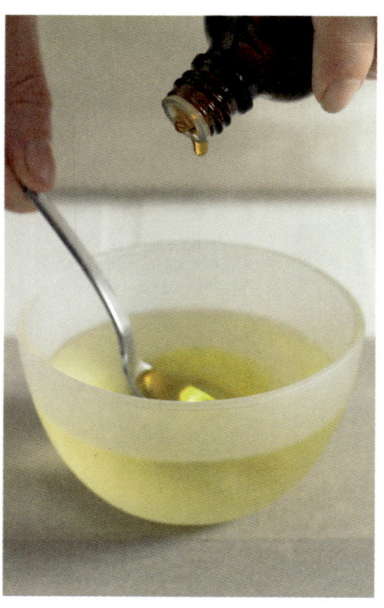

1 Süßmandelöl und Aprikosenkernöl in die Glasschüssel oder den Glasbecher geben.

2 Ätherische Öle und Vanille-Absolue hinzufügen und gründlich mit dem Löffel mischen. In die Glasflasche gießen.

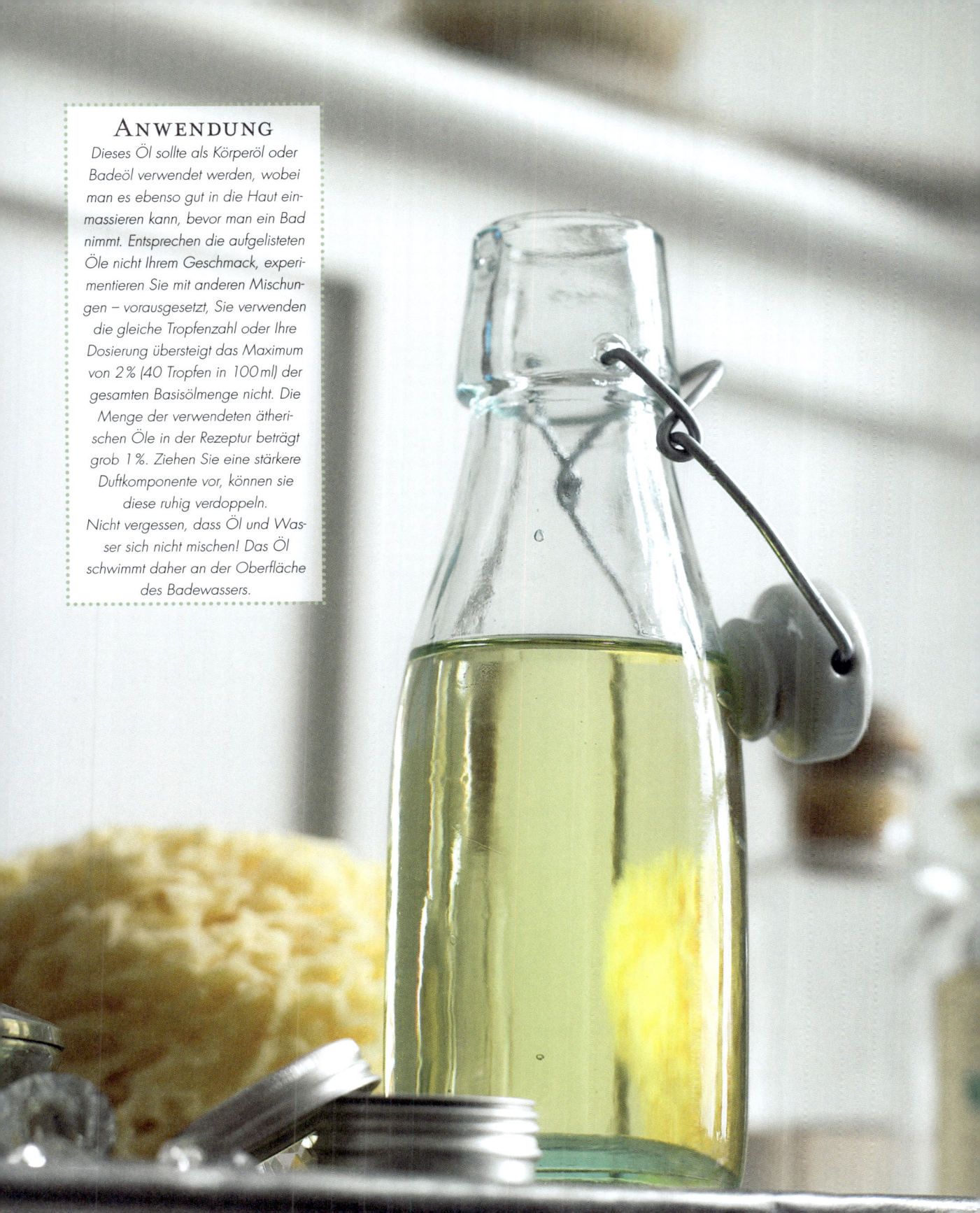

ANWENDUNG

Dieses Öl sollte als Körperöl oder Badeöl verwendet werden, wobei man es ebenso gut in die Haut einmassieren kann, bevor man ein Bad nimmt. Entsprechen die aufgelisteten Öle nicht Ihrem Geschmack, experimentieren Sie mit anderen Mischungen – vorausgesetzt, Sie verwenden die gleiche Tropfenzahl oder Ihre Dosierung übersteigt das Maximum von 2 % (40 Tropfen in 100 ml) der gesamten Basisölmenge nicht. Die Menge der verwendeten ätherischen Öle in der Rezeptur beträgt grob 1 %. Ziehen Sie eine stärkere Duftkomponente vor, können sie diese ruhig verdoppeln. Nicht vergessen, dass Öl und Wasser sich nicht mischen! Das Öl schwimmt daher an der Oberfläche des Badewassers.

Variante: Duftöl

Die meisten heute handelsüblichen Düfte sind eine Kombination aus natürlichen und synthetischen, in Ethanol gelösten Riechstoffen. Ethanol kann in den meisten Ländern nur mit entsprechender Lizenz über die Ladentheke erworben werden. Da es immer mehr unabhängige Parfümhersteller gibt, erleben wir eine Renaissance der Parfüms auf der Basis von Ölen und festen Fetten – also eine Rückkehr zu den Praktiken des alten Ägyptens.

Obwohl die Herstellung von Parfüms den Rahmen dieses Buches sprengt, ist es doch meine Passion. Aus diesem Grund wollte ich wenigstens ein Parfüm einschmuggeln. Als ich die Rezeptur für das Zedernholz- & Ylang-Ylang-Badeöl auf der vorherigen Seite aufschrieb, habe ich die Duftmischung zuerst in 2 Teelöffeln (10 ml) Jojobaöl kreiert, um sicher zu sein, dass der Duft den Erwartungen entspricht. Erst dann habe ich die Mixtur mit einer 100 ml-Badeölbasis verdünnt. Diese Vorgehensweise möchte ich jedem empfehlen, der Duftmischungen ausprobiert, denn das spart Zeit und Basisöl.

Hier die Rezeptur, wie die Mischung für das Badeöl in ein Parfüm auf Ölbasis oder ein Kompaktparfüm umgewandelt werden kann, das man entweder in einem Döschen für Lippenbalsam, einem antiken Flakon oder einer Pillendose aufbewahrt.

Inhaltsstoffe

2 Teelöffel (10 ml) Jojobaöl

7 Tropfen Ylang-Ylang-Öl

6 Tropfen Zedernöl

3 Tropfen Storchschnabelöl

4 Tropfen Orangenöl

2 Tropfen Vanille-Absolue oder CO_2-Extrakt (oder mit einer Vanilleschote aromatisiertes Jojobaöl)

Zubehör

Luftdicht verschließbarer 15 ml-Glasflakon

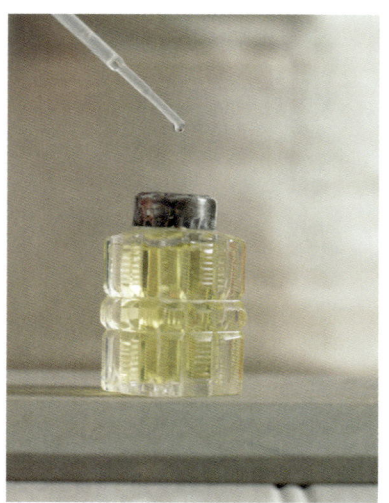

1 Jojobaöl in das Glasfläschchen gießen.

2 Tropfenweise und vorsichtig mit der Pipette die ätherischen Öle einfüllen.

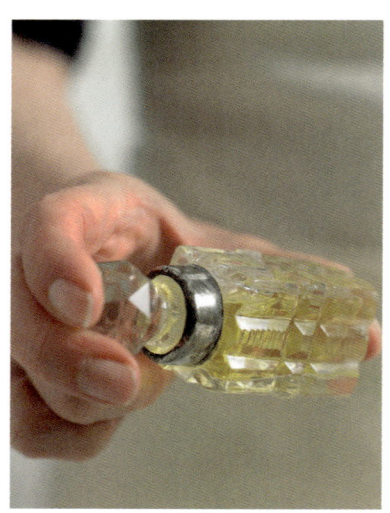

3 Glasfläschchen verschließen und gründlich schütteln, bis sich alles gut vermischt hat.

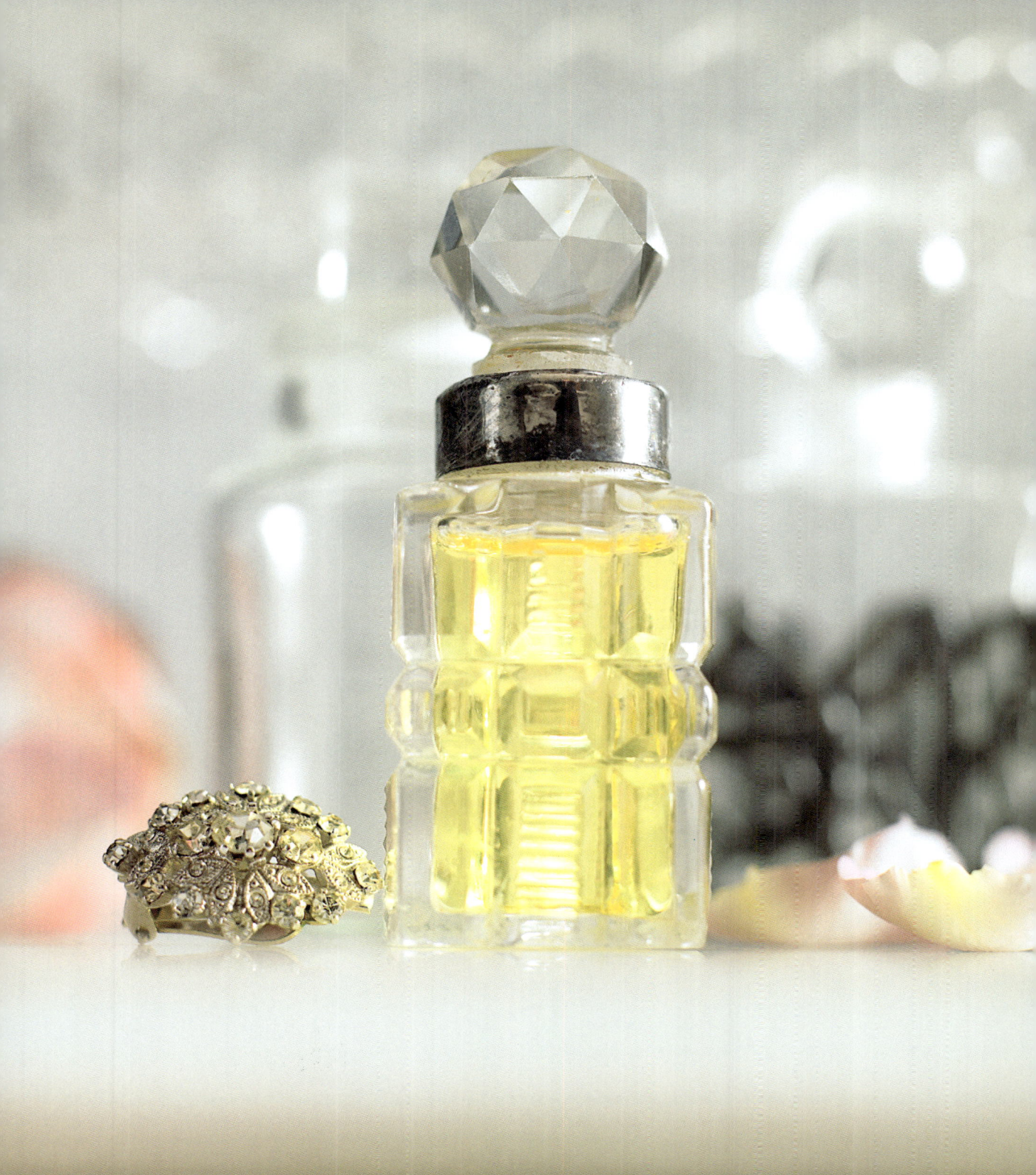

Variante: Kompaktparfüm

Für diese Variante habe ich die Menge der ätherischen Öle ebenso verdoppelt wie die Trägersubstanz. Da man mit geringen Mengen arbeitet, ist es am besten, einen kleinen, feuerfesten Behälter in einen Topf mit simmerndem Wasser statt in ein Wasserbad-Set zu stellen, um das Bienenwachs zu schmelzen.

Inhaltsstoffe

5 g Bienenwachs

3 Teelöffel (15 ml) Jojobaöl

14 Tropfen Ylang-Ylang-Öl

12 Tropfen Zedernöl

6 Tropfen Storchschnabelöl

8 Tropfen Orangenöl

4 Tropfen Vanille-Absolue oder CO_2-Extrakt (oder mit einer Vanilleschote aromatisiertes Jojobaöl)

Zubehör

Kleine Schüssel oder feuerfestes Glas

Flacher Stieltopf

Kleines Glas oder Eierbecher

Metalllöffel

15 ml-Lippenbalsamtiegel, Döschen oder hübsche Pillendose

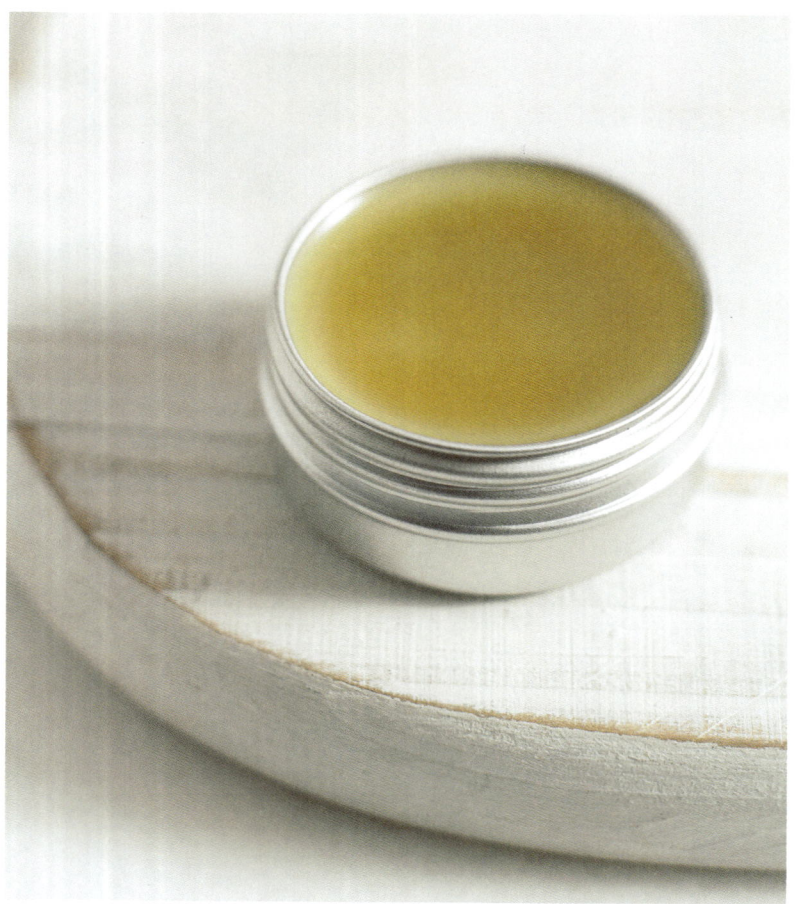

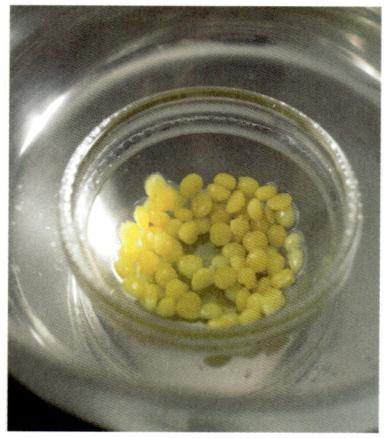

1 Bienenwachs in einem feuerfesten Gefäß schmelzen, das in kochendem Wasser in einem flachen Stieltopf steht.

ANWENDUNG

Mit der Fingerkuppe über das Kompaktparfüm und anschließend über die Haut streichen.

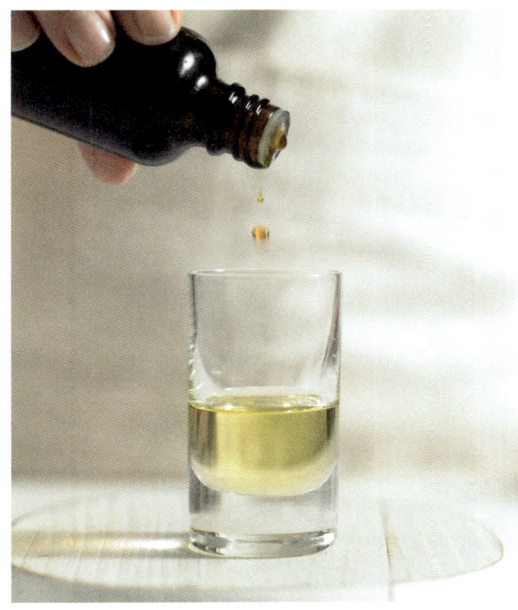

2 Jojobaöl in einem klei-
nen Glas oder Eierbe-
cher abmessen und die
ätherischen Öle dazuge-
ben.

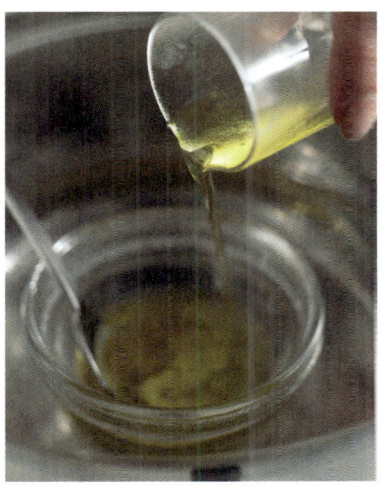

3 Sobald das Bienenwachs geschmo-
zen ist, vorsichtig die ätherischen Öle
und die Jojobamischung einrühren.

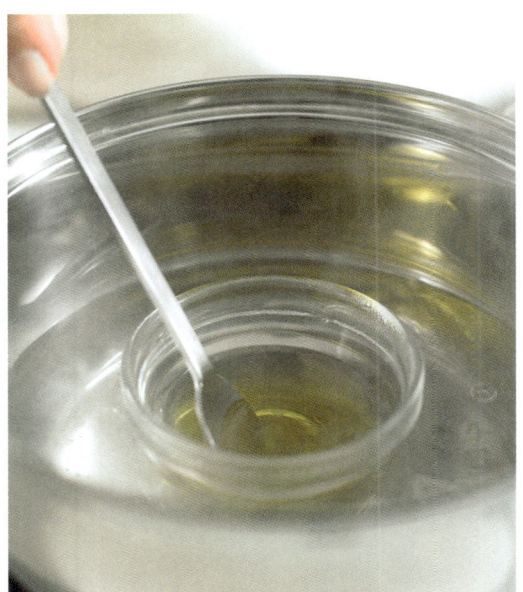

4 Da sich ätherische Öle beim Erhitzen leicht verflüchti-
gen, sollten sie nur so lange auf dem Feuer bleiben,
bis sich alles gründlich verflüssigt hat.

5 Sofort vom Feuer nehmen und in das gewählte
Gefäß gießen. Aushärten lassen.

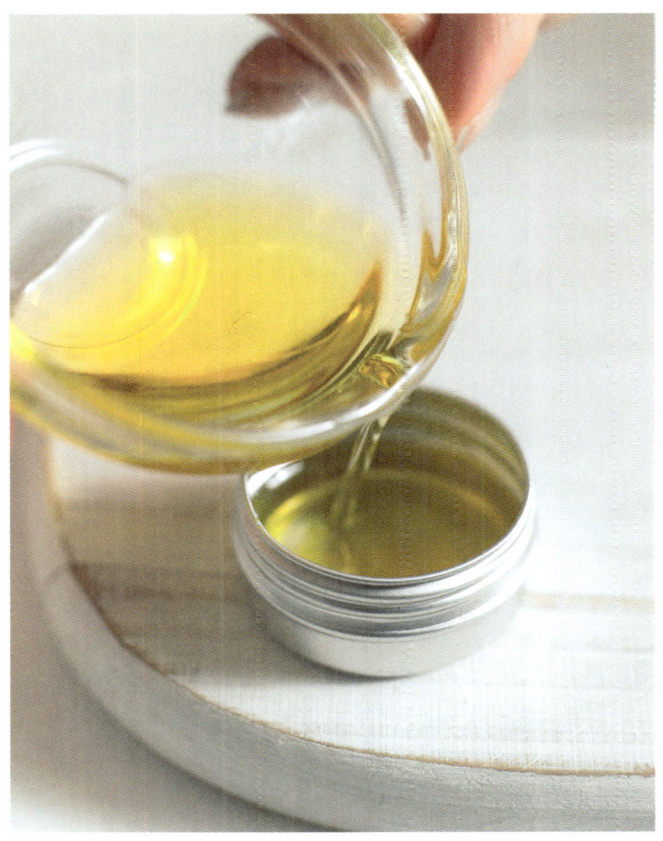

Milchbad für samtige Haut

Nachfolgende Rezeptur ist eine der ersten, die ich als Teenager zusammengestellt habe, und gehört noch immer zu meinen Lieblingsprodukten. Vermutlich hatte ich etwas über Kleopatra und ihr angebliches Schönheitspflegesystem gelesen und beschlossen, dass auch ich in Eselsmilch und Rosenblütenblättern baden sollte.

Veganer können diese Rezeptur mit mehr Natriumhydrogenkarbonat herstellen oder Kaolin (weiße Tonerde) benutzen, aber ich liebe das absolut luxuriöse Hautgefühl, das Milchpulver vermittelt. Die Kakaobutter schmilzt im heißen Badewasser und hat einen herrlichen feuchtigkeitsspendenden Effekt. Die Rosenblütenblätter sehen im Glas zauberhaft aus, sind jedoch nass weniger attraktiv – und daher eher Dekoration. Gehen Sie sparsam damit um. Da die Inhaltsstoffe in Pulverform ein verhältnismäßig großes Volumen haben, füllt diese Rezeptur ein 350 ml Glas, wobei der Inhalt nur 160 g wiegt.

Je länger die Vanilleschote im Glas verbleibt, desto intensiver wird der Duft, und die Schote kann auch noch für nachfolgende Gläser benutzt werden. Entfernen Sie die Vanilleschote, bevor Sie das Glas verschenken oder das Pulver ins Bad geben.

Inhaltsstoffe

1 Vanilleschote (optional)

50 g Ziegenmilchpulver

100 g Natriumhydrogenkarbonat

20 Tropfen ätherische Öle (optional)

10 g Kakaobutter

Handvoll Rosenblütenblätter getrocknet (optional)

Zubehör

Schüssel zum Mischen

Metalllöffel

Käsereibe

Luftdicht verschließbares Vorratsglas

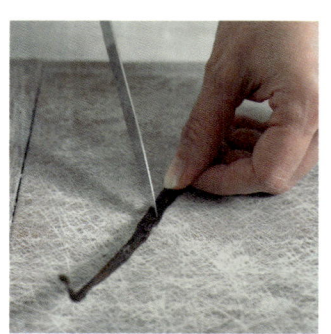

Haben Sie Ihr Ziegenmilchpulver nicht bereits mit der Vanilleschote aromatisiert – und sie mögen eher den Vanilleduft statt ätherische Öle zu benutzen – schlitzen Sie die Schote mit einem scharfen Messer auf und legen Sie die Vanille mit in das Glas.

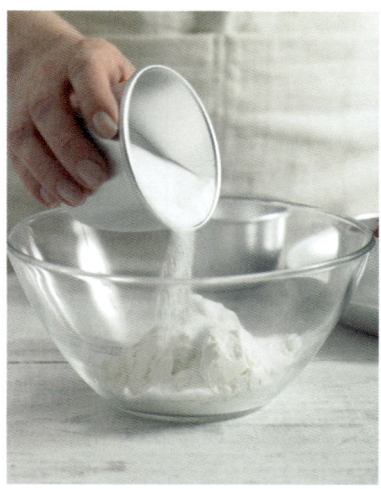

1 Das mit Vanille parfümierte Ziegenmilchpulver und das Natriumhydrogenkarbonat in die Schüssel geben. Ätherische Öle, falls gewünscht, jetzt hinzufügen und gründlich mit dem Löffel mischen.

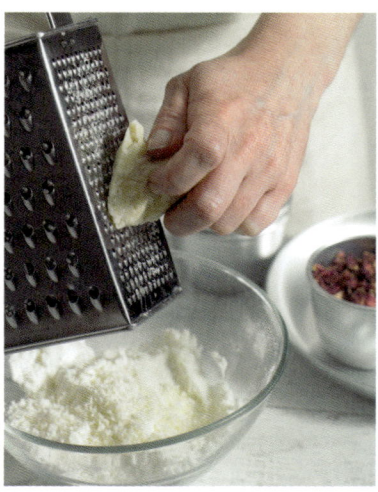

2 Die Kakaobutter in die Schüssel reiben und sanft unterheben.

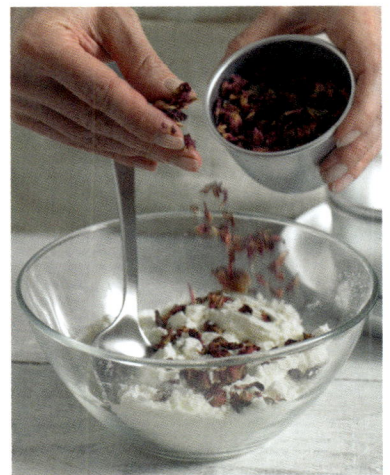

3 Den Großteil der Rosenblütenblätter einrühren. Einige Löffel der Mischung in das einlaufende Badewasser streuen.

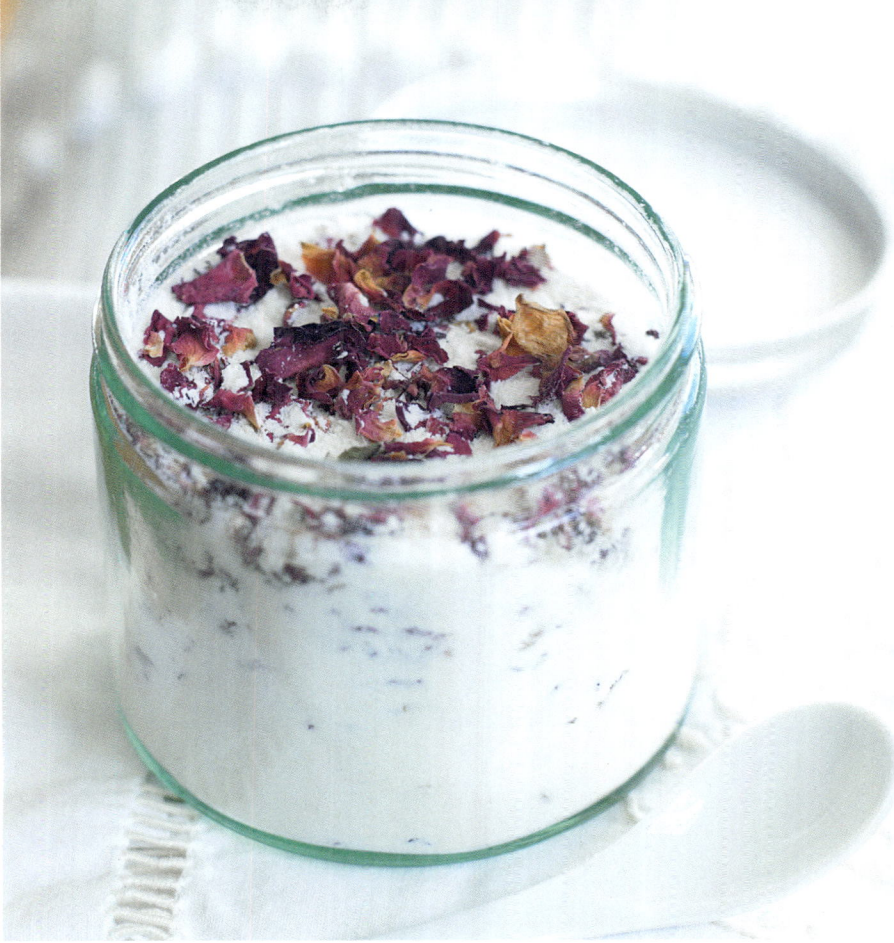

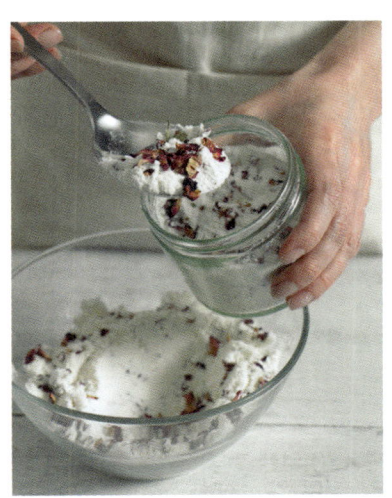

4 Die übrige Mischung in ein Glas geben. Einige Rosenblütenblätter zur Dekoration darüber decken.

Vorschlag für ätherische Öle

Diese Rezeptur ist Luxus pur – wählen Sie daher sinnliche Holzaromen oder betörende Blütenöle, die zum Milchduft des Ziegenmilchpulvers passen, wie zum Beispiel Ylang Ylang, Zedernholz, Sandelholz, Rose, Storchschnabel (Geranium), Patchouli und Vetiver.

Kakaobutter reiben

Die Kakaobutter vor dem Reiben in den Kühlschrank (oder ins Gefrierfach) legen, da sie in den Händen rasch schmilzt. Dafür die feinste Reibefläche benutzen, damit man eher ein Pulver als Flocken erzielt. Die an der Reibefläche haften bleibende Kakaobutter anschließend mit einem Backpinsel in die Schüssel stäuben. Versucht man es mit den Fingern, schmilzt die Kakaobutter

Kräutersäckchen für das Bad

Für meine Bade- und Körperpflegeprodukte benutze ich mit Vorliebe, wann immer möglich, frische oder getrocknete Kräuter. In einer idealen Welt würden wir alle unsere eigenen Kräuter in herrlich gepflegten, naturgemäßen Wildkräutergärten ziehen. Gärtnern Sie gern und haben Sie Platz, ist die Anlage eines eigenen Schönheitsgärtleins mit allem, was das örtliche Klima erlaubt und was wir für unsere selbst hergestellten Produkten benötigen, ein Traum. Hat man, wie ich, weder Zeit noch Talent oder Lust zum Gärtnern, ist es durchaus nicht verwerflich, getrocknete Kräuter oder Flüssigextrakte zu benutzen.

Die einfachste Methode, sich ein Kräuterbad zuzubereiten, sind die traditionellen Kräutersäckchen aus Musselin, die verhindern, dass die aufgequollenen Kräuter den Abfluss verstopfen oder an der Haut kleben bleiben.

Inhaltsstoffe

Sie benötigen für jedes Säckchen:

1 Teelöffel Ihrer gewünschten Kräutermischung (siehe unten) oder eine Mischung aus nur ein oder zwei Kräutersorten

Reinigende Kräuter: Rosmarin, Brennnessel, Fenchelsamen, Lavendel, Steinsalz, Meeresalgen

Entspannende Kräuter: Kamille, Jasmin, Hopfen, Baldrian, Mädesüß (*Filipendula ulmaria*)

Beruhigende Kräuter für die Haut: Kamille, Hafer, Ringelblume, Eibisch (*Althaea officinalis*), Vogelmiere (*Stellaria media*)

Zubehör

Glas oder Schüssel

Ein Stück Musselin (ungefähr 20 x 20 cm)

Zickzackschere

Gummiband (nicht wesentlich, aber leichter zu handhaben als eine Schleife mit einer Hand zu binden)

Schmales Band, Schnur oder Streifen von Musselin

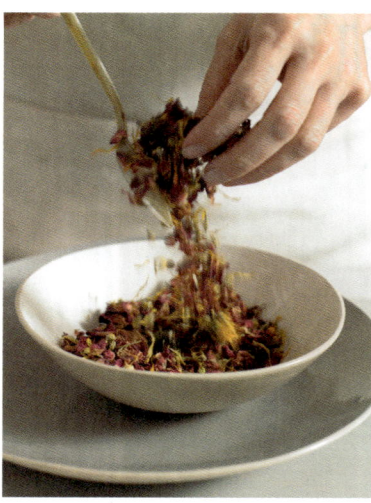

1 Kräuter zu gleichen Portionen in eine Schüssel oder ein Glas geben und mischen.

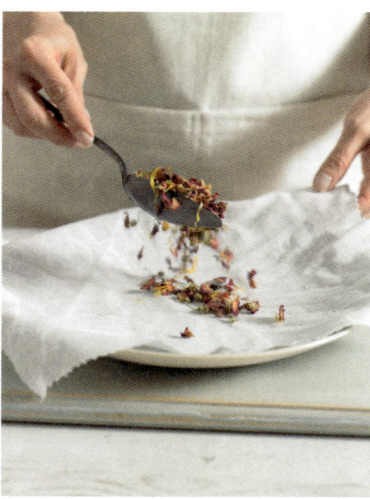

2 Ein quadratisches Stück Musselin mit der Zickzackschere ausschneiden und einen Esslöffel der Kräutermischung in die Mitte häufeln.

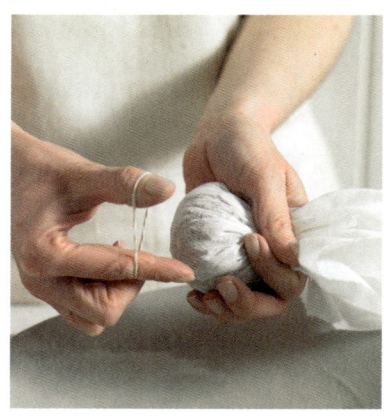

3 Den Musselin mit einer Hand über den Kräutern raffen und mit dem Gummiband zubinden.

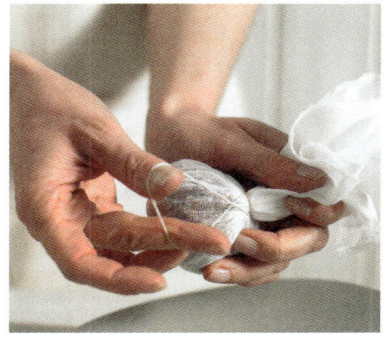

4 Die Enden des Musselins mehrfach mit dem Gummiband umwickeln, damit das Säckchen gut verschlossen bleibt.

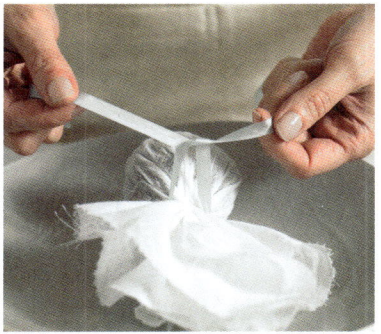

5 Seidenband, dekorative Hanfschnur oder Musselinstreifen über das Gummiband binden.

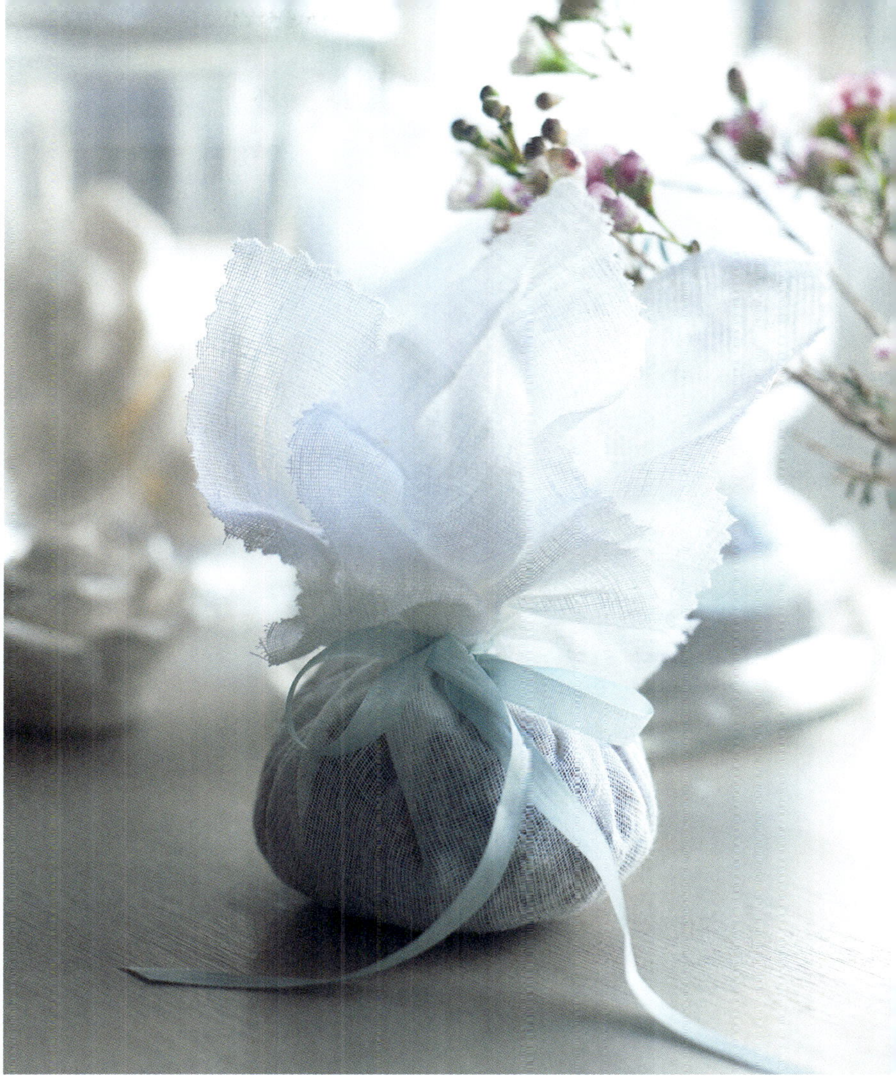

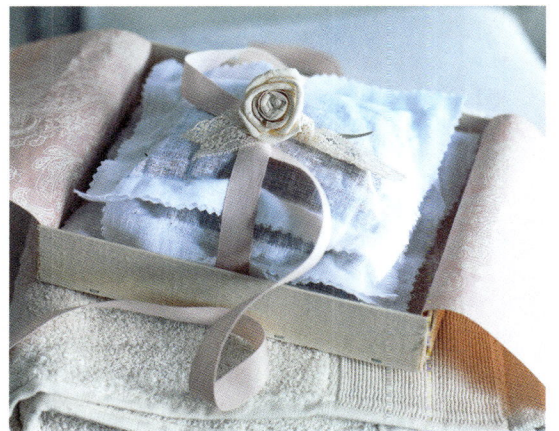

Variation

Badesäckchen sind auch sehr preiswerte, aber luxuriös aussehende Geschenke. Füllen Sie damit ein Vorratsglas oder legen Sie einige mit einem hübschen Band zusammengebundene Säckchen in einen Geschenkkarton. Falls Sie mit einer Nähmaschine umgehen können, Musselinstücke von 8 x 10 cm mit der Zickzackschere ausschneiden, immer zwei aufeinanderlegen, an drei Seiten zunähen, mit Kräutern füllen und auch die vierte Seite schließen.

Bergamotte- & Grapefruit-Duschgel

Die Basisrezeptur für ein Duschgel herzustellen, ist ein Kinderspiel und eröffnet einen Einblick in die Zusammenstellung von Produkten, die wir täglich benutzen und für selbstverständlich nehmen. Es gibt zahlreiche waschaktive Substanzen, die die Kosmetikindustrie verwendet und die auch dem „Selbstrührer" zugänglich sind. Die besten dieser Substanzen, die sich gegenwärtig auf dem Markt befinden, sind auf Seite 142 aufgelistet.

Vorrangig besteht ein Duschgel aus waschaktiven Stoffen und Wasser. Da man keine Detergenzie guten Gewissens als biologisch bezeichnen kann, gerät die Zertifizierung hier in eine Art Grauzone. Einige Firmen umgehen dies, indem sie biologische Blütenwässer oder mit biologischen Kräutern aromatisiertes Wasser beigeben. Die nachfolgend verwendeten Mischungen waschaktiver Substanzen haben das Gütesiegel ECOCERT und sind in Duschgelen, Shampoos und flüssigen Handwaschmitteln zu verwenden. Ein Vorteil bei diesen Ingredienzien ist, dass die Rezeptur nicht erhitzt werden muss.

Da Detergenzien auf der Haut trocknen können, müssen wir eine Mischung aus Kokosglucosid (Zuckertensid) und Glycerol oleate beigeben, um das zu verhindern, wobei diese gleichzeitig als Konsistenzgeber für das Duschgel fungieren. Das Wichtigste ist, dass die Mixtur automatisch verdickt, sobald sie einen pH-Wert von 5,5 oder weniger erreicht hat. Hierzu wiederum ist Milchsäure nötig.

Verwendung von Konservierungsmitteln

Bei hohem Wasseranteil als Trägersubstanz für Kräuterextrakte sollte ein Duschgel einen Konservierungsstoff enthalten, um eine Verkeimung zu verhindern – besonders, da Duschgele in einer warmen, feuchten und dampfigen Atmosphäre aufbewahrt werden. Ich habe ein Konservierungsmittel benutzt, das nur bei einem pH-Wert von 5,5 oder darunter wirksam wird. Aus diesem Grund füge ich ein paar Tropfen Milchsäure zur Regulierung hinzu. Leider ist das Konservierungsmittel meiner Cremes und Lotionen in den Grundrezepturen für reinigende Produkte nicht wirksam, sodass ich auf einen anderen Wirkstoff zurückgreifen musste. Falls Sie eine andere konservierende Mischung verwenden möchten, rate ich, sich beim Hersteller zu erkundigen, ob diese mit vorliegender Rezeptur kompatibel ist.

Inhaltsstoffe

2 Esslöffel und 1 Teelöffel (40 ml) pflanzliche Tensidmischung wie Plantapon (siehe Kapitel Inhaltsstoffe S. 23)

½ Teelöffel (2,5 ml) Verdicker/feuchtigkeitsspendender Wirkstoff wie Lamesoft (siehe Glossar S. 142)

1 Teelöffel (5 ml) Glycerin

3 Esslöffel und 1 Teelöffel (50 ml) Orangenblütenwasser

20 Tropfen ätherisches Bergamotteöl

20 Tropfen ätherisches Grapefruitöl

20 Tropfen Konservierungsmittel (oder nach Dosierungsanleitung des Herstellers)

10–40 Tropfen Milchsäure (zur Regulierung des pH-Wertes auf 5,5)

Zubehör

2 kleine Bechergläser oder Schüsseln

Metalllöffel

pH-Wert-Teststreifen

luftdicht verschließbare 100 ml-Plastikflasche

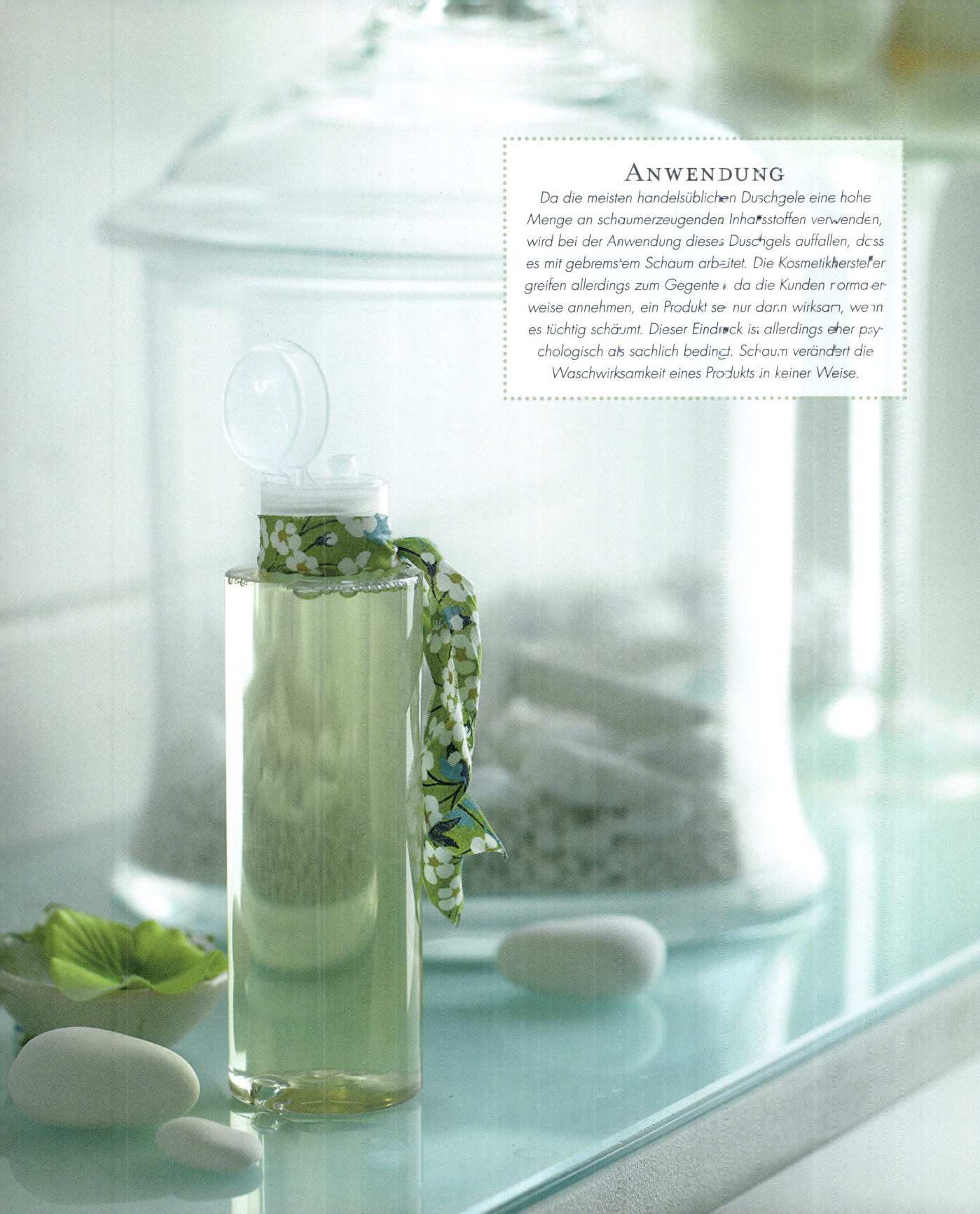

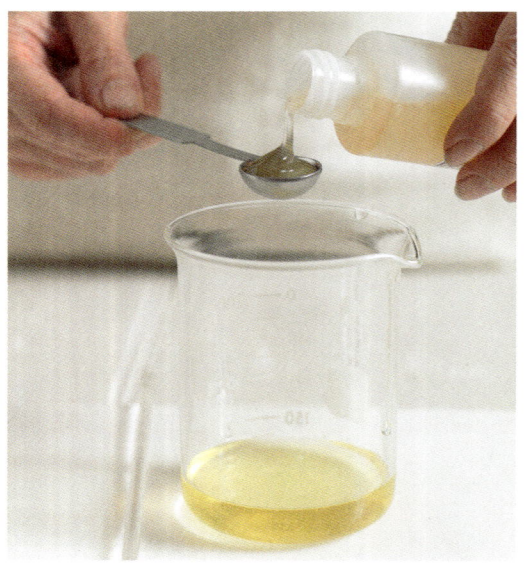

1 Plantapon und Lamesoft in eines der Bechergläser geben.

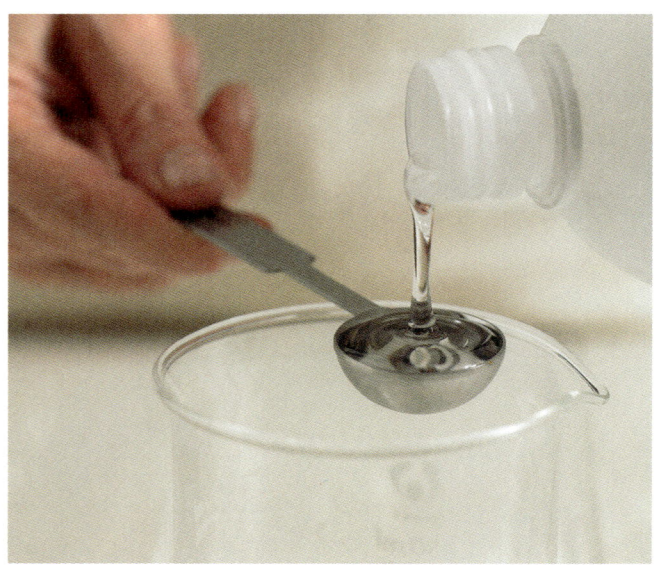

2 Glycerin und Orangenblütenwasser in das andere Gefäß füllen und mit dem Metalllöffel gut durchrühren.

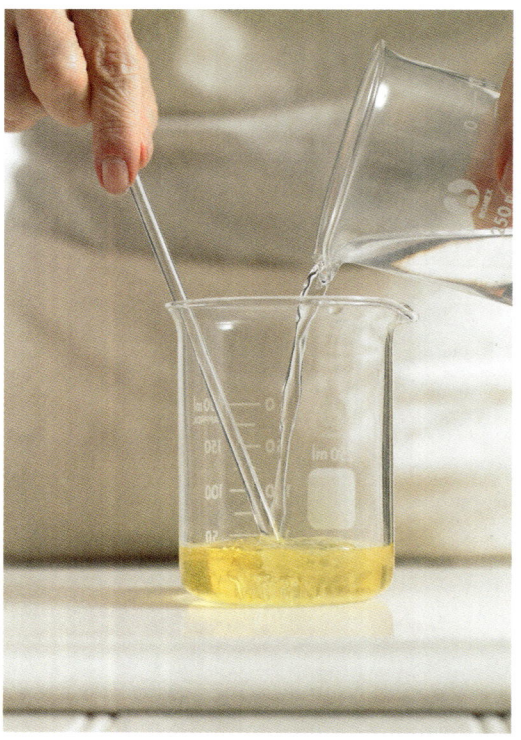

3 Die Mischung aus Glycerin und Orangenblütenwasser in die waschaktive Wirkstoffmischung gießen und sanft umrühren, bis sich alles gut vermischt hat. Dabei nicht aufschlagen und Schaumbildung vermeiden.

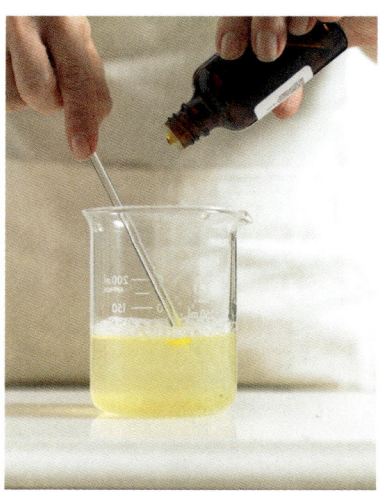

4 Ätherische Öle und Konservierungsmittel hinzufügen und erneut ohne Schaumbildung umrühren.

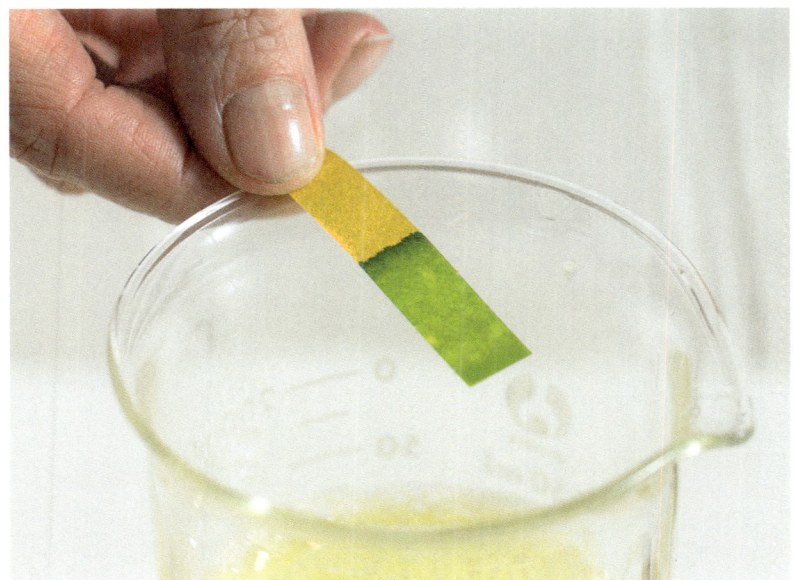

5 Einen pH-Wer-Test-streifen in die Mischung tauchen. Zeigt dieser einen pH-Wert über 5,5 an, ein paar Tropfen Milchsäure zusetzen.

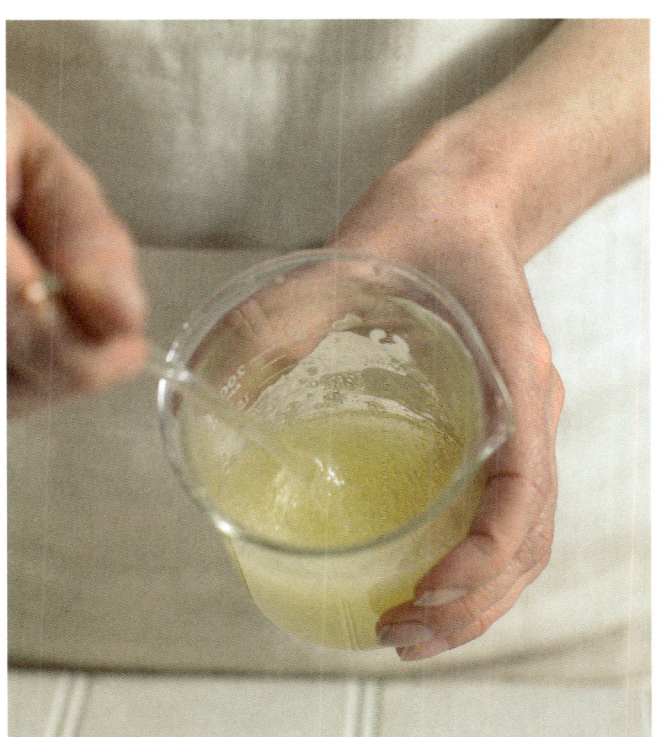

6 Erneut testen und tropfenweise mehr Milchsäure hinzugeben, bis die Mischung den korrekten pH-Wert erreicht hat und eindickt.

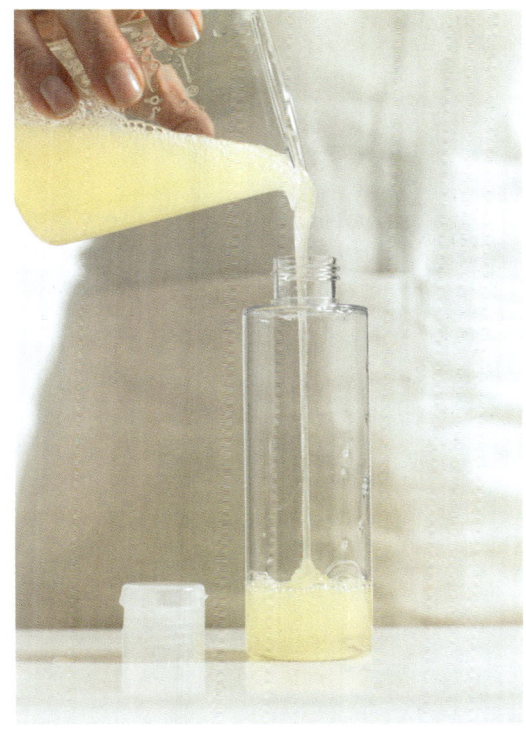

7 In die Flasche umgießen und mit Angaben über Herstellungsdatum und Inhaltsstoffe sorgfältig etikettieren.

Handgefertigte Seife

Das schlichte Stück Seife benutzen wir alle täglich, ohne darüber nachzudenken, wie es hergestellt wird und was wir damit eigentlich verwenden. In der Seifenindustrie hat sich in den vergangenen 50 Jahren viel verändert, und es ist sehr wahrscheinlich, dass das, womit wir uns heute reinigen, mit der Seife unserer Eltern oder Großeltern nicht mehr allzu viel gemeinsam hat. Der Großteil der handelsüblichen Toilettenseifen besteht heute eher aus festen waschaktiven Stoffen als aus verseiften Ölen und Fetten wie noch zur Zeit unserer Vorfahren.

Seife wird durch die chemische Reaktion zwischen einer Lauge und Fetten, der sogenannten Verseifung, hergestellt. Früher wurden tierische Fette dazu genutzt, was aus verständlichen Gründen aufgegeben wurde. Kokos-, Oliven- und Palmöle finden heutzutage weitgehend Verwendung – besonders in kleinen Betrieben, die handgefertigte und sogenannte „kalt gesiedete" Seifen produzieren. Bei der Verseifung werden die Fette in Glycerin und in die Alkalisalze der Fettsäuren (der eigentlichen Seife) zerlegt. Eine Verseifung dauert vier bis sechs Wochen in Abhängigkeit von den verwendeten Ölen und Fetten. Das ist der

Grund, weshalb die Seife bis zur vollständigen Aushärtung noch recht aggressiv auf die Haut wirken kann.

Verseifung

Unterschiedliche Fette besitzen eine individuelle Verseifungszahl, die darüber Auskunft gibt, wie viel Natron- oder Kalilauge für die Verseifung nötig ist. Es gibt online zahlreiche Quellen einschließlich frei zugänglicher Seifenrechner und Verseifungstabellen, sowie Bücher, die sich mit dem Thema befassen (siehe

GRUNDREGELN BEI DER SEIFENHERSTELLUNG

1. Vorsichtig mit ätzender Natronlauge umgehen und in einem fest verschlossenen Behälter außer Reichweite von Kindern und Haustieren aufbewahren.

2. Bei der Verwendung von Natronlauge und dem Umgang mit frisch hergestellter, ungehärteter Seife stets intakte Gummihandschuhe und eine Sicherheitsbrille (keine normale Brille) tragen.

3. Immer in gut durchlüfteten Räumen unter Ausschluss von Kindern und Haustieren arbeiten.

4. Stets Natronlauge in Wasser geben – nie umgekehrt –, da die Mischung aufschäumen kann. Immer einen Mundschutz und eine Sicherheitsbrille tragen, um sich vor den Dämpfen zu schützen. Sie halten nur wenige Minuten an.

5. Nie Haut oder Augen mit den Gummihandschuhen berühren. Das mag selbstverständlich klingen, ist jedoch manchmal nur ein Reflex.

6. Eine Flasche Essig für den Fall bereithalten, dass Spritzer von Natronlauge auf die Haut gelangen. In diesem Fall sofort Essig darübergeben und mit kaltem Wasser abspülen. Bekommen Sie Natronlauge in die Augen (was nie geschehen darf, denn Sie tragen eine Sicherheitsbrille!) sofort mit kaltem Wasser ausspülen und einen Arzt aufsuchen. Natronlauge kann dauerhafte Augenschäden verursachen!!

7. SEHR WICHTIG: Die Seifenmischung oder die Natronlauge nie unbeaufsichtigt und auf keinen Fall in der Nähe von Kindern lassen! Verletzen Sie sich durch eigene Fehler, sind Sie allein betroffen. Für Kinder und Haustiere dagegen tragen Sie Verantwortung – sorgen Sie also für deren Sicherheit!

8. Benutzen Sie einen Stieltopf aus rostfreiem Stahl (kein Behälter aus Aluminium oder mit einer Antihaft-Beschichtung), der allein der Seifenherstellung vorbehalten bleibt.

9. Sämtliche Bestandteile sorgfältig auswiegen, denn Genauigkeit ist hier sehr wichtig.

10. Überprüfen Sie alle Rezepturen zur Sicherheit mit einem Seifenrechner, besonders, falls Sie Veränderungen bei den zu verwendenden Ölen planen.

11. Benutzen Sie Ihre Seife erst, wenn die Aushärtung vollständig stattgefunden hat, denn sonst ist sie ätzend.

12. Verstoßen Sie niemals gegen diese Regeln!

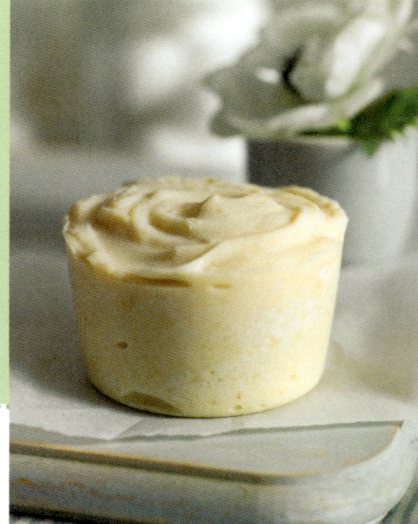

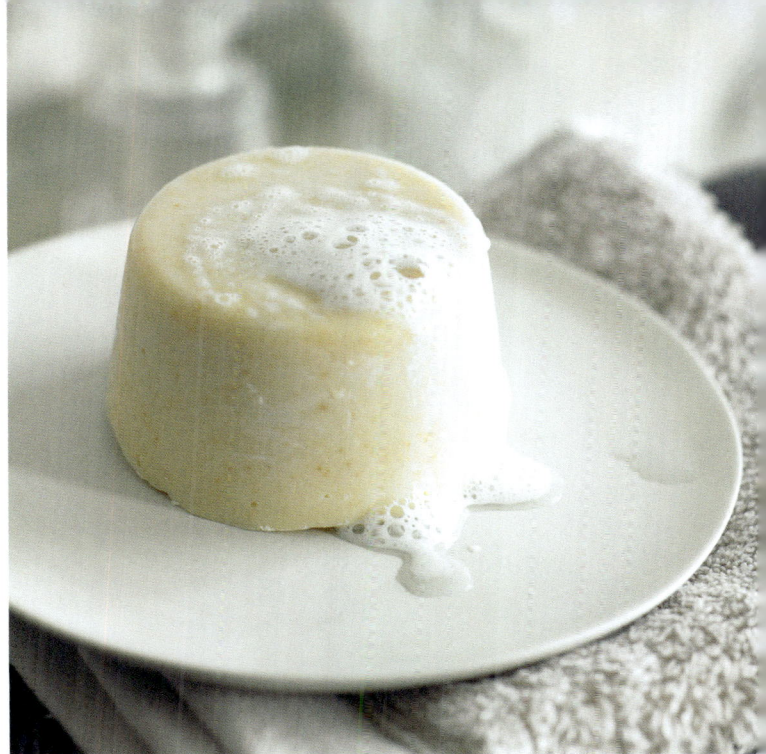

S. 143), die bei der Seifenherstellung hilfreich sein können. Bevor Sie Rezepturen für kaltgesiedete Seifen (einschließlich der auf der nächsten Seite) ausprobieren, ist es immer ratsam, die Inhaltsstoffe mithilfe eines Seifenrechners zu überprüfen oder sich zumindest mit den Verseifungszahlen der Öle vertraut zu machen, da selbst winzige Variationen der Mengenangaben in der Rezeptur das Ergebnis entscheidend verändern können.

Gelphase

Liest man die Rezepturen für im Kaltverfahren hergestellte Seifen, fällt auf, dass man die Öl-Laugen-Mixtur mischt, bis diese ein Stadium erreicht hat, das als „Gelphase" bezeichnet wird. Die Zeit, die eine Seifengemenge benötigt, um diese Puddingkonsistenz zu bilden, hängt von den verwendeten Ölen ab. Das Rühren mit einem Stabmixer kann den Prozess beschleunigen. Dabei sollten Sie darauf achten, dass der Stabmixer den Kontakt zum Topfboden nie verliert und dass Ihr Topf groß genug ist, damit die Mixtur nicht herausspritzt, denn sie ist in diesem Stadium noch ätzend.

Während des Rührens beginnt die Masse zu verdicken, bis Sie eine kleine Menge auf die Oberfläche der Mischung tropfen lassen können, ohne dass diese einsinkt. Wenn dies geschieht, hat sich die Mischung soweit verbunden, dass die ätherischen Öle und eventuelle Farbstoffe (Lebensmittelqualität) zugegeben werden können. Gibt man Duftstoffe vor die-

sem Stadium bei, zerfällt oder gerinnt die Mischung möglicherweise. Fügt man Farbpulver oder Tonerden hinzu, sollten diese zuerst in wenig Wasser gelöst werden. Bei der Zugabe von Duftstoffen sollte man beachten, dass die Lauge die Wirkung der therapeutischen Eigenschaften ätherischer Öle mindert. Verwenden Sie daher die billigste Qualität, denn alles andere wäre Verschwendung.

Sicherheitsvorkehrungen

Viele (ich jahrelang eingeschlossen) haben von der Seifenherstellung Abstand genommen, da das Hantieren mit Mischungen aus ätzender Natronlauge mit Wasser und heißem Fett bei Nichteinhaltung von Vorsichtsmaßnahmen und bei kleinen Unachtsamkeiten gefährlich werden kann. Gibt man ätzende Natronlauge in Wasser, erhitzt sich das Gemisch automatisch ohne Einwirkung einer äußeren Wärmequelle, und es entstehen Dämpfe, die nicht eingeatmet werden sollten. Aus diesem Grund sollte man unbedingt eine Sicherheitsbrille, eine Atemmaske und Gummihandschuhe tragen und in einem gut durchlüfteten Raum arbeiten.

Das Verfahren an sich ist einfach und unkompliziert, vorausgesetzt man beachtet Regeln, die vor Gefahren für Leib und Leben schützen. Bitte lesen Sie sich daher die Sicherheitsvorschriften gründlich durch und prägen sich diese immer wieder ein, bevor Sie sich an die Herstellung von Seifen wagen.

Oliven-, Kokosnuss- & Sonnenblumen-Seife

Dies ist eine einfache Rezeptur für den Anfang. Ich habe die Bestandteile Oliven-, Sonnenblumen- und Kokosöl gewählt, da sie preiswert und überall zu erhalten sind. Das Kokosöl ist dasselbe feste Fett, das wir bei vielen Rezepturen für Hautpflegemittel in diesem Buch verwendet haben. Das Sonnenblumenöl dagegen ist das Öl, das wir auch zum Kochen benutzen. Olivenöl ist in vielen Qualitäten erhältlich. Die Qualität, die sich für die Seifenherstellung am besten eignet, ist das Olimventresteröl, die zum Glück billigste Kategorie. Vergewissern Sie sich, dass es reines Olivenöl ist, denn gelegentlich wird es mit anderen Ölen gestreckt. Ein gemischtes Öl hätte eine andere Verseifungszahl, was wiederum die benötigte Laugenmenge beeinflusst.

Bitte wiegen Sie sämtliche Bestandteile der Rezeptur (einschließlich der Flüssigkeiten, die zu diesem Zweck in Gramm angegeben sind), auf einer Küchen- oder digitalen Feinwaage ab, denn Genauigkeit ist hier sehr wichtig. Die Zusätze aus ätherischen Ölen und Farbstoffen bei der Gelphase (siehe S. 137) können mit dem Löffel abgemessen werden, da sie für die Verseifung unerheblich sind (siehe S. 136).
Die Rezeptur enthält außerdem gemahlene Gelbwurz und ätherisches Orangenöl, um eine sonnengelbe Färbung zu erzielen.

Vorbereitung

1. Schreiben Sie die Rezeptur deutlich lesbar auf einen Zettel und nehmen Sie diesen als Vorlage, auf der sie der Vollständigkeit halber jeden Inhaltsstoff abhaken, der in den Topf gegeben wird.
2. Bereiten Sie den Arbeitsplatz vor, der sich in einem gut durchlüfteten Raum befinden sollte, und sorgen Sie dafür, dass Papiertücher und Essig am Spülbeckenrand bereit stehen.
3. Setzen Sie die Sicherheitsbrille und die Atemmaske auf und ziehen Gummihandschuhe sowie eine Schürze an.
4. Stellen Sie sicher, dass Sie bei der Arbeit nicht gestört werden.
5. Lesen Sie noch einmal die Sicherheitsvorschriften auf S. 136 durch.

Inhaltsstoffe

400 g festes Kokosöl

400 g Sonnenblumenöl

200 g Olivenöl

330 g Wasser

150 g Natronlauge

1 Teelöffel (5 ml) gemahlene Gelbwurz (Kurkuma)

3–4 Teelöffel (15–20 ml) einer Mischung aus ätherischem Orangen- und Limonenöl

Zubehör

Gummihandschuhe, Sicherheitsbrille und Atemmaske

Essig (für die Erste Hilfe)

Plastikbecher oder -schüsseln (zum Abwiegen der Inhaltsstoffe)

Einen großen Kochtopf aus Nirostastahl

Hitzebeständiger Glaskrug

Metalllöffel

Muffinformen oder mit Pergamentpapier ausgekleidete Plastikbehälter

Zuckerthermometer

Plastikspatel

Plastikfolie

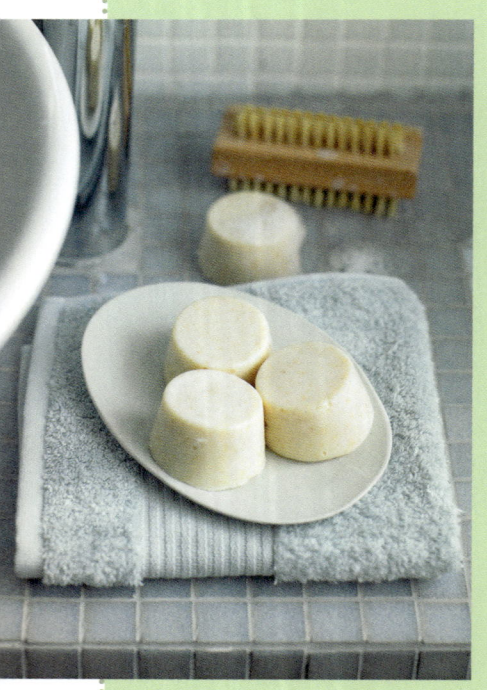

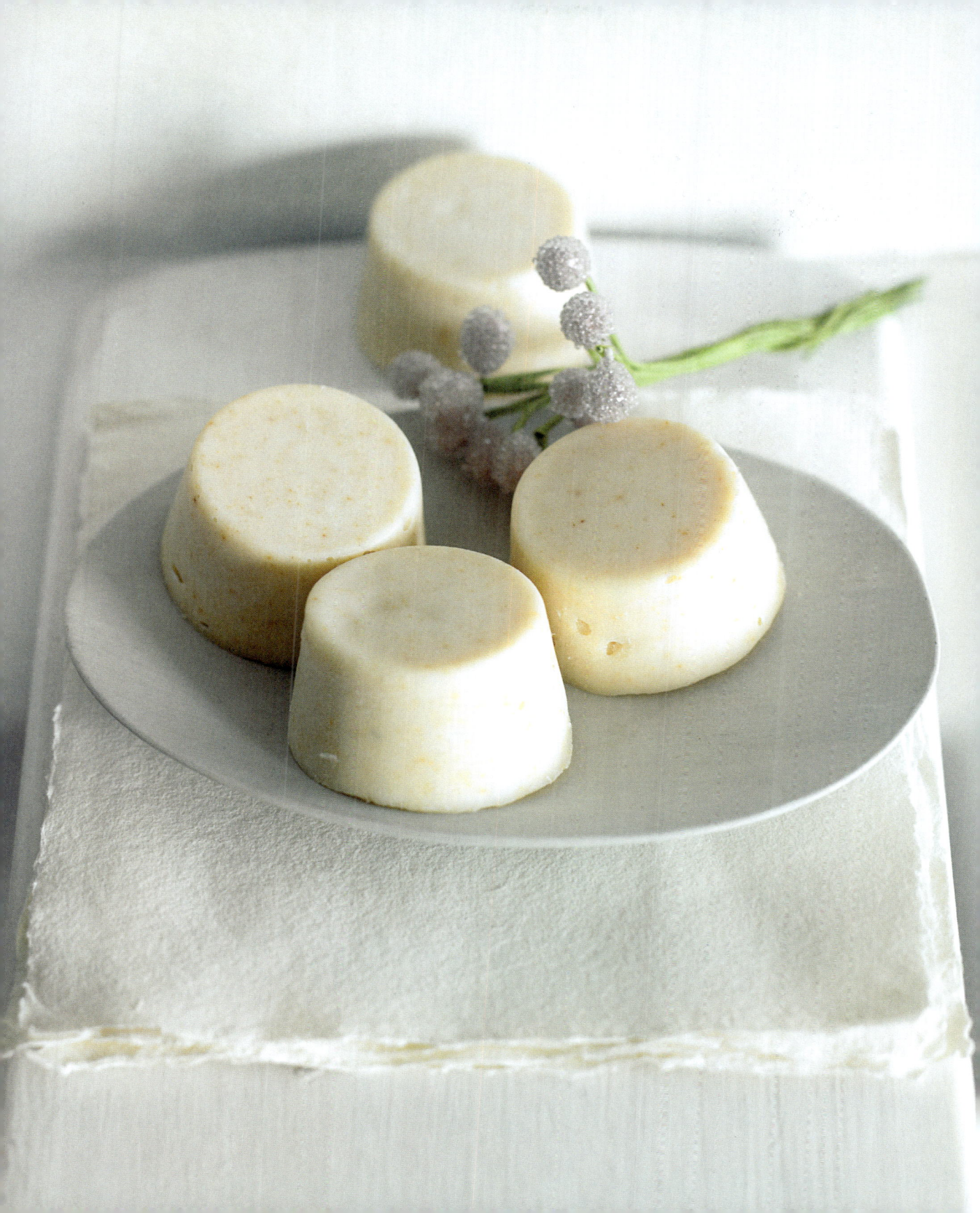

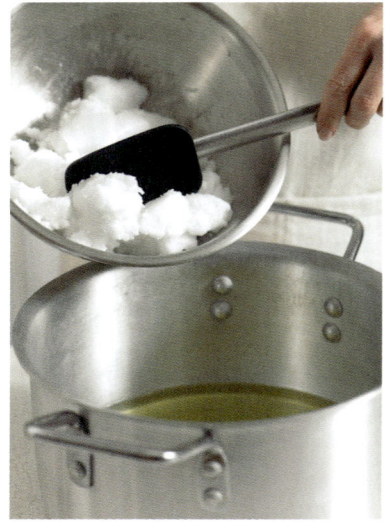

1 Koskos-, Sonnenblumen- und Oliven-
öle abwiegen, in den Kochtopf
geben und auf dem Spickzettel abhaken.

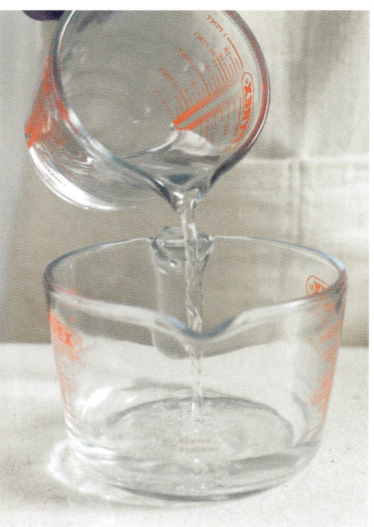

2 Wasser abwiegen und in den Glaskrug geben.

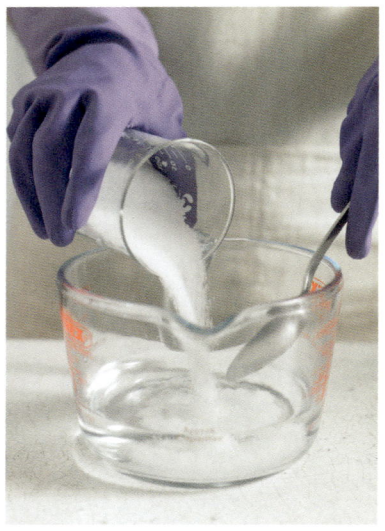

3 In einem gut durchlüfteten Bereich
vorsichtig die Natronlauge in das
Wasser gießen (niemals umgekehrt!).
Gründlich rühren und dabei das Gesicht
abwenden, um keine schädlichen Dämpfe
einzuatmen.

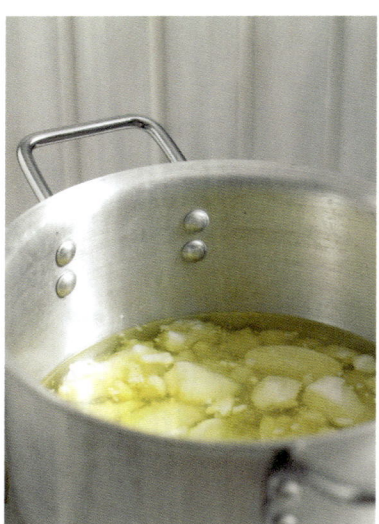

4 Fett auf kleiner Flamme schmelzen.
Vom Feuer nehmen, sobald es sich
verflüssigt hat.

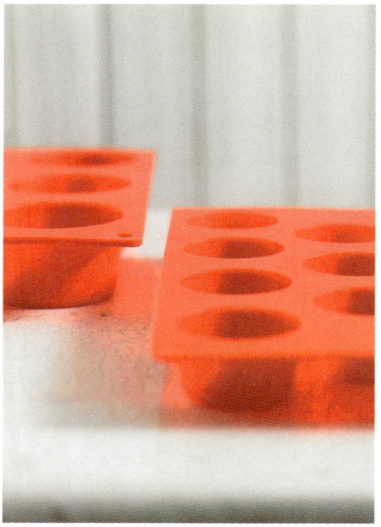

5 Die Formen auskleiden (falls Sie
Muffinformen aus Silikon benutzen,
können Sie diesen Schritt überspringen,
da sich die Seife gut herauslösen lässt).

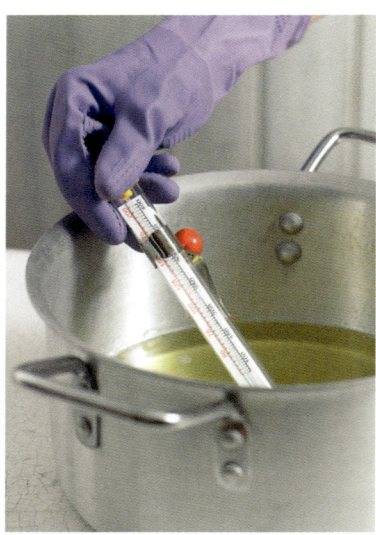

6 Mit dem Thermometer die Temperatur
der Fette und der ätzenden Natronlaugenlösung prüfen, bis beide 54 °C
erreicht haben.

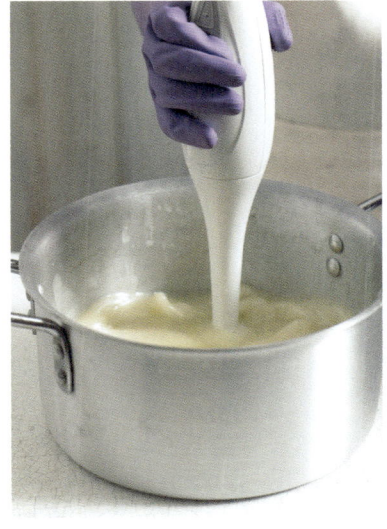

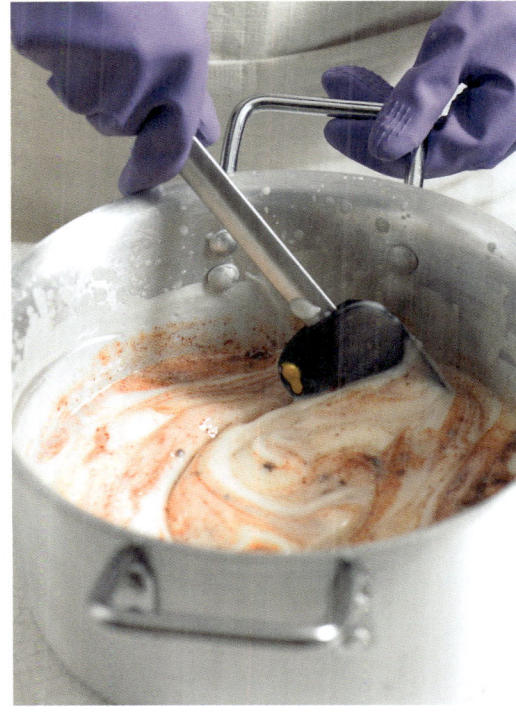

8 Gelbwurz oder den Farbstoff Ihrer Wahl sowie die ätherischen Öle hinzufügen und gründlich einrühren.

7 Die ätzende Natronlaugenlösung in das Fett gießen und vorsichtig rühren. Mit einem Stabmixer mixen, bis die Mischung die Gelphase erreicht hat (eine kleine Menge der Mischung auf der Oberfläche sinkt nicht ein).

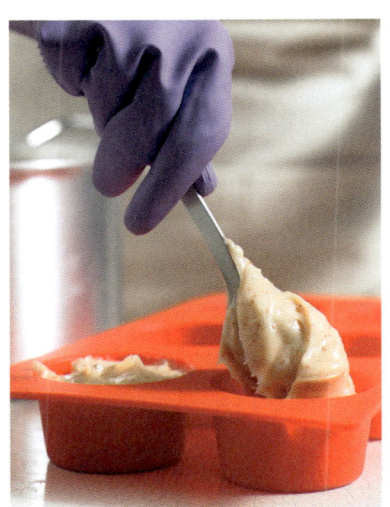

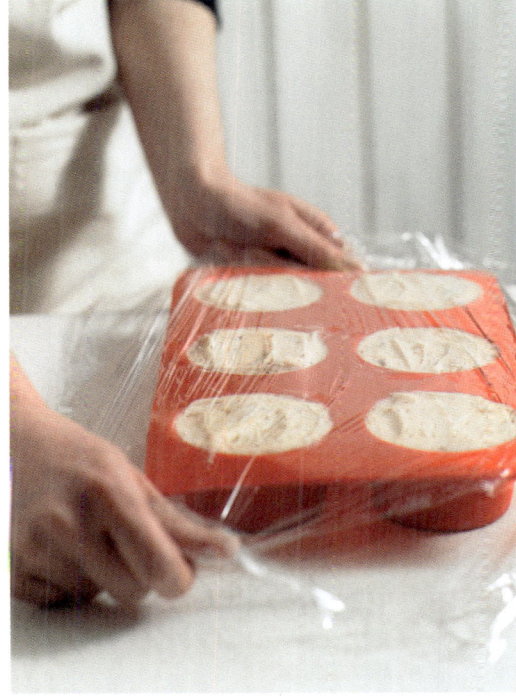

10 Benutzen Sie Plastikbehälter und möchten die Seife in Stücke schneiden, sollte das 48 Stunden später oder bei Aushärtung möglich sein. Lassen Sie die Seife vor der Anwendung an einem warmen, trockenen Ort mindestens sechs Wochen „reifen".

9 In die vorbereiteten Formen geben, mit Frischhaltefolie bedecken und an einem warmen, trockenen Ort aushärten lassen. Nach 24 Stunden sollten Sie die fertige Seife aus den Formen nehmen können.

Glossar

(gemäß einer gemeinsamen Nomenklatur der Bestandteile Kosmetischer Mittel der Kommission der Europäischen Gemeinschaft = INCI)

Emulgatoren

GLYCERYL STEARATE (INCI)   Hierbei handelt es sich um einen Emulgator der Lebensmittelqualität auf der Basis von Glycerin und Stearinsäure (Fettsäure tierischer oder pflanzlicher Herkunft – stellen Sie beim Hersteller sicher, dass sie pflanzlicher Art ist). Wird zusammen mit anderen Emulgatoren wie dem Natriumsalz der Stearoylmilchsäure und Cetylalkohol oder Cetearylalkohol verwendet. Einige Firmen in den USA verkaufen ihn schon fertig gemischt unter einer ganzen Reihe von Markennamen.

GLYCERYL STEARATE SE (INCI)   Ist auch unter dem Namen Glyceryl Monostearate auf dem Markt. Es ist „selbstemulgierend", benötigt daher keinen Koemulgator, sondern kann allein zusammen mit Cetylalkohol oder Cetearylalkohol als Verdicker verwendet werden. In einer Rezeptur, die 100 ml ergibt und in der 5 g emulgierendes Wachs mit 5 g Glycerinstereate SE ersetzt und 2–3 g Cetylalkohol beigefügt wird, funktioniert es sehr gut.

SODIUM STEAROYL LACTYLATE (INCI) (NATRIUMSTEAROYL-2-LACTYLAT)   Ein Emulgator der Lebensmittelqualität, der in Verbindung mit Glycerinstearat wirkt. Er ist ein wasserlöslicher Stoff auf pflanzlicher Fettsäurenbasis mit Milchsäure aus Biofermentation.

CETEARYL GLYCOSIDE (INCI)   Diese Kombination von Glucose und Cetearylalkohol wird häufig von Herstellern von Naturkosmetik benutzt. Es ist bei der Verwendung von Lotionen in kleinen Mengen schwierig, da die Lotion nicht verdickt, wenn während des Mixens Luft eindringt.

CETEARYL OLIVATE (INCI) SORBITAN OLIVATE   Bei wachsender Bedeutung von Bio-Zertifikationen benutzen viele Firmen eine Kombination aus Cetearyl Olivaten und Sorbitan Olivaten, die nach den Bestimmungen des Eco-Certifikats bei Hautpflegeprodukten erlaubt ist. Es ist unter dem Markennamen Emulpharma 90 und Olivem 900 (beides italienische Produkte) auf dem Markt. Erstaunlicherweise basieren beide auf Olivenöl in Kombination mit Sorbitol- und Cetearylalkohol und sind eine hautverträgliche Alternative zu Produkten auf Kokos- oder Palmkernölbasis. Sorbitol kommt natürlich in Früchten und Gemüse vor und wirkt ähnlich feuchtigkeitsspendend wie Glycerin.

Verdicker

CETYLALKOHOL (INCI)   Dieser sogenannte Fettalkohol auf Palm- und Kokosölbasis wird als Verdicker in Cremes und Lotionen in Kombination mit Emulgatoren verwendet.

CETEARYLALKOHOL (INCI)   Ist ein Gemisch aus Cetylalkohol und Stearylalkohol – zwei pflanzliche Fettalkohole, die als Emulgatoren und Verdicker in Cremes und Lotionen wirken. Cetearylalkohol kann häufig anstelle von Cetylalkohol verwendet werden, obwohl dadurch schwerere Cremes entstehen.

Detergenzien

GLUCOSIDE (INCI)   Hier handelt es sich um eine Gruppe von Tensiden, die aus erneuerbaren Rohstoffen (Mais und Kokosnuss) gewonnen werden. Sie gelten als sehr hautverträglich und biologisch abbaubar. Die Gruppe schließt auch Kokosglycosid, Decylglucosid und Laurylglucosid mit ein, die entweder einzeln oder in vorgefertigten Mischungen erhältlich sind.

COCAMIDAPROPYL BETAINE (INCI)   Ein mildes Tensid auf der Basis von Kokosöl. Es wird häufig wegen seiner guten Fähigkeiten als Schaumverstärker eingesetzt, um die Viskosität in Shampoo- oder Duschgelrezepturen zu verbessern.

SODIUM COCO-SULPHATE (INCI)   Enthält gereinigte Fettalkohole auf der Basis von biologischem Kokosöl. Es ist ein mildes Tensid, das einen dichten, reichhaltigen Schaum erzeugt und pflegende Eigenschaften hat sowie Shampoos und Duschgelen Konsistenz gibt.

SODIUM COCOAMPHODIACETATE (INCI)   Dies ist ein extrem mildes, schaumbildendes Tensid auf der Basis von Kokosöl, das ein weiches, angenehmes Haut- und Haargefühl erzeugt und pflegend wirkt. Ideal für empfindliche Haut.

PLANTAPON SF   Hierbei handelt es sich um ein eco-zertifiziertes Tensidcompound aus Sodium Cocoamphoacetate (INCI), Glycerin, Lauryl Glucol, Disodium Cocoyl Glutamate und Sodium Lauryl Glucose Carboxylat. Dieses milde Mischpräparat hat gute schaumbildende Eigenschaften und ergibt mit Wasser gemischt Shampoos, Duschgele und Schaumbäder. Es wird zusammen mit Lamesoft verwendet, einem Pflegekomplex aus Coco-Glucoside und Glyceryl Oleate, das ebenfalls eine ECOCERT-Zertifikation besitzt und als kombinierter Verdicker und Feuchtigkeitsspender wirkt.

Konservierungsmittel

Viele Konservierungsmittel sind für den „Selbstrührer" in Sachen Kosmetik in vorgefertigten Mischungen erhältlich. In Deutschland erhältlich sind nachfolgende Konservierungsstoffe:

PHENETHYL ALCOHOL (INCI), CAPRYLYL GLYCOL   Dieses Mittel ist eine Kombination des in dem ätherischen Rosenöl vorkommenden (hier synthetisch hergestellten) Phenylethanol und dem Alkohol Caprylyl Glycol. Es gilt in dieser Kombination nach dem Kosmetikgesetz als konservierungsmittelfrei und hat eine zuverlässige Breitbandwirkung (antimikrobiell, antimykotisch).

KALIUMSORBAT (INCI) Potassium Sorbate   Dieses Kaliumsalz der Sorbinsäure ist gut wasserlöslich und daher umkompliziert in der Anwendung und gilt als unbedenklich, weil es im Körper des Menschen wie eine Fettsäure verstoffwechselt wird. Es wirkt vor allem gegen Hefen und Schimmelpilze.

BENZYL ALCOHOL (INCI), GLYCERIN, BENZOIC ACID, SORBIC ACID   Hier handelt es sich um einen zähflüssigen, leicht nach Mandeln riechenden Breitbandkonservierer, dessen Inhaltsstoffe als gut verträglich gelten. Er eignet sich für Emulsionen, Duschgele und Shampoos.

WEINGEIST Ethylalcohol (INCI)   Diese unter anderem als Konservierungsmittel wirkende leicht flüchtige, hygroskopische Flüssigkeit ist vor allem für Emulsionen, Hydrogele und andere wasserhaltige Kosmetika geeignet.

Nützliche Adressen

Workshops:
Die Autorin veranstaltet Workshops im Vereinigten Königreich. Mehr Informationen unter ihrem Blog:
www.karengilbert.co.uk

ÖSTERREICH:

Kosmetikmacherei Wien
www.kosmetikmacherei.at
Bietet Rohstoffe, Zubehör und Kurse an. Besitzt ein Ladengeschäft in Wien.

Naturseife – das reine Vergnügen
www.naturseife.com
Bietet alle wichtigen Informationen über Seifenherstellung.

Derma Sou
www.derma-sou.at
2010 eröffneter Online-Shop mit kleiner, feiner Auswahl an Rohstoffen, die z. B. bisher in Österreich nicht erhältlich waren.

SCHWEIZ:

Allerlei Praktisches
www.allerlei-praktisches.ch
Bietet außer einem Laden- und Kurslokal in Biel/Schweiz als anerkannter Händler die Produkte der französischen Firma „Aroma-Zone" an.

DEUTSCHLAND:

Olionatura
www.olionatura.de
Die beste, umfassendste und solide recherchierte Seite über Kosmetik zum Selbermachen im Netz. Hier erfahren Sie Grundlegendes über Öle, Rohstoffe, Zubehör und Rezepte samt einem Glossar, zahlreichen Online-Rechnern und einer großen Informationsplattform sowie Links zu Lieferanten.

Manske GmbH
Inh. Giesela Manske
www.gisellamanske.com
Unternehmen für herausragende Naturprodukte zu fairen Konditionen, einschließlich Seifenformen, mit Schwerpunkt Siederei und Naturkosmetik.

Kosmetik zum Selbermachen
www.meinekosmetik.de

Versand mit umfangreichem Sortiment der Rohstoffe, Zusatzmittel, Zubehör und Angeboten über Kurse etc.

A Natura
www.anatura.de
Onlineshop der Kosmetikerin Monika Wrede/Ingolstadt – bietet eine breite Auswahl an Rohstoffen, Pflanzenhaarfarben und Zubehör an. (Ladengeschäft in Ingolstadt)

Akuawood (Sheabutter Cottage)
www.akuawood.co.uk
Auswahl an unraffinierter, seltener Butter. Bestellung aus Deutschland soll unproblematisch sein.

Kosmetische Rohstoffe
kosmetische-rohstoffe.de
Umfassende Auswahl an Rohstoffen, Zubehör, Zusatzmitteln etc. für die Herstellung von Naturkosmetik.

Natura Naturans
Arbeitsgemeinschaft für traditionelle, abendländische Medizin
www.natura-naturans.de
Informiert in Vorträgen und Seminaren über Kräuterheilkunde, Homöopathie, etc.

Aromazentrum ASOM
www.aromazentrum.de/?/schule/kosmetikworkshop.html
Informiert in Kursen über individuelle Kosmetik zum Selbermachen und bietet hochwertige Hydrolate, ätherische Öle und viele Basis-Rohstoffe.

Pure Nature
www.purenature.de
Umfassendes Sortiment, besonders für Allergiker.

Kräuter-Reich
www.kraeuter-reich.de
Kräuterprodukte aus eigenem Anbau und eigener Produktion nach kontrolliert-biologischen Prinzipien (Tees, Tinkturen, Ölmischungen, Saatgut).

Kräuterparadies Lindig
www.phytofit.de
Münchner Kräuterhaus mit Online-Shop.

Oshadhi
www.oshadhi.eu

Oshadhi (altindisch: Heilpflanzen) vertreibt eine große Auswahl (auch seltener ätherischer und fetter Öle und Hydrolate.

Afrikahandel
www.afrikahandel.de
Vertreibt Produkte aus Afrika nach den Grundsätzen des Fairen Handels. Spezialität Sheabutter.

Rosenreise: Rosenernte im Balkan
www.rosenreise.de
Die Inhaberin veranstaltet alljährlich im Juni eine hochinteressante Reise zur Ernte auf den Rosenfeldern Bulgariens. Daneben verkauft sie ausgezeichnete Produkte wie Rosenhydrolat, ätherisches Öl, Rosengelee und -konfitüre.

Biologie-Bedarf Thorns
www.biologie-bedarf.de
Große und preiswerte Auswahl an Bechergläsern, pH-Messpapier, Parafilm, Salbenkruken, Glasstäbe, Spatel und andere Utensilien für Selbstrührer.

Tomopol
www.tomopol.de
Vertreibt Feinwaagen in vielen Preiskategorien.

BÜCHER

Eliane Zimmermann: Aromatherapie. Die Heilkraft ätherischer Pflanzenöle, Hisiana Verlag 2008.
Aromatherapie. Hrsg. v. Dietrich Wabner u. Christiane Beier. Verlag Elsevier, Urban & Fischer 2008.
Heike Käser: Naturkosmetische Rohstoffe, Freya Verlag, 2. Auflage 2011.
Ursel Bühring: Praxis-Lehrbuch der modernen Heilpflanzenkunde. Grundlagen – Anwendungen – Therapie, Sonntag Verlag 2005.
Valerie Ann Worwood: Liebesdüfte. Die Sinnlichkeit ätherischer Öle, Goldmann 1990.
Julia Lawless: Aromatherapie – ätherische Öle für Körper und Geist, Könemann 1990.
Julia Lawless: Die illustrierte Enzyklopädie der Aromaöle. Das umfassende Standardwerk der heilenden Öle und Pflanzen, Scherz 1996.
Katharina Bodenstein/Jutta Schneider/Michael Will: Naturkosmetik aus meinem Garten, Thorbecke 2012.

Register